Karenberg

Amor, Äskulap & Co.

Axel Karenberg

Amor, Äskulap & Co.

Klassische Mythologie
in der Sprache
der modernen Medizin

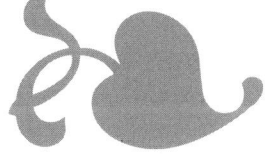

Mit 55 Abbildungen
und 4 Tabellen

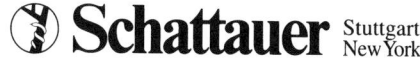
Schattauer Stuttgart New York

Prof. Dr. med. Axel Karenberg
Institut für Geschichte und Ethik der Medizin
Universität zu Köln
Joseph-Stelzmann-Straße 9
50931 Köln
E-Mail: instmedhist@uni-koeln.de

Bibliografische Information der Deutschen Bibliothek
Die Deutsche Bibliothek verzeichnet diese Publikation in der Deutschen Nationalbibliografie; detaillierte bibliografische Daten sind im Internet über <http://dnb.ddb.de> abrufbar.

Besonderer Hinweis:
Die Medizin unterliegt einem fortwährenden Entwicklungsprozess, sodass alle Angaben, insbesondere zu diagnostischen und therapeutischen Verfahren, immer nur dem Wissensstand zum Zeitpunkt der Drucklegung des Buches entsprechen können. Fragliche Unstimmigkeiten sollten bitte im allgemeinen Interesse dem Verlag mitgeteilt werden. Der Benutzer selbst bleibt verantwortlich für jede diagnostische oder therapeutische Applikation, Medikation und Dosierung.
Das Werk mit allen seinen Teilen ist urheberrechtlich geschützt. Jede Verwertung außerhalb der Bestimmungen des Urheberrechtsgesetzes ist ohne schriftliche Zustimmung des Verlages unzulässig und strafbar. Kein Teil des Werkes darf in irgendeiner Form ohne schriftliche Genehmigung des Verlages reproduziert werden.

© 2005 by Schattauer GmbH, Hölderlinstraße 3, 70174 Stuttgart, Germany
E-Mail: info@schattauer.de
Internet: http://www.schattauer.de
Printed in Germany
2. Nachdruck 2005

Lektorat: Volker Drüke, Münster
Umschlagabbildung: Narcissus. Wandmalerei aus Pompeji, 1. Jahrhundert n. Chr. (mit freundlicher Genehmigung des Archäologischen Nationalmuseums Neapel).
Satz: Fanslau Communication, Elisabethstraße 52a, 40217 Düsseldorf
Druck und Einband: Gulde Druck GmbH, Hechinger Straße 264, 72072 Tübingen
Gedruckt auf chlor- und säurefrei gebleichtem Papier.

ISBN 3-7945-2343-1

Vorwort

Seit Jahrhunderten hausen Götter und Helden des Altertums nicht nur in unseren Museen und Bibliotheken, sondern auch in unserer Medizin. Doch Hand aufs Herz: Wer wüsste auf Anhieb zu sagen, warum die griechische Schicksalsmacht Atropos zur Namenspatronin des bekannten Arzneimittels Atropin geworden ist? Oder wieso der alttestamentarische Onan über ein weltweit verbreitetes Fachwort Eingang ins allgemeine Bewusstsein gefunden hat? Ohne Zweifel sind die in der Sprache der Heilkunde allgegenwärtigen Anspielungen auf mythologische Erzählungen und biblische Texte vielen ärztlichen Kolleginnen und Kollegen eine Selbstverständlichkeit. Doch gerade Jüngere erfüllt bei Ausdrücken wie „Achillessehne", „Morphium" oder dem sprichwörtlichen „panischen Schrecken" oft tiefe Ratlosigkeit angesichts deren historischer Herkunft. Auch „Adamsapfel" und „Hiob-Syndrom" lösen bisweilen entschuldigendes Schulterzucken aus – ganz zu schweigen von der Frage, seit wann und mit welchen Motiven die Gestalten aus dem Buch der Bücher und der klassischen Sagenwelt das sprachliche Erscheinungsbild von Giften und Gebrechen beeinflussen.

Doch noch hat die Parze das Band nicht zerschnitten, welches uns mit den begriffsprägenden Figuren aus der antiken Welt verbindet. Um Studenten mit der Kulturgeschichte „ihrer" Fachsprache vertraut zu machen und zu zeigen, dass medizinische Terminologie mehr ist als öde Grammatik-Quälerei und stupide Vokabel-Paukerei, konzipierte ich im Lauf der Jahre verschiedene Vorlesungen zu den Vorbildern aus Legende und Literatur und deren Abbildern in Anatomie und Psychiatrie, Pharmakologie und Pathologie. Erfreulicherweise fand mein Engagement für Sprachgeschichte und Geschichten um die Sprache gerade bei Erstsemestern eine große Anhängerschaft. So stellte ich mich der reizvollen Aufgabe, dem Stoff nach und nach eine geordnete Form zu geben. Daraus gingen schließlich die 24 Kapitel dieser Darstellung hervor.

Um angehende Mediziner, berufstätige Ärzte und interessierte Laien für die halbvergessene Mythologie wie für ihr Weiterwirken in der modernen Heilkunde zu gewinnen, sind die folgenden Seiten als muntere und dennoch aufschlussreiche Plauderei abgefasst – nicht mehr, aber auch nicht weniger wollen sie sein. Am treffendsten wäre ihr Inhalt mit dem französischen Wort „causerie" umschrieben, was heißen soll: eine heiter-gepflegte Unterhaltung unter Freunden. Ein leuchtendes Vorbild stellten die Pariser Salons des 18. Jahrhunderts dar mit ihrem Motto „plaîre et instruire", Gefallen und Belehren. Dieser Sinnspruch bildete die damals gängige Ausdrucksform der horazischen Maxime *prodesse et delectare*, Nützen und Er-

Vorwort

freuen. Würden beide Ziele zugleich erreicht, hätten diese Zeilen ihren Zweck erfüllt.

Beim Verfassen der kleinen Studie haben mich viele hilfsbereite Menschen unterstützt und vor Irrtümern bewahrt. Mein persönlicher Dank gilt dem Direktor des Kölner Instituts für Geschichte und Ethik der Medizin, Klaus Bergdolt, der die Entstehung des Werks mit lebhaftem Interesse begleitete und stets Zeit für ein Gespräch fand. Darüber hinaus stattete er mit einer klugen Ankaufspolitik die Bibliothek so vorzüglich aus, dass ich einen großen Teil der Literatur am eigenen Schreibtisch einsehen und auswerten konnte. Meine Kollegen Daniel Schäfer und Ferdinand Peter Moog übernahmen den gleichermaßen unverzichtbaren wie undankbaren Part der kritischen Diskussionspartner und gaben wertvolle Anregungen. Bei schwierigen Einzelfragen standen mir Christian Leitz, Ägyptologisches Institut der Universität Tübingen, und Hans J. Eggers, Professor emeritus für Virologie aus Köln, uneigennützig zur Seite. Einer Studentin der Sprachwissenschaft, Evelyn Hoffmann, verdanke ich schwer erreichbare linguistische Spezialliteratur. Während einer frühen Arbeitsphase lasen die Freunde Reiner Kraft und Ulrich Weber Teile des Manuskriptes und gewährten moralische Unterstützung, die Last der abschließenden Korrekturen trugen gewohnt souverän Katja Rihtaric und Theo Jäger. Der Geschäftsführer des Schattauer Verlages, Wulf Bertram, eröffnete mit Geschick und Tatkraft die einmalige Chance, dieses unkonventionelle Projekt in seinem Haus zu verwirklichen. Insbesondere stand Petra Mülker, Cheflektorin des Verlages, mir jederzeit unterstützend und beratend zur Seite: Ihre Umsicht und Geduld ließen aus einem unfertigen Manuskript ein ansehnlich gestaltetes Buch wachsen. Für eine reibungslose Kommunikation zwischen Verlag und Autor sorgte mit ihrer verständnisvollen und gewinnenden Art Frau Danielle Flemming, als wissenschaftlicher Lektor arbeitete sich Volker Drüke glänzend in das Thema des Buchs ein und steuerte so eine Vielzahl von Ergänzungen und Verbesserungen bei. Doch wäre die Vollendung des Vorhabens kaum gelungen ohne Unterstützung der Firma Pfizer, die überaus großzügig an seinem Zustandekommen mitgewirkt hat. Allen Personen und Institutionen sei an dieser Stelle herzlich gedankt. Hinweise auf Missverständnisse und Lücken, die stets dem Autor anzulasten wären, sind immer willkommen.

Köln, im Herbst 2004   Axel Karenberg

Inhalt

Prolog: Medizin, Mythos und das Medium einer Terminologie _____ 1

1 Götterwelt und menschlicher Körper:
  Titanen, Giganten und die tragende Rolle des Atlas _____ 7

2 Himmelsmächte und Heilkunde:
  Sonnenstich, Mondsüchtigkeit, die Regenbogenhaut
  und die Kraft der Liebe _____ 12

3 Vom Spinnen und von Giften:
  Atropos, Arachne und die Geschichte der Spinnwebenhaut _____ 19

4 Klares Wasser und reiner Wahnsinn:
  Die Nymphen und die Lymphe _____ 25

5 Mischwesen, erste Abteilung:
  Hermaphroditen und Satyrn, ein Zentaur ... und die Chirurgie _____ 30

6 Mischwesen, zweite Abteilung:
  Der panische Schrecken, das Missverständnis um die Sirenen
  und des Proteus Pleomorphie _____ 38

7 Mischwesen, dritte Abteilung:
  Eine Chimäre und viele Zyklopen _____ 47

8 Ein Hochzeitsgott und ein Heros der Fruchtbarkeit:
  Der Hymen und der Priapos _____ 52

9 Der Schlaf ist der Bruder des Todes
  und der Vater der Träume:
  Hypnose, Euthanasie und Morphium _____ 58

Inhalt

10	Eine weitere Reise in die Unterwelt oder: Wie ein Fährmann, das Gelbfieber und die Letalität zusammenhängen	64
11	Von den Heilgöttern der Hellenen: Äskulapstab, Hygiene und Panazee	69
12	Antike Vorbilder für die Seelenforschung: Narcissus, Ödipus, Elektra und ihre Komplexe	76
13	Heldenschicksale: Die Sehne des Achilles und das Haupt der Medusa	84
14	Ägyptische Gottheiten und ihr Nachleben in der Medizin: Ammonshörner und Horusaugen	91
15	Rom, die Liebe, die Kunst und die Sprache der Wissenschaft: Venushügel, Amorbogen, Minervagips	97
16	Die Ewige Stadt und das mittelalterliche Firmament: Saturn und Merkur, der Januskopf und die Herkunft der Termini	105
17	Dichter, Denker und Despoten: Sappho, das Diogenes-Syndrom und die Sectio caesarea	112
18	Biblische Erzählungen, erster Teil: Sodom und Gomorrha, die wahre Geschichte des Onan und der Adamsapfel	122
19	Biblische Erzählungen, zweiter Teil: Hiobs Haut, der Ewige Jude und die pausbäckigen Cherubim	132
20	Leiden und Beistand der christlichen Märtyrer: Antoniusfeuer und Veitstanz	140
21	Literatur und Pathologie, Abschnitt eins: Vom Schweinehirten Syphilus und den Liliputanern	150

22	Literatur und Pathologie, Abschnitt zwei: Die Meerjungfrau Undine, skurrile Pickwickier und ein fettleibiger Junge	157
23	Literatur und Pathologie, Abschnitt drei: Münchhausen-Syndrom, Werther-Fieber und Werther-Effekt	164
24	**Schriftstellerische Neigungen?** Sadismus und Masochismus	170

Epilog: Pathologie, Poesie und die Praxis einer Fachsprache ___ 176

Glossar ___ 188

Übersichtstabelle
zu griechischen Götternamen und ihren römischen Äquivalenten ___ 202

Benutzte Nachschlagewerke ___ 203

Prolog: Medizin, Mythos und das Medium einer Terminologie

Welche Zusammenhänge bestehen zwischen moderner Heilkunde und klassischer Mythologie? Auf diese Frage sind im Lauf der letzten 100 Jahre drei interessante Antworten gegeben worden.
Zwischen den grundverschiedenen Bereichen knüpften um 1900 zuerst Psychoanalytiker eine systematische Verbindung. Ihrer Auffassung nach begleiten den Menschen der westlichen Kultur von den Anfängen bis zur Gegenwart typische Konfliktkonstellationen, deren unbewusste Entstehungs- und Lösungsmöglichkeiten schon mythologische Erzählungen anschaulich durchspielen. Für eine solche Annahme liefert die uralte Sage von „König Ödipus" das geläufigste Vorbild (Ekstein 1975; Vogt 1985). Fast zur gleichen Zeit brachten somatisch orientierte Mediziner eine verblüffende Idee auf. Tatsächlich beobachtete körperliche Fehlbildungen erschienen Ärzten plötzlich als natürlicher Ausgangspunkt für äußerlich auffällige Sagengestalten. Menschliche Missgeburten, so argumentierten sie rückblickend, sollten eine Art Blaupause für viele mythische Existenzformen des Altertums darstellen (Schatz 1901). Folgt man dieser schwer zu beweisenden Hypothese, dann liegt der Figur des Polyphem in Homers „Odyssee" nichts anderes zugrunde als ein tot geborener menschlicher Zyklop. Und zuletzt wurden sogar erkenntnisleitende Überzeugungen heutiger Wissenschaftler mit Vergleichen aus der alten Welt der Legenden beschrieben. Die Entschlüsselung des menschlichen Genoms – gedeutet als Suche nach dem heiligen Gral der mittelalterlichen Dichtung – bildet hierfür ein anschauliches Beispiel (Roelcke 1998).
Ohne diese Denkmodelle aus den Augen zu verlieren, spüren wir auf den folgenden Seiten einer weiteren, auf den ersten Blick zufälligen Konvergenz von Heilkunde und Mythos nach. Eine prominente Reihe medizinischer Fachbegriffe ist vom Namen einer mythologischen Gestalt abgeleitet worden: „Atlas", „Achillessehne", „Narzissmus" und natürlich „Ödipus-Komplex" gehören zu den bekanntesten aus einer Gruppe von etwa 50 Bezeichnungen. Die Kontinuität dieser uralten Namenselemente im Jargon einer sich rasant wandelnden Wissenschaft werden wir im Detail verfolgen. Vorher jedoch rekapitulieren wir im Vorübergehen wissenswerte Grundlagen der medizinischen Fachsprache.

Prolog

Eigennamen mit Eigendynamik: Medizinsprache und Sprachwissenschaft

Im Vergleich zu Idiomen anderer Disziplinen zeichnet sich der Technolekt der Heilkunde durch einige Besonderheiten aus. Eine Entwicklung, die bis heute annähernd drei Jahrtausende währt, hat dafür gesorgt, dass eine Fülle griechischer und lateinischer Wortelemente das Fundament dieser Terminologie bildet. So kam die viel beschworene „Ehe von Medizin und (Alt)Philologie" zustande (Gourevitch 1998). Doch wie es bei lang dauernden Beziehungen öfters geht: Die gegenseitigen Liebesbeweise fallen leider zusehends spärlicher aus. Dafür bereichern neuerdings andere Phänomene die Fachsprache. Dazu gehören Kurzwörter (Akronyme), Mehrfach-Benennungen (Synonyme), beschönigende Floskeln (Euphemismen) oder bildhafte „Vergleiche ohne Wie" (Metaphern). Sie alle gestalten die Kommunikation einerseits knapper und ökonomischer, andererseits variantenreicher und ausdrucksstärker (Karenberg 2000). Last, but not least, sind Eponyme gleichberechtigte Mitglieder in diesem Club sprachlicher Sondererscheinungen. Auch sie würzen den staubtrockenen Ärztejargon und verleihen ihm einen angenehmen human touch, doch machen sie geschriebene oder gesprochene Texte gleichzeitig unverständlicher und uneinheitlicher.

Was ist ein **Eponym**? Darunter versteht man einen Ausdruck, der von einem Personennamen abgeleitet wird: im Bereich der Medizin zum Beispiel „Alzheimer-Krankheit". Die Person, nach der etwas bezeichnet wird – in diesem Fall der 1915 verstorbene Nervenarzt Alois Alzheimer – etikettieren Sprachwissenschaftler auch als „Eponymus" (Wiese 1985; Brunt 1998). Solche Eigennamen-Begriffe sind fast so alt wie die Fähigkeit des Menschen, Dinge der umgebenden Welt in Schriftzeichen zu fassen. Spätestens seit dem Beginn des 2. Jahrtausends v. Chr. versahen die alten Assyrer einzelne Jahre mit Namen hoher Würdenträger. Ähnliche Gebräuche sind für Griechenland und Rom bezeugt. Bereits die klassische Antike kennt auch Eigennamen-Benennungen von Gegenständen und Sachverhalten außerhalb des Kalenders. Zwar rückt diese Spezialform des Bezeichnens in Mittelalter und früher Neuzeit etwas in den Hintergrund, nimmt aber nach 1800 in vielen Bereichen des menschlichen Lebens rasant zu (Nestmann 1983). Man erinnere sich nur an viele geografische Bezeichnungen (Washington), eine Fülle von Begriffen aus der modernen Technik (Dieselmotor, Ottomotor) oder an Legionen wissenschaftlicher Termini (Lamarckismus, Darwinismus, Keynesianismus usw.). Gerade in Wissenschaftssprachen ist die Anzahl eponymischer Ausdrücke mittlerweile derartig angewachsen, dass nur noch Spezialexika einen vollständigen Überblick ermöglichen. Sogar ein Verzeichnis entsprechender Nachschlagewerke, der „Eponyms Dictionaries Index", steht Insidern inzwischen zur Verfügung (Ruffner 1977).

In der Medizin lassen sich „Bezeichnungen mit Eigennamenkonstituente" hinsichtlich ihrer Herkunft nochmals unterteilen. Erste Möglichkeit: Sie würdigen verdiente Ärzte (Basedow-Trias, Billroth-Operation, Alzheimer-Krankheit). Zweite, seltener gebrauchte Kategorie: Sie beziehen sich auf Patienten (Hartnup-Krankheit, Daltonismus). In beiden Fällen handelt es sich ohne Zweifel um Menschen, die wirklich gelebt haben. Da „Mensch" im Griechischen *ánthrōpos* und „Name" in der gleichen Sprache *ónoma* heißt, charakterisiert man diese Wortbildungen zurecht als **Anthroponyme**. Aber es besteht noch eine dritte Option: Solche Benennungen enthalten die Namen imaginärer Gestalten, von denen wiederum die meisten der griechisch-römischen Mythologie entstammen. So verdankt die Arzneimittelklasse der Aphrodisiaka ihre sinnige Bezeichnung der griechischen Göttin der Liebe, die Sirenengliedrigkeit ihre Bezeichnung den Körperformen gefährlicher Meerdämoninnen, der Äskulapstab seine dem griechisch-römischen Heilgott Asklepios/Aesculapius. Scheut man keine Wortneuschöpfungen, bietet sich für solche Ausdrücke der kennzeichnende Begriff **Mythonyme** an. Genau diese Termini werden im Mittelpunkt unserer Betrachtungen stehen. Darüber hinaus existiert noch ein kleiner Kreis fiktionaler Namenspatrone, die in der neueren Literatur zu Hause sind. Dazu zählen die in einem Buchtitel von Charles Dickens genannten „Pickwickier" und der Schweinehirt „Syphilus" aus einem Versepos der Renaissance. Die literarischen Gestalten sind bisher nicht zur Ehre einer eigenen sprachwissenschaftlichen Gattungsbezeichnung gelangt. Wofür es – außer der Manie, alles zu benennen – auch keine Notwendigkeit gibt.

Figuren und Fächergrenzen: Wie findet man mythologisch inspirierte Namen?

Für die vorliegende Übersicht wurden zunächst klare Kriterien definiert, um die Zuordnung eines Begriffs zur Gruppe der mythologisch-literarischen Eponyme eindeutig festzulegen.
- Die namengebende „Person" muss ein fiktionales Wesen mit menschlicher oder menschenähnlicher Gestalt sein. – Nur in wenigen Fällen weichen wir von dieser Vorgabe ab: Die „Chimaira" der griechischen Sage zum Beispiel war genauso eindeutig ein tiergestaltiges Phantasiewesen wie der „Hippokampos". Die Bedeutung der Ausdrücke „Chimärismus" und „Hippocampus" in der Humanmedizin lässt es jedoch ratsam erscheinen, beide Fabeltiere ebenfalls kurz zu betrachten.
- Der Begriff soll der (zahn-)medizinischen Terminologie einschließlich Anatomie, Physiologie, Psychiatrie und Pharmakologie entstammen. – Damit rückt eine fast unendliche Anzahl von Bezeichnungen aus den life sciences und den naturwissenschaftlichen Fächern Biologie, Chemie und Physik an den Rand des Geschehens. Sie können nur in Einzelfällen zur Abrundung und Ergänzung eines Wortfeldes gestreift werden. Auch viele Wörter aus der Allgemeinsprache müssen leider fortfallen.
- Der Begriff soll in mindestens einem von zwei deutschsprachigen Standard-Wörterbüchern der Medizin verzeichnet sein. – Um eine überprüfbare und

Prolog

medizinischen wie sprachwissenschaftlichen Ansprüchen genügende Sammlung mythologisch-literarischer Benennungen zusammenzustellen, stand eine sorgfältige Durchsicht der beiden gängigsten Wörterverzeichnisse der Medizin am Anfang. Ausgangspunkte bildeten das mit dem Namen Willibald Pschyrembel verknüpfte „Klinische Wörterbuch" und das „Roche Lexikon Medizin", beide in der letzten zugänglichen Auflage aus dem Jahr 2002 bzw. 2003. Damit war sichergestellt, dass etliche bloß historische und obsolete Begrifflichkeiten ausscheiden. Da die Normierung in Lexika dem aktuellen Sprachgebrauch stets um einige Jahre hinterherhinkt, war es nicht zu vermeiden, auf ein paar dort noch erwähnte und jetzt veraltete Begriffe wenigstens in aller Kürze hinzuweisen. Absichtlich kam so auch eine Abgrenzung zum angloamerikanischen Sprachgebrauch zustande. Jenseits von Ärmelkanal und Atlantik kennt man zwar weniger Bezeichnungen mythologischer Herkunft, ist dafür aber reicher an fiktionalen Namenspatronen, die der englischen und amerikanischen Literatur der letzten 400 Jahre entstammen. Das „Alice in Wonderland Syndrome", der „Frankenstein Factor" und das „Peter Pan Syndrome" dürften, zumindest was die literarischen Ursprünge angeht, hierzulande noch am bekanntesten sein.

Vorbild und Verwertung: „Roter Faden" und Erzählelemente

Auf diese Weise entstand eine Zusammenstellung von mehr als 60 Bezeichnungen, die in diesem Buch auf 24 Abschnitte verteilt sind. Unsere Plaudereien beginnen mit der größten Gruppe, den Figuren der griechischen Mythologie (Kapitel 1 bis 13). Nach einem kurzen Seitenblick auf das altägyptische Pantheon (14) folgen römische Götter (15 und 16), biblische Erzählungen (18 und 19) sowie christliche Heilige, nach denen Krankheiten benannt worden sind (20). Wir schließen mit einem Blick auf literarische Gestalten neueren Datums (21 bis 23), die als legitime Nachfolger der antiken Namenspatrone auftreten. Zwei Exkurse weichen von den oben beschriebenen Ein- und Ausschlusskriterien ab. Kapitel 17 reflektiert über eine Dichterin (Sappho), einen Philosophen (Diogenes) und einen Staatsmann der Antike (Caesar), der Schlussabschnitt über zwei moderne Schriftsteller (de Sade, Sacher-Masoch) und die von ihren Namen inspirierten Medizinbegriffe. Alle diese Personen haben tatsächlich gelebt und damit, unserer Sprachregelung folgend, Anlass zur Bildung eines Anthroponyms, nicht aber eines Mythonyms gegeben. Da in keinem Fall wirklicher Lebenslauf und legendenhafte Ausschmückung zu trennen sind, scheint die Hinzunahme mehr als berechtigt.

Innerhalb der Kapitel liegt ein Schwerpunkt auf der kurzen Nacherzählung und bildlichen Darstellung desjenigen Teils der Überlieferung, der für das Verständnis medizinischer Termini entscheidend ist. Keinesfalls war es das Ziel, alle Varianten, Schichten, Verästelungen und Widersprüchlichkeiten eines Mythos herauszupräparieren. Den zweiten Fokus bildet eine überblicksartige Verwendungsgeschichte einzelner Ausdrücke. Besonderes Augenmerk gilt dabei der Frage, wann und warum diese Leihgaben in den Medizin-Technolekt „eingewandert" sind. Eine Zusammenfassung im Epilog und ein Glossar der Gestalten im Anhang heben das Wichtigste, unterstützt durch Tabellen, nochmals hervor.

Lexika und Literatur:
Ein kurzer Blick auf den Stand des Wissens

Populäre Übersichten verdanken ihre Kenntnisse einer Vielzahl gediegener Vorarbeiten. Damit sind hier diverse Enzyklopädien zur Alten Welt, zur Religions-, Literatur-, Kunst- und Sprachgeschichte gemeint, die interessierte Leserinnen und Leser im Anhang zusammengestellt finden – und zahlreiche kürzere Publikationen, die jeweils am Ende eines Kapitels stehen. Als genauso wichtig erweisen sich solide Studien aus der Feder von Ärzten, die sprachgeschichtliche Forschungen mit medizinischen Kenntnissen und humanistisches Interesse mit der Fähigkeit zur kritischen Prüfung verbinden. Einen ersten Meilenstein dieser Art hat für die Kunstsprache der Körperstrukturen der Wiener Altmeister Joseph Hyrtl mit der „Anatomischen Namenkunde" von 1880 geschaffen. Seine kraftvoll-knappen und quellennahen Vignetten sind erst ein Jahrhundert später durch eine vielbändige spanische „Geschichte der anatomischen Sprache" übertroffen worden (Barcia Goyanes 1978–1986). Beide Werke enthalten eine Fülle von Hinweisen zu mythologischen Bezeichnungen. Die angelsächsische Literatur stellt zwei Bücher zum Thema bereit: die nicht immer fehlerfreie „Story Behind the Word" (Wain 1958) und das sorgfältigere Buch „Medicine, Literature & Eponyms. An encyclopedia of medical eponyms derived from literary characters" (Rodin u. Key 1987). Leider enthält letzteres keinerlei Angaben zur Begriffsgeschichte, genauso wenig wie die hervorragende französische Monografie „Mythologie et médecine" (Vons 2000). Als nahezu unentbehrliches Nachschlagewerk entpuppte sich das italienische „etymologisch-historische Wörterbuch medizinischer Begriffe" (Marcovecchio 1993), das bündig, präzise und zuverlässig die Entwicklung von mehr als 15000 Einträgen vorstellt. So hatten die Vorarbeiten zum vorliegenden Band zwar mit der Sammlung und Sichtung von Texten aus den alten Sprachen Griechisch und Latein begonnen, die als ausgewählte Quellen in den einzelnen Kapiteln wiederkehren. Doch geriet die altphilologische „Ochsentour" mittels neuerer Sekundärliteratur mehr und mehr zu einer Vergnügungsfahrt durch die modernen Sprachen. Auch und gerade diese haben vieles zur Fertigstellung des Buchs beigetragen.

Prolog

Fama und Fachbegriff:
Eine Brücke zwischen zwei Welten?

Ein Letztes noch vorab zu den Konjunktionen von Mythologie und Medizin, die scheinbar nur äußerlich in Fachausdrücken fixiert sind. Die folgenden Erzählungen werden zeigen, wie (Fach-)Sprache der Abbildung und Wiedergabe von Dingen oder Sachverhalten dient, ebenso aber deren Integration in menschliche und gesellschaftliche Zusammenhänge. Bestimmte (Fach-)Wörter symbolisieren die jeweilige Gestaltung und den Kontext von rationalem Erkennen wie emotionalem Verarbeiten. In genau diesem Sinn führt unsere Studie auf hoffentlich ansprechende Weise den naturwissenschaftlich-technischen und den literarisch-humanistischen Bereich zusammen – zwei Gebiete, die seit einem berühmten Vortrag von Sir Charles Percy Snow aus dem Jahre 1959 gerne als „zwei Kulturen" oder sogar „zwei Welten" angesehen werden. Vielleicht können ja „Bewohner" beider Welten voneinander profitieren und auf dem Weg über die Sprache aufeinander zugehen: naturwissenschaftlich geprägte Mediziner durch die Beschäftigung mit Mythologie und Literatur, Geisteswissenschaftler durch ein Kennenlernen der Gegebenheiten von Gesundheit und Krankheit.

Literatur

Barcia Goyanes JJ. Onomatologia anatomica nova. Historia del lenguaje anatómico. 8 Bde. Universidad de Valencia: Secretariado de Publicaciones 1978–1986.
Brunt RJ. Medical eponyms revisited. English today 1998; 54: 51–6.
Ekstein R. Psychoanalytic precursors in Greek antiquity. Bulletin of the Menninger Clinic 1975; 39: 246–67.
Gourevitch D. Le nozze del medico e di filologia. Medicina nei Secoli 1998; 10: 227–39.
Hyrtl J. Onomatologia anatomica. Geschichte und Kritik der anatomischen Sprache der Gegenwart. Wien: Braumüller 1880 (Nachdruck: Hildesheim, New York: Olms 1970).
Karenberg A. Fachsprache Medizin im Schnellkurs. Stuttgart, New York: Schattauer 2000.
Marcovecchio E. Dizionario etimologico storico dei termini medici. Firenze: Festina Lente 1993.
Nestmann R. Struktur und Motivation eponymischer Bezeichnungen in der englischen und deutschen Fachsprache der Medizin. Namenkundliche Informationen 1983; 44: 21–40.
Rodin AE, Key JD. Medicine, Literature & Eponyms. An encyclopedia of medical eponyms derived from literary characters. Malabar: Krieger 1989.
Roelcke V. Zur Bedeutung der Kulturwissenschaften für die Medizin. Universitas 1998; 53: 881–93.
Ruffner JA (ed). Eponyms Dictionaries Index. A reference guide to persons, both real and imaginary. Detroit: Gale Research Co. 1977.
Schatz, o. V. Die griechischen Götter und die menschlichen Missgeburten. Wiesbaden: Bergmann 1901 (Nachdruck: Amsterdam: Editions Rodopi 1969).
Vogt R. Der Mythos. Versuch einer begrifflichen Annäherung. Psyche 1985; 39: 769–99.
Vons J. Mythologie et médecine. Paris: Ellipses Edition Marketing 2000.
Wain H. The Story Behind the Word. Springfield, ILL: Charles C. Thomas 1958.
Wiese I. Zur Leistung der Benennungen mit Eigennamenkonstituente in der deutschen medizinischen Fachsprache. Linguistische Studien Reihe A 1985; 129: 414–9.1

1 Götterwelt und menschlicher Körper: Titanen, Giganten und die tragende Rolle des Atlas

Beginnen wir unseren Rundgang durch die Sprache der modernen Medizin tatsächlich mit dem Anfang, mit der mythischen Erschaffung der Welt. Vom Ursprung allen Seins erzählt der griechische Dichter Hesiod gegen Ende des 8. Jahrhunderts v. Chr. in einem Epos zur Entstehung der Götter: Dieser „Theogonie" zufolge ging aus dem Chaos die Erde, daraus wiederum gingen das Meer und der Himmel hervor. Gaia, die Erde, und Uranos, der Himmel, zeugten zwölf gewaltige Titanen, die ihrerseits zu den Vorfahren der meisten Unsterblichen wurden.
Nach heftigen Kämpfen aller gegen alle übernimmt schließlich Zeus das Weltregiment. Sogleich sieht er sich einem Aufstand jener zwölf Riesen gegenüber, den er mit Mühe niederschlagen kann. Für die Teilnahme an der Revolte ereilt den hünenhaften Titanensohn **Atlas** eine ähnlich harte Strafe wie seine Brüder Prometheus und Epimetheus. Der Aufrührer wird vom Göttervater verurteilt, auf ewige Zeiten „den Himmel mit Haupt und mit Armen" zu tragen (Hesiod, Theogonie, 519). Seither steht der Unglückliche der Sage nach dort, wo sich Tag und Nacht begegnen: „weit im Westen" am Rand des Erdkreises, an einem Ozean, der später nach ihm benannt Atlantik heißt und in dem der sagenhafte Erdteil „Atlantis" liegen soll.
Vom Himmelsträger in der Mythologie zum Kopfträger in der Anatomie war es, sprachlich gesehen, ein weiter Weg. In der antiken Wissenschaft gelang diese Verwandlung nur ansatzweise. Die Verkleinerungsform *atlantion*, das „Atlaschen", taucht immerhin einmal auf – merkwürdigerweise für den obersten Wirbel der Hyäne! Nachzuschlagen ist dies in einer viel gelesenen lateinischen „Naturkunde", die Plinius der Ältere im 1. Jahrhundert n. Chr. verfasste (Buch 28, 99). Doch rund hundert Jahre später bezeichnete Julius Pollux, eine anerkannte Autorität auf dem Gebiet der Benennung menschlicher Körperteile, gerade nicht den ersten, sondern den siebten und letzten Halswirbel und damit die heutige Vertebra prominens als „Atlas". Just dieser Knochen, so betonte der griechische Lexikonschreiber, trüge in erster Linie das Gewicht der übrigen Wirbel und helfe zudem, Lasten auf den Schultern zu halten (Onomasticon, Buch 2, 132). Bei dieser durchaus nachvollziehbaren Sprachregelung blieb es für längere Zeit.

Götterwelt und menschlicher Körper

Zum endgültigen Namenspatron für das oberste Zervikalsegment machte den Atlas auch nicht allein, wie manchmal zu lesen ist, der bekannteste „Zergliederungskünstler" der Renaissance: Andreas Vesal. Zwar verdankt dieser seinen Ruhm u. a. der wirkungsmächtigen Schöpfung vieler neuer Begriffe. Und in seinem auf zahlreichen Sektionen beruhenden Werk „Über die Struktur des menschlichen Körpers" finden wir die mythologische Figur auch wieder – doch bloß beiläufig erwähnt in der Formulierung „Tenon Athlas", was so viel wie Nacken, knöcherner Hals oder Halswirbelsäule meinen kann (Vesal 1543). Weiter verweist der Meister noch darauf, wie Pollux hätten auch andere Autoren das siebte ossäre Element mit diesem Terminus belegt. Im Übrigen bevorzugte er selbst die Bezeichnung „prima cervicis vertebra", also „erster Wirbel des Halses". Ein terminologischer Durchbruch sieht zweifellos anders aus.

Spätestens zu Beginn des 17. Jahrhunderts aber setzte sich für den obersten Wirbel die Bezeichnung „Atlas" durch – dann in korrekter Schreibweise ohne h (Barcia Goyanes 1979). Über die Beweggründe der humanistisch gebildeten Anatomen, im Anschluss an Vesal den alten Namen wiederzubeleben, kann man nur spekulieren. Spielten diese Professoren eventuell auf eine neuartige Vorstellung an, nach welcher Atlas der Schöpfer der ersten Himmelskugel war? In diesem Fall käme noch eine sehr passende Formanalogie zwischen den Rundkörpern Kopf und Himmel bzw. Erde hinzu, die bereits einen Bildhauer des Altertums inspiriert hatte (s. Abb. 1-1). Oder wollten die Gelehrten der beginnenden Neuzeit durch die prägnante Benennung eines wichtigen Teils des menschlichen Achsenorgans noch viel mehr erreichen? Wollten sie vielleicht ihre Überzeugung von der zentralen Stellung des Individuums im Kosmos auch terminologisch sichtbar machen? Wie auch immer, fortan und in allen späteren Sprachkodizes blieb der Name unangetastet – von den „Basler Nomina Anatomica" aus dem Jahr 1895 über die Jenaer Vereinbarungen von 1935 bis zu den „Pariser Nomina Anatomica" von 1955. Völlig unverändert erscheint der tragikumflorte Titanenspross auch in der jüngsten lateinisch-angloamerikanischen Version. Dort wird „Atlas" als einziger mythologischer Ausdruck sogar im Hauptverzeichnis und nicht bloß in der ergänzenden Eponymenliste geführt (Terminologia Anatomica 1998). Weitere Ableitungen aus der Kunstgeschichte und Architektur beziehen sich ebenfalls auf die dauerhaft stabilisierende Funktion des Ex-Rebellen. Kräftige Männerfiguren, die statt Pfei-

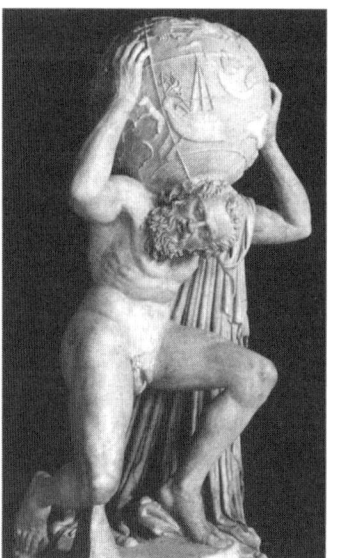

Abb. 1-1: Atlas „Farnese". Marmorskulptur, um 150 n. Chr. (mit freundlicher Genehmigung des Archäologischen Nationalmuseums Neapel).

lern oder Säulen die Last eines Gebälkes oder Gesimses abstützen, nennen Bauhistoriker gerne „Atlanten". Die Kartensammlung heißt „Atlas", seit der Geograf Gerhard Mercator die Figur des mythischen Muskelpakets auf das Titelblatt seiner 1595 erschienenen Weltbeschreibung setzen ließ. Hingegen verdankt das Gebirge in Nordafrika seine Bezeichnung dem folgenschweren Zusammentreffen des Namengebers mit einem griechischen Heroen. Nach einer anderen Version der Legende war Atlas nämlich ein reicher König in Mauretanien. Als Perseus nach seinem Abenteuer bei den Gorgonen dort vorbeikam und um ein Obdach bat, wies ihn der Landesherr barsch zurück – worauf der ungastliche Herrscher durch den versteinernden Blick des Medusenhauptes umgehend in den gleichnamigen Berg verwandelt wurde (Näheres dazu in Kap. 13).

Noch eine wichtige Frage ist offen: Lieferte am Ende die Natur selbst die Vorlage für den baumstarken Träger und seine erdrückende Last? Tatsächlich kam um 1900 diese recht abenteuerliche Vermutung auf. Es hieß, die Gestalt des Recken, der die Weltkugel balanciert, sei einer menschlichen Missbildung nachempfunden, die eine riesige Enzephalozele, einen fußballgroßen Hirnbruch, auf dem Hinterkopf trägt (Schatz 1901). Doch entsprang dieser Vergleich wohl eher einem ungezügelten positivistischen Denken und einer naturwissenschaftlich überformten Phantasie als einem Deutungswillen, der sich historischen Quellen verpflichtet fühlt!

ટ્યૂ ટ્યૂ ટ્યૂ

Gestatten wir uns zur Erholung einen kurzen Seitenblick. Des öfteren begegnen wir Atlas' Großvater **Uranos**, der göttlichen Personifikation des Himmelsgewölbes, in den Sprachen der Astronomie und der Chemie. Gleiches gilt für die **Titanen**. Eine Erklärung dafür fällt relativ leicht. Als im Jahr 1781 erstmals seit der Antike wieder ein Planet entdeckt wurde, musste man sich nochmals mit den Anfängen des Kosmos befassen – nun aber in lateinischer Terminologie. Denn die bekannten drei äußeren Bewegungssterne hießen seit langem Mars, Jupiter und Saturn und repräsentierten die Generationenfolge der römischen Weltschöpfungs-Mythologie: Dem Sohn Mars (griech. Ares) waren der Vater Jupiter (griech. Zeus) und schließlich der Großvater Saturn (griech. Kronos) vorausgegangen. Da der neue Himmelskörper noch weiter „außen" lag als der Saturn, kam als Namenspatron nur dessen Erzeuger Uranus in Betracht. Vor genau diesem genealogischen Hintergrund verfiel der Berliner Chemiker Martin Heinrich Klaproth 1787 auch auf die Idee, ein von ihm gefundenes chemisches Element als „Uranium" einzuführen. Und als der wissenschaftliche Autodidakt wenige Jahre später auf einen weiteren Grundstoff stieß, nannte er diesen einfach „Titanium". Schließlich waren die Riesen ja laut Hesiod von Uranos gezeugt worden, und deshalb schien es für den Naturforscher sinnvoll, als Bezeichnungen erst „Uran" und dann „Titan" vorzuschlagen. Möglicherweise bezweckte er im ersten Fall auch eine Anspielung an den „strahlenden" gestirnten Himmel und beim zweiten Namen einen Hinweis auf die extreme Härte und Haltbarkeit des Materials, das erst bei über 1700 Grad Celsius schmilzt (Marcovecchio 1993).

Götterwelt und menschlicher Körper

Weitere „vom Himmel gefallene" Begriffe finden sich im Wortschatz der Medizin. Allerdings wirken sie arg verstaubt, die „Uranitis", die „Uranoschisis" und die „Uranoplastik". Alle drei stellen wenig gebrauchte Fachwörter dar, für die Entzündung der Gaumenschleimhaut, die Spaltung des Gaumens und für die plastische Deckung dieses Defektes. Immerhin können diese Komposita auf einen eindrucksvollen Ahnherrn zurückblicken. Den eingängigen Vergleich zwischen dem „Gewölbe des Himmels" und dem „Dach des Mundraums" zog um die Mitte des 4. Jahrhunderts v. Chr. kein Geringerer als der Philosoph und Naturforscher Aristoteles (Geschichte der Lebewesen, 492 a 20). Dem wichtigsten Arzt der späteren Antike, Galen, wurde sogar der folgende Text zugeschrieben: „Der Gaumen (*ouraniskos*) ist jener oben gelegene Teil der Mundhöhle, der seinen Namen der Ähnlichkeit mit dem Himmelszelt (*ouranós*) verdankt." (Medizinische Definitionen, 88) Heute weiß man allerdings, dass die gesamte Abhandlung erst nach dem Tod des vermeintlichen Verfassers um 210 n. Chr. entstand, und bezeichnet sie deshalb als pseudo-galenisch.

Wichtig für die medizinische Terminologie ist noch eine weitere Gruppe von Riesen. Von den Titanen nicht immer sicher abzugrenzen sind die **Giganten**, die auf wahrhaft blutrünstige Weise in Erscheinung traten. Wiederum nach der „Theogonie" stachelt Gaia ihren jüngsten Nachkommen dazu an, den Gatten Uranos zu entmannen – weil der sie erzürnt hat. Aus den Blutstropfen, die bei dieser Verstümmelung des Vaters durch den Sohn auf die Erde fallen, entstehen zuerst die finsteren Rachegöttinnen, die Erinnyen. Und dann auch jene Giganten: entsetzliche erdgeborene Ungetüme, deren Leiber nach unten in schuppige Schlangen auslaufen. Sehr früh, ebenfalls im 8. Jahrhundert v. Chr., gebrauchte der Ependichter Homer das Wort *gígas*, im Genitiv *gígantos*, mit der Bedeutung „Riese". Doch erst seit 1800 werden Phänomene, für die einfache Vorsilben nach Art von „hyper" und „mega" nicht ausreichen, mit dem Wortelement „giga" bzw. „gigant" bezeichnet. Beispiele sind: „Gigantismus", der „Riesenwuchs"; „Gigantoblast", eine besonders große blutbildende Zelle im Knochenmark, oder „Gigantozyt", ein riesiges rotes Blutkörperchen. Und schließlich die physikalische Einheit „Giga" (= milliardenmal so groß).

Schon diese Vierergruppe aus der Entstehungszeit der griechischen Götterwelt hat uns manches über die mythischen Namen und ihr medizinisches Nachleben vermittelt. Offensichtlich tauchen die merkwürdigen Wortgebilde gerne in der Nomenklatur der Anatomie auf. Ebenso offensichtlich finden sie in der klinischen Fachsprache und der Terminologie benachbarter Naturwissenschaften Verwendung. Der „Immigrationszeitpunkt" in die heilkundliche Sphäre scheint aber jeweils ein anderer zu sein: Erste Verwertungsversuche begannen zu antiken Zeiten, andere Verknüpfungen entstanden nach 1500, und ein dritter Verbindungsstrang fällt in die Moderne. Ob diese Vermutungen richtig sind, müssen weitere Kapitel zeigen.

Literatur

Aristotle. Generation of Animals. With an English translation by A. L. Peck. Cambridge: Harvard University Press 1990 (Loeb Classical Library).

Barcia Goyanes JJ. Art. Atlantoaxialis lateralis. In: Onomatologia anatomica nova. Historia del lenguaje anatómico, Bd. 2. Universidad de Valencia: Secretariado de Publicaciones 1979; 95–8.

Galen. Definitiones medicae. In: Claudii Galeni Opera Omnia. Hrsg. von C. G. Kühn. Bd. 19. Leipzig 1830 (Nachdruck: Hildesheim: Olms 1964–1965).

Hesiod. Theogonie. Werke und Tage. Hrsg. u. übs. von Albert von Schirnding. Darmstadt: Wissenschaftliche Buchgesellschaft 1997.

Marcovecchio E. Dizionario etimologico storico dei termini medici. Firenze: Festina Lente 1993; hier: S. 866.

Plinius Secundus d. Ä. Naturkunde. Hrsg. u. übs. von Roderich König in Zuammenarbeit mit Gerhard Winkler. München, Zürich: Artemis (Sammlung Tusculum) 1988.

Schatz, o. V. Die griechischen Götter und die menschlichen Missgeburten. Wiesbaden: Bergmann 1901 (Nachdruck: Amsterdam: Editions Rodopi 1969; hier: S. 36).

Terminologia Anatomica – International anatomical terminology 1998. Hrsg. vom Federative committee on anatomical terminology. Stuttgart, New York: Thieme 1998; hier: S. 16.

Vesal A. De humani corporis fabrica libri septem. Basel 1543 (Nachdruck: Bruxelles: Culture et Civilisation 1964; hier: S. 167).

2 Himmelsmächte und Heilkunde: Sonnenstich, Mondsüchtigkeit, die Regenbogenhaut und die Kraft der Liebe

In diesem Abschnitt betrachten wir weitere himmlische Mächte und ihre Einflussnahme auf das menschliche Streben – wir bleiben daher noch einen Moment bei der Frühzeit des Firmamentes. Von einem Titanensohn stammt auch, so erzählt es wieder Hesiod, der die Sonne verkörpernde Gott **Helios** ab. Nach ihm bzw. ihr sind benannt das als Bestandteil der Sonnenatmosphäre 1868 entdeckte chemische Element Helium, weiter die Heliotherapie und die Helioplexie oder Heliose, zwei hoffnungslos veraltete Ausdrücke für den Sonnenstich.

Der Sonnengott hat zwei himmlische Schwestern. Einmal die stille Mondgöttin Selene; von ihr hören wir gleich mehr. Und zum anderen die „rosenfingrige" **Eos**, die Göttin der Morgenröte und Mutter der Winde und Sterne. Allmorgendlich kündigt diese Botin des beginnenden Tages das Heraufziehen ihres Bruders mit rötlichen Armen und Händen an, während er in goldenem Gewand auf einem von edlen Pferden gezogenen Gespann aus dem Ozean auftaucht (Abb. 2-1).

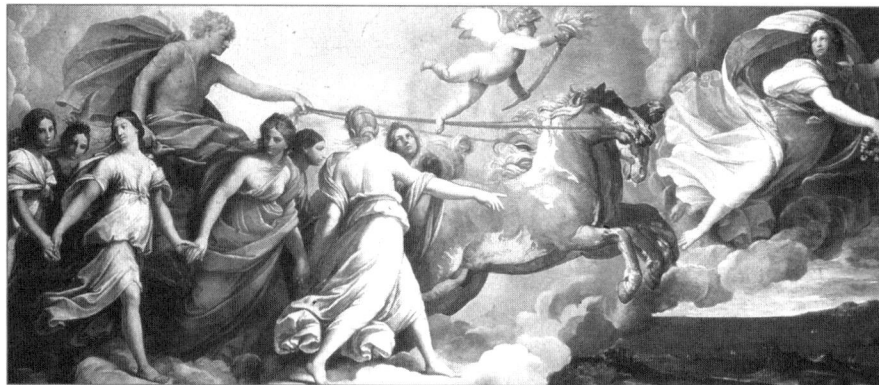

Abb. 2-1: Guido Reni: Aurora als Botin des Tages. Deckenfresko, 1613–1614 (Rom, Casino Rospigliosi; mit freundlicher Genehmigung des Consiglio d'Amministrazione, Immobiliare Toscana Agricola, Rom).

Über zweieinhalb Jahrtausende nach Hesiod rückte die altehrwürdige und dennoch jugendliche Eos in den Mittelpunkt einer heißen Debatte um die Sichtbarmachung feinster Gewebeanteile. Als ein saurer Farbstoff gefunden wurde, der bestimmte Körnchen in bestimmten weißen Blutzellen in kräftigem Rot anfärbte, lag das kurze Fachwort „Eosin" zur Erinnerung an die griechische Morgenröte geradezu auf der Hand. Oder war gar die leuchtende Zukunft einer ganzen Forschungsrichtung gemeint? Der amerikanische Physiologe Austin Flint, Jr. aus New York City gilt als möglicher Schöpfer der mnemotechnisch eingängigen Namenserweiterung um die Nachsilbe -in, als Jahr der potenziellen Prägung wird üblicherweise 1866 angegeben (Marcovecchio 1993). Doch fehlt bis heute der Nachweis einer entsprechenden Textstelle. Eine andere Quelle schreibt dem späteren deutschen Nobelpreisträger für Chemie Dr. med. h.c. Emil Fischer maßgeblichen Anteil an der Entdeckung zu (Harms 1965). Für Mediziner waren die hämatologischen Ableitungen bedeutsamer: „Eosinophilie" bezeichnete zunächst die elektive Affinität zu diesem Farbstoff, später das gehäufte Auftreten „eosinophiler" Granulozyten bei Krankheiten wie Allergie oder Parasitose. Der umgekehrte Zustand, ein Mangel der rot anfärbbaren Körnchenzellen im peripheren Blut, wurde bald „Eosinopenie" genannt.

Stellt Eos die Vergöttlichung der Morgenröte dar, bildet **Iris** in der griechischen Mythologie die Personifikation des Regenbogens. Diese farbenfrohe Naturerscheinung hilft ihr, als „eilige", „windschnelle", „hurtige" oder „sturmesgeschwinde" Botin der Götter, vor allem der Zeusgattin Hera, aufzutreten (Abb. 2-2). Die lange Wegstrecke vom Himmel zur Erde wird den Menschen vom weitgespannten und prächtigen Bogen angezeigt. Hochpoetisch hat dies der römische Dichter Ovid im 1. Jahrhundert v. Chr. in seinen berühmten „Metamorphosen" ausgedrückt:

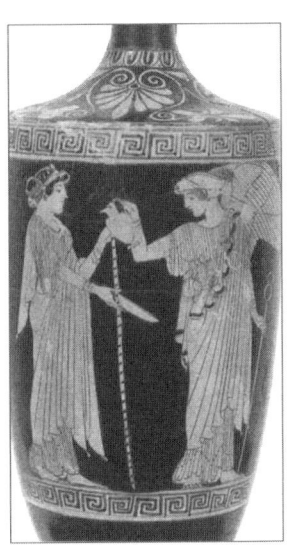

„(…) und Iris hüllt in den Schleier der tausend
Farben sich schon und erreicht, in geschwungenem
   Bogen den Himmel
zeichnend, des Königs Haus, das unter Wolken
   versteckt liegt."
(Buch 11, 589–591)

Die antiken Wissenschaften nutzten „Iris" zunächst als irdisch-botanischen Fachterminus für die bunt blühenden Schwertlilien. Aristoteles und sein gelehr-

Abb. 2-2: Iris (rechts) und Hera. Henkelkrug, um 480. v. Chr. (mit freundlicher Genehmigung des Museum of Art, Rhode Island School of Design Providence).

samer Schüler Theophrast verwendeten den Ausdruck in diesem Sinn, später auch der umfassend interessierte römische Enzyklopädist Celsus. Plinius der Ältere – wir sind ihm oben bereits begegnet – erlaubte sich sogar eine exakte Angabe zur Etymologie der Pflanzenbezeichnung (Naturkunde, Buch 21, 41): „Ihre Blüte ist von vielfarbiger Pracht wie der Regenbogen, daher auch der Name ‚Iris'." Erst um 100 n. Chr. kam das menschliche Sehorgan samt seinen diversen Schichten ins Spiel. Rufus von Ephesos, ein griechischer Arzt im Römischen Reich, der auch Tiersektionen durchführte, beschrieb die Iris wörtlich als „jene, die sich von der Pupille bis zum Weißen des Auges erstreckt". Eine ähnliche Aussage liefert ein Galen zugeschriebenes Werk zur „Einführung in die Medizin". Dies wären die ersten Belege für unsere gegenwärtig gültige Definition der farbig schillernden „Regenbogenhaut" (Barcia Goyanes 1982).

Die weitere sprachgeschichtliche Entwicklung verlief verwickelt. Teils wurden im Technolekt der Anatomen für das, was wir heute am Auge „Iris" nennen, sonstige Namen verwendet, teils wurde der Begriff in einer weiteren und veränderten Bedeutung gebraucht. Neben anderen halfen bei der Klärung Ambroise Paré, ein französischer Königschirurg des 16. Jahrhunderts, und Albrecht von Haller, ein in Göttingen lehrender Anatom des 18. Jahrhunderts. Endlich kam es zur Festlegung, „Iris" nur jenes kolorierte runde Segel zwischen vorderer und hinterer Augenkammer zu nennen, welches in der Mitte das Sehloch frei lässt. Unabhängig von den verwirrenden Streitigkeiten der Anatomen sind seit 1800 vom griechischen Nomen *íris*, Genitiv *íridos*, fast 20 vorwiegend klinische Termini abgeleitet worden – einschließlich der sprachlichen Überraschung „Iritis" (statt „Iriditis"!) für die Entzündung sowie „Iridektomie" für die operative Entfernung der Regenbogenhaut. Auch das chemische Element Iridium gehört zur selben Wortfamilie: Wegen der verschiedenen Farben seiner Salze erhielt es zu Beginn des 19. Jahrhunderts diese Bezeichnung.

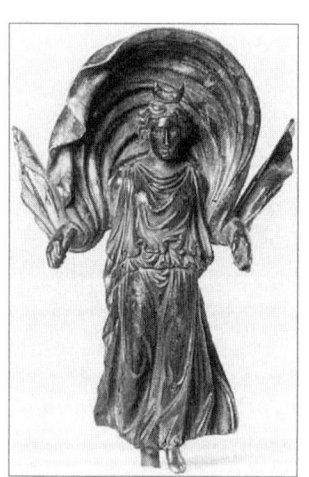

Nun fehlt uns noch die zweite himmlische Schwester des Helios, die „glänzende" Mondgöttin **Selene** (Abb. 2-3). Ihr lateinisches Pendant heißt **Luna**, wie es ja zu vielen griechischen Gottheiten römische Entsprechungen gibt: Helios war den Römern als Sol, Eos als Aurora bekannt. Auf Umwegen leitet sich vom griechischen Wort *selēnē* der Name des Elements Selen (und der gleichnamigen „Zelle")

Abb. 2-3: Selene/Luna. Bronzestatuette, undatiert (mit freundlicher Genehmigung der Staatlichen Museen zu Berlin, Antikensammlung).

ab, 1817 entdeckt vom schwedischen Chemiker Jöns Jacob Freiherr von Berzelius.
Für die Heilkunde ist ohne Zweifel die lateinische Form interessanter. Nicht nur wegen der „Lunula", des weißlichen Halbmöndchens am Nagel, und des „Os lunatum", des mondförmigen Handwurzelknochens. Gleich zweifach kommt die „Facies lunata" vor: anatomisch als „mondähnlich geformte Gelenkfläche der Hüftpfanne", klinisch als „Mondgesicht" bei hormonellen Störungen. Um den alten Ausdruck „Mondsüchtigkeit" richtig zu verstehen, müssen wir allerdings ein wenig weiter ausholen. Bis ins Altertum reicht die Vorstellung zurück, Himmelskörper könnten entscheidend Einfluss nehmen auf Wachsen und Vergehen der Natur, auch auf die Erkrankung und Genesung der Lebewesen. Dieses astrologisch geprägte Denken wies dem Mond als erdnächstem Trabanten eine höchst bedeutsame Rolle zu, im Volksglauben wie in der Schulmedizin. Weil seine zu- oder abnehmende Sichel den Nachthimmel für alle sichtbar überstrahlte, vermochte er selbstverständlich Leib und Körperbefinden der Menschen ebenso wie deren Geist und Gemüt nachhaltig zu beeinflussen. Besonders trat diese Wirkung bei Fällen von dämonischer Besessenheit, Schlafwandelei und Fallsucht in Erscheinung – oder bei schlechter „Laune", einer direkten Entlehnung aus dem Lateinischen. „Frau Luna" galt zwar als ausgesprochen stille Göttin, doch wer sie beleidigte, den konnte sie nach vormoderner Vorstellung mit Schlafstörungen oder Irrsinn strafen. So erklären sich die seit dem 18. Jahrhundert gängigen Wörter „Lunatismus" oder eben „Mondsüchtigkeit", die gerade wieder aus dem deutschen Sprachgebrauch verschwinden. Andernorts hingegen gehörten und gehören sie noch zum Kode einer gebildeten Schicht. Die halblateinischen Ableitungen „lunacy", der Wahnsinn, „lunatic", der Irre, und „lunatic asylum", die Irrenanstalt, belegen nachdrücklich ihre Wertschätzung in der angelsächsischen Welt. Woran man erkennt: Die alten Himmelsmächte Helios, Eos, Iris und Luna sind für den Eingeweihten durchaus in der modernen Heilkunde wiederzufinden – verteilt auf so unterschiedliche Fachgebiete wie Hämatologie, Ophthalmologie und frühe Psychiatrie. Dass mit „Sonntag" und „Mon(d)tag" sogar die beiden ersten Namen der Wochentagsfolge von den alten Gestirnen bestimmt werden, unterstreicht umso eindrücklicher deren sprachliche Nachwirkung.

Wenden wir uns nach der Betrachtung unberechenbarer Gottheiten nun einer angenehmen Seite des Lebens zu, der Liebe natürlich. Von ihr heißt es ja auch, sie sei eine Himmelsmacht. Es ist wohl keine Überraschung, dass gerade auf diesem Gebiet etliche mythologische Figuren bis in die Gegenwart namenprägend geblieben sind.
In besonderem Maß trifft das auf die griechische **Aphrodite** zu, die laut Hesiod „schaumgeborene" Göttin der Liebe und der Schönheit. Gleiches gilt für ihr römisches Gegenüber, die Venus, um die wir uns weiter unten kümmern werden (s. Kap. 15). Beide repräsentieren im antiken Pantheon die Mehrdeutigkeit des

Weiblichen: verführerischer Charme und Sinnlichkeit, Notwendigkeit von Fruchtbarkeit und Fortpflanzung, arglistige Täuschung und Betrug. Dieses weite Spektrum findet sich nahezu unverändert in medizinischen Begriffen wieder (Shampo u. Kyle 1992; Navarro 1996a).

Nach Homer ist Aphrodite eine Tochter des Zeus und der Titanin Dione (Abb. 2-4). Zu ihren Kindern zählen neben dem ungebärdigen Eros auch die später zu besprechenden Götter Hymen und Phobos sowie der mit dem Götterboten Hermes gezeugte Hermaphrodit. Der Liebesgöttin zu Ehren pflegte die Antike geschlechtliche Vergnügungen mit einem echten Mythonym als „aphrodisia" zu bezeichnen. „Aphrodisie" als neuzeitlich-sexualpathologischer Terminus technicus für einen „krankhaft gesteigerten sexuellen Appetit" bzw. „aphrodisisch" für „den Geschlechtstrieb mehrend" sind heute längst aus der Mode gekommen. Nicht jedoch die pharmakologische Bezeichnung „Aphrodisiaka" für solche Mittel, die das sexuelle Verlangen anregen und die Potenz kräftigen. Recht spät, genau im Jahre 1752, soll diesen Ausdruck der Florentiner Arzt Giovanni Targioni Tozzetti in einer „Ersten Sammlung medizinischer Beobachtungen" aufgegriffen haben (Marcovecchio 1993). Der akademische Pflanzenforscher stand dem Hortus medicus und der botanischen Lehrkanzel seiner Heimatstadt vor und bahnte dank seiner speziellen Kenntnisse eine bis heute gültige Bezeichnung für eine Arzneimittelklasse an.

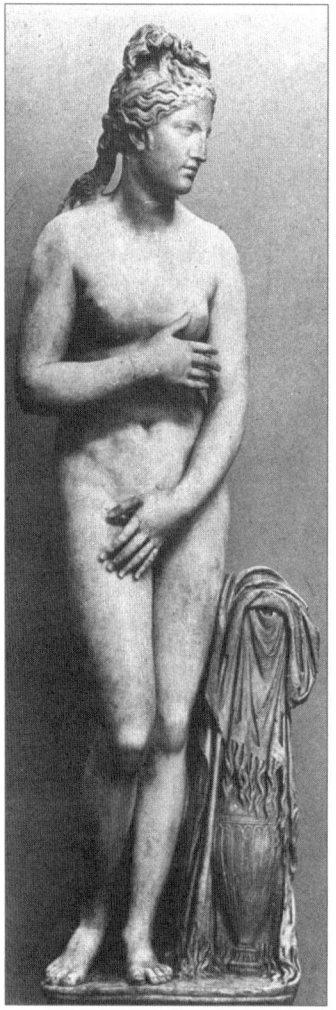

Auch der **Eros** hat im griechischen Mythos verschiedene Bedeutungen. Ursprünglich erscheint er als eine das ganze All verbindende Kraft, die gleichzeitig mit der Erde entstanden ist. Später trägt diesen Namen der göttliche Sohn des Kriegsgottes Ares und der Aphrodite. Als Verkörperung der leidenschaftlichen Liebe und des sexuellen Begehrens vermag er „allen Menschen den Sinn in der Brust und besonnen planendes Denken" zu rauben (Hesiod, Theogonie, 120–121). In literarischen und künstlerischen Darstellungen wird er meist als übermütiger und unbändiger Knabe gesehen, der das Verlangen in Göttern und Menschen

Abb. 2-4: Venus Capitolina. Marmorstatue, römisch (mit freundlicher Genehmigung der Kapitolinischen Museen Rom).

mit vergoldeten Pfeilen erweckt oder mit einer stumpfen Pfeilspitze aus Blei abtötet.

Um unterschiedliche Formen der Zuneigung angemessen und differenziert zu beschreiben, hielt schon das Altgriechische vier Wörter bereit. Fast alle kehrten später in die moderne Fachsprache zurück. Erstens *érōs* im Sinne der verlangenden sinnlich-körperlichen Liebe, dem Zuständigkeitsbereich des gleichnamigen Gottes, woher unser heutiges Wort „Erotik" rührt. Zweitens *agápē* für das aufopfernde Achten, die lateinische *caritas*. Drittens *philía*, eher für Freundschaft oder Wohlgefallen und das Gernhaben einer Sache oder eines Gegenstandes. Viertens schließlich das Verbum *stérgō*, u. a. für „lieben" im Sinne gegenseitiger Wertschätzung zwischen Eltern und Kindern oder unter Kameraden.

Einige der von Eros und seinem Wirkungskreis abgeleiteten Zusammensetzungen werden noch in medizinisch-psychiatrischen Wörterbüchern gelistet. Doch gelten sie allesamt als ungebräuchlich: „Erotomanie" für den „Liebeswahn" und „Erotismus" für die „abnorm gesteigerte Leidenschaftlichkeit" sind im alltäglichen Umgang genauso out wie „Erotopathie" für Perversion oder „Erotophobie" für die „krankhafte Abneigung gegen sexuelle Beziehungen" (Navarro 1996b). Lediglich der Begriff „erogene Zone" für Körperareale, von denen lustvolle Empfindungen hervorgerufen werden können, erfreut sich nach wie vor einer gewissen Beliebtheit. Erstmals benutzt hat ihn wahrscheinlich Ernest Chambard, ein französischer Schüler des berühmten Pariser Neurologen Jean-Martin Charcot. Der Nachwuchswissenschaftler beschrieb mithilfe dieses Ausdrucks eine Übererregbarkeit bzw. leichte Provozierbarkeit hypnotischer Zustände bei Schlafwandlern, die durch Berührung bestimmter Hautabschnitte ausgelöst werden (Chambard 1881). Später übernahm Charcots aufmerksamer Besucher Sigmund Freud den Terminus. In seiner letzten psychoanalytischen Triebtheorie machte der Begründer einer neuen Seelenlehre den Eros sogar zum urtümlichen Lebenstrieb, der dem destruktiven Todestrieb antagonistisch gegenübersteht (Freud 1930, 1972). So schließt sich der Kreis der Himmelsmächte, der 2700 Jahre zuvor bei der „Göttergeschichte" eines griechischen Dichters seinen Anfang genommen hatte.

Literatur

Barcia Goyanes JJ. Iris. In: Onomatologia anatomica nova. Historia del lenguaje anatómico, Bd. 4. Universidad de Valencia: Secretariado de Publicaciones 1982; 279–83.
Chambard E. Du somnambulisme en général. Paris: Doin 1881; hier: S. 55.
Freud S. Das Unbehagen in der Kultur (1930). In: GW XIV. 4. Aufl. Frankfurt/M.: S. Fischer 1972; hier: S. 501.
Harms H. Handbuch der Farbstoffe für die Mikroskopie. Kamp-Lintfort: Staufen Verlag 1965; hier: S. II/323.
Hesiod. Theogonie. Werke und Tage. Hrsg. u. übs. von Albert von Schirnding. Darmstadt: Wissenschaftliche Buchgesellschaft 1997.
Marcovecchio E. Dizionario etimologico storico dei termini medici. Firenze: Festina Lente 1993; hier: S. 74, 322 und 479 f.

Navarro FA. Afrodita, la venerología y el lenguaje médico (I). Actas dermo-sifilográficas 1996a; 87: 281–5.

Navarro FA. Afrodita, la venerología y el lenguaje médico (II). Actas dermo-sifilográficas 1996b; 87: 356–60.

Ovid. Metamorphosen. Übertragen u. hrsg. von Erich Rösch. 13. Aufl. München: Artemis & Winkler (Sammlung Tusculum) 1992.

Plinius Secundus d. Ä. Naturkunde. Hrsg. u. übs. von Roderich König in Zuammenarbeit mit Gerhard Winkler. München, Zürich: Artemis (Sammlung Tusculum) 1988.

Shampo MA, Kyle RA. Medical mythology. Aphrodite (Venus). Mayo Clin Proceed 1992; 67: 477.

3 Vom Spinnen und von Giften: Atropos, Arachne und die Geschichte der Spinnwebenhaut

Auf die mit den Himmelsmächten verbundene Form der Herzensbindung kommen wir zu einem späteren Zeitpunkt zurück. Jetzt aber verfolgen wir ausführlich das unterschiedliche Los zweier Frauengestalten, denen eine gewisse Beziehung zum Weben und Spinnen gemeinsam war.

Zunächst begegnen wir **Atropos**, einer der drei Moiren oder Parzen. Diese griechischen und später römischen Schicksalsgöttinnen teilten dem einzelnen Menschen seinen Lebenslauf und damit seinen Anteil an der Welt zu. Weibliche Gottheiten waren seit Homer vorzugsweise zu Dreiergruppen sortiert. So auch hier: Klotho, die erste Moira, setzt den Lebensfaden an; Lachesis, die zweite, spinnt ihn fort; A-tropos, die dritte – wörtlich: die Un-abwendbare – durchschneidet ihn

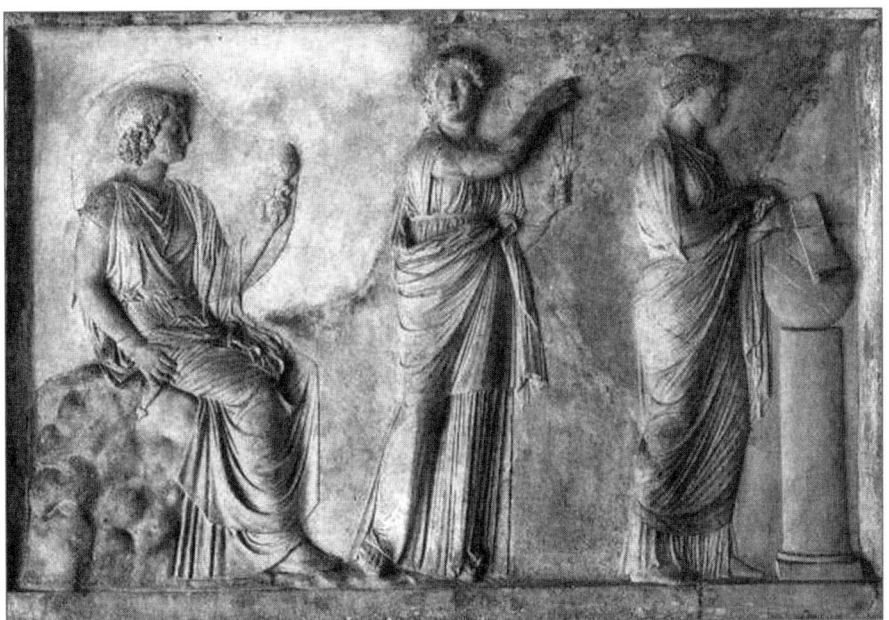

Abb. 3-1: Die drei Parzen (rechts schneidet Atropos den Lebensfaden ab). Relief, 2. Jahrhundert n. Chr. (mit freundlicher Genehmigung der Staatlichen Museen zu Berlin, Antikensammlung).

und beendet damit jäh das irdische Dasein der Betroffenen. Noch ohne diese differenzierte Rollenzuweisung erscheinen die mächtigen Frauen bei Hesiod:

> *„Ferner die Moiren, die Zeus, der wissende, ehrte aufs höchste:*
> *Klotho, Lachesis, Atropos sind ihre Namen, sie geben*
> *Gutes und Böses zugleich den sterblichen Menschen zum Schicksal."*
> (Theogonie, 904–906)

In der bildenden Kunst der Antike tauchen die dämonischen Damen ebenfalls meist als Dreiheit auf (Abb. 3-1). Neuere Darstellungen des mythologischen Sujets sind selten, doch nicht minder eindrucksvoll (Abb. 3-2).
Das Debüt der dritten Parze als nomenklatorisches Vorbild in Pharmakologie und Toxikologie ist nur ungenau festzulegen. Seit dem 16. und 17. Jahrhundert waren sowohl „Atropa" als auch „Belladonna" geläufige Benennungen für bestimmte Nachtschattengewächse. Ihre Verknüpfung miteinander geht zurück auf einen langweiligen, aber berühmten Gelehrten: Der schwedische Arzt Carl von Linné ordnete 1737 höchstpersönlich die Tollkirsche der Gattung „Atropa" zu. Dabei bezog sich der Erfinder der systematisierten binären Pflanzen-Nomenklatur natürlich auf die hochtoxischen, nicht selten todbringenden Eigenschaften (Marcovecchio 1993). Doch ist die fatale, „unabwendbare" Schädlichkeit der „Atropa belladonna" nicht

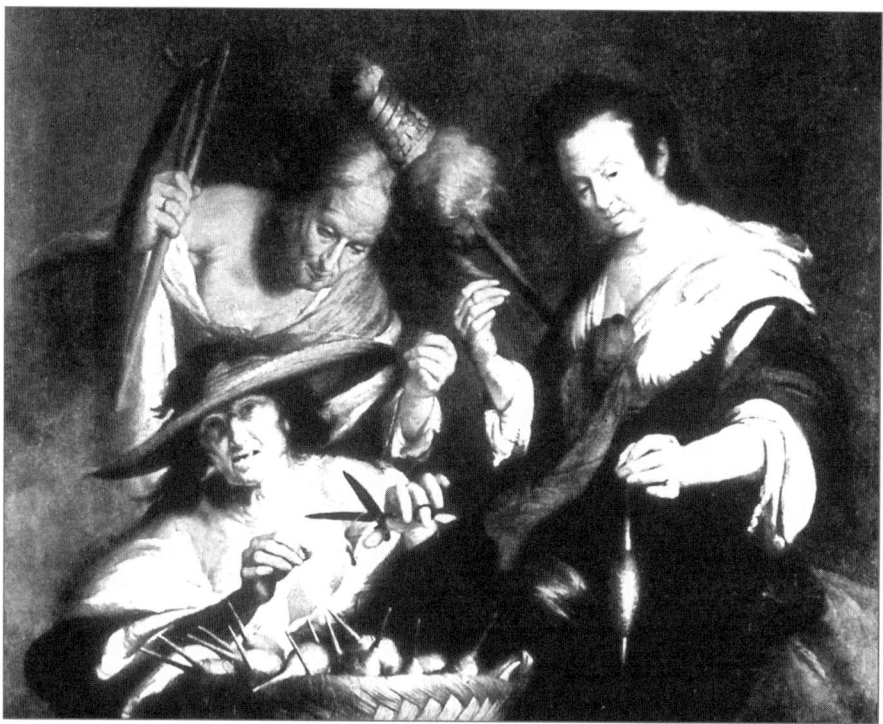

Abb. 3-2: Bernardo Strozzi: Die drei Parzen. Öl auf Leinwand, erste Hälfte 17. Jahrhundert (aus Mortari 1966, Tafel 332).

nur in Beeren, Blättern und Wurzeln dieser Pflanze enthalten, sondern auch in anderen Solanazeen wie Stechapfel und Bilsenkraut. Bis zur Isolierung und Darstellung des giftigen Alkaloids dauerte es weitere knapp 100 Jahre. An der mühevollen Aufklärung des Wirkstoffes waren der deutsche Chemiker Mein und der Pharmazeut und Apothekenbesitzer Philipp Lorenz Geiger zusammen mit einem gewissen L. Hesse beteiligt (Geiger u. Hesse 1833). Um 1825 wurde die pharmakologische Kennzeichnung „Atropin" eingeführt. Dieser Name soll dem Apotheker Rudolph Brandes aus Bad Salzuflen zu verdanken sein (Brighetti 1966).

Anfang des 19. Jahrhunderts verwendete Samuel Hahnemann, der Begründer der Homöopathie, Belladonna gegen Scharlach und Wundrose. In der modernen allopathischen Behandlungspraxis spielt Atropin, wie jeder Arzt weiß, als Hemmstoff der synaptischen Übertragung im parasympathischen Nervensystem eine wichtige Rolle. Bekannt ist auch, dass seine anticholinergen Wirkungen wie Pupillenerweiterung, Hemmung der Schweißsekretion und Beschleunigung der Herzfrequenz besonders bei Vergiftungsunfällen deutlich zutage treten. Das Vorkommen zentralnervöser Erregungszustände bei versehentlicher Einnahme lässt die alte Bezeichnung „Tollkraut" verständlich erscheinen – und den Volksglauben, der Teufel selbst oder maliziöse Magierinnen hätten sich der Zauberkraft des zwielichtigen Gewächses bedient. Heute gilt die Quelle der „Hexenpomade" jedenfalls immer noch als eine der gefährlichsten wildwachsenden Pflanzen.

Über Botanik und Pharmazie hinaus lebt der Name der Parze Atropos weiter in zwei biologischen Artbezeichnungen. „Acherontia atropos" lautet die wohlklingende Bezeichnung für den „Totenkopfschwärmer", einen Schmetterling mit einem totenkopfartigen Fleck, und „Bitis atropos" für die giftige „Atroposviper", eine Schlangenart. Nicht mit der Moira sprachlich verwandt, obwohl dies gelegentlich angenommen wird, sind Holzwurm, Klopfkäfer und Staublaus. Diese Insekten bringen gelegentlich klopfende Geräusche hervor und heißen daher im Volksmund auch „Totenuhr".

Zu klären bleibt noch die Herkunft des klangvollen italienischen Zusatzes „bella donna" (= schöne Frau). Im Venedig der Frühen Neuzeit war die mydriatische, „große Augen machende" Wirkung des Saftes der Nachtschattengewächse bereits bestens bekannt und bei kosmetisch versierten Damen äußerst beliebt. (Noch heute nutzen Augenärzte denselben Effekt zum „Weittropfen" vor einer Untersuchung.) Dies wäre die historisch seriöse Auflösung der Etymologie. Nach einer gelegentlich kolportierten, prallen Version sollen am Canal Grande und anderswo vorrangig Mätressen und öffentliche Mädchen von den Tollkirschen und verwandten Drogen Gebrauch gemacht haben. Wieso? In der Männerwelt wusste man, dass am Höhepunkt des geschlechtlichen Beisammenseins eine mehr oder weniger deutliche Pupillenerweiterung auftritt. Wollte die holde Weiblichkeit in Ermangelung des echten Erlebens dennoch einen lustvollen Paroxysmus vortäuschen, so rieb sie sich notfalls eben zum genau richtigen Zeitpunkt ein wenig „Belladonna" in die Augen – mit dem gewünschten Effekt!

Vom Spinnen und von Giften

Die unbarmherzige Parze Atropos zerschneidet also, ob mit dem Gift der Tollkirsche oder auf andere Weise, den Faden des Lebens. Ebenfalls mit Fäden und mit Spinnen zu tun hat auch die zweite, weitaus jüngere und attraktivere Frauenfigur aus diesem Kapitel, womit wir uns bereits mitten in der verworrenen Geschichte rund um den anatomischen Begriff **Arachnoidea** oder „Spinnwebenhaut" befinden, mit dem heute die mittlere der drei Hirn- und Rückenmarkshäute bezeichnet wird.

Auf den ersten Blick scheint alles recht übersichtlich. Schon beim attischen Tragiker Äschylos, bei Aristoteles und anderen griechischen Autoren kann man das Substantiv *aráchnē* nachweisen, im Sinn von „Spinne" oder „Spinnennetz". Darüber hinaus gab es eine sagenumwobene lydische Weberin gleichen Namens, die überaus geschickt Stoffe zu knüpfen vermochte. Diese Arachne fordert nun in einem Anfall von echt griechischer Hybris die göttliche Patronin der Webkunst, Pallas Athene, zu einem Wettkampf heraus. Wie Ovid in den „Metamorphosen" erzählt, kam es, wie es kommen musste. Zwar siegt die hochmütige Herausforderin in technischer Hinsicht und wirkt einen prächtigeren Teppich als die erfolgsgewohnte Expertin. Doch reizt das selbstbewusste Mädchen die eitle Olympierin bis aufs Blut, indem sie in liebevoller Gründlichkeit die erotischen Abenteuer der himmlischen Heroen mit sterblichen Schönen in ihr Muster einwebt. Wie zu erwarten, tobt die erboste Göttin und schlägt alles kurz und klein. Die reumütige Gewinnerin fällt wegen dieses Zornausbruchs in tiefe Verzweiflung und versucht, sich zu erhängen. Athene bleibt ungerührt, rächt sich bitter und erhält die Spinnerin nur durch Verwandlung in eine Spinne am Leben:

> „(Athene) sprengte im Gehn darauf über jene (Arachne)
>   des Hecatekrautes
> Saft. Und, sobald sie benetzt von dem Gifte, dem schrecklichen,
>   schwanden
> hin ihre Haare sogleich, mit ihnen Nase und Ohren;
> winzig wird ihr das Haupt, am ganzen Leib ist sie klein, und
> schmächtige Finger hängen statt Schenkeln dünn an den Seiten.
> Alles Übrige nimmt sich der Leib; doch sendet aus dem sie
> Fäden noch jetzt und übt als Spinne die frühere Webkunst."
> (Buch 6, 139–145)

Die Auflehnung der jungen Arachne und die Abwehrreaktion der älteren Athene sind oft gedeutet und noch öfter gezeichnet worden, vor allem als Illustration zu Ovids Textvorlage (Adams 1990). Der Italiener Tintoretto zeigt uns die Gesichter der kampflustigen Kontrahentinnen von schräg unten (Abb. 3-3). Gemalt haben den denkwürdigen Zweikampf auch der Niederländer Peter Paul Rubens („Pallas und Arachne") und der Spanier Diego Velázquez („Die Teppichwirkerinnen").

Wörtlich meint der Terminus „Arachnoidea": die einem Spinnennetz Ähnliche. In medizinischen Schriften des Altertums wurde der Begriff abwechselnd benutzt für die Netzhaut des Auges, die Ziliarfortsätze der Aderhaut oder die bindegewebigen

Atropos, Arachne und die Geschichte der Spinnwebenhaut

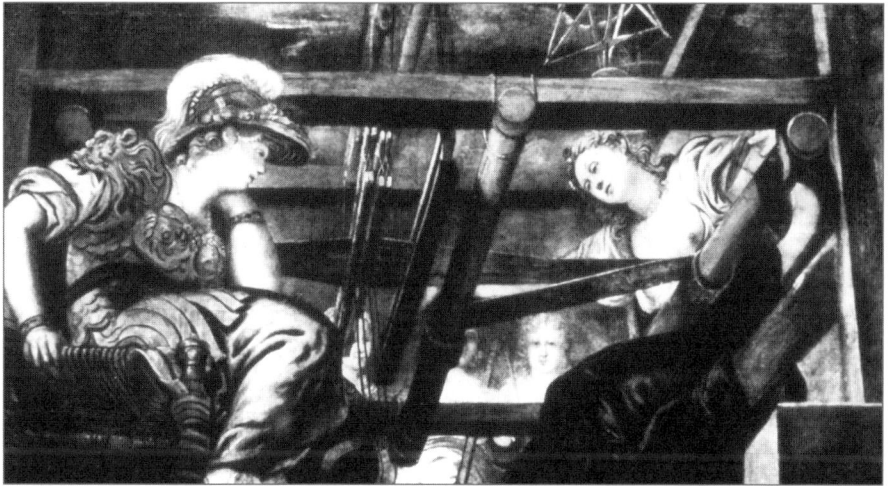

Abb. 3-3: Jacopo Tintoretto: Minerva und Arachne. Öl auf Leinwand, um 1585. Privatbesitz.

Fasern des Aufhängeapparates der Augenlinse (Hyrtl 1880). Eine dritte Hirnhaut war der antiken und mittelalterlichen Heilkunde nicht bekannt. Erst viele Jahrhunderte später fand eine folgenschwere Bedeutungsverschiebung statt. Angestoßen durch die Amsterdamer Anatomische Gesellschaft und den dort forschenden Apotheker und Arzt Frederik Ruysch, war es in den Jahren 1664/1665 zur Entdeckung der hauchzarten zerebrospinalen Membran gekommen. Von diesem Moment an wurde die zwischen Dura mater und Pia mater gelegene Umhüllung von Gehirn und Rückenmark als „Arachnoidea encephali" bzw. „Arachnoidea spinalis" bezeichnet (Barcia Goyanes 1978; Sanan u. van Loveren 1999). Seit 1998 ist sogar ausschließlich der Zwei-Wort-Ausdruck „Arachnoidea mater" korrekt, der den beiden Schwesterbegriffen angeglichen wurde.

Einige kritische Einwände zur Verbindung von bezeichnendem Wort und bezeichneter Sache dürfen allerdings vorgebracht werden. Erstens hat eine durchgehende Haut nicht unbedingt Strukturähnlichkeit mit einem typischen Spinngewebe. Der Ausdruck hätte inhaltlich besser zu einem der Gebilde im Auge gepasst! Zweitens verletzt der Terminus die formalen Regeln, dass anatomische Begriffe möglichst lateinisch und möglichst kurz sein sollen. Trotz alledem blieb es bis heute bei der „Spinnwebenartigen" als Hirn- und Rückenmarksüberzug. Es gingen daraus sogar moderne Entzündungsbezeichnungen hervor wie „Arachnitis", 1834 eingeführt durch den britischen Marinechirurgen Sir John Forbes, oder, 100 Jahre später und richtiger, „Arachnoiditis" durch H. Claude (Marcovecchio 1993).

In den Naturwissenschaften dagegen ist nicht das Netz, sondern die Grundbedeutung von „Spinne" terminusprägend geworden. Biologen bezeichnen mit „Arachniden" die „Spinnentiere" und mit „Arachnologie" die „Spinnenkunde" (Rieken 2003). Davon wiederum sind im letzten Jahrhundert weitere Namen für somatische und psychopathologische Symptome abgeleitet worden: „Arachnodaktylie" für „Spinnenfingrigkeit" und „Arachnophobie" für eine umschriebene „Furcht vor Spinnen".

Jenseits der engen Grenzen der Medizin werden noch andere Göttinnen sichtbar, die in Fachsprachen ein Refugium gefunden haben. Man denke nur an die Waldgottheit Artemis und die Wermutpflanze „Artemisia absinthium" sowie an „Artemisia vulgaris", den Beifuß (Vons 2001). Oder an Minthe, die Geliebte des Totengottes Hades. Von dessen eifersüchtiger Gattin Persephone in eine Pflanze verwandelt, lebt die glücklose Gespielin bis heute im Gattungsnamen „Mentha" (Minze) weiter (Dierbach 1833; Ward 1988). Gar nicht zu sprechen von Hebe, der Zeustochter und Göttin der blühenden Jugend, oder Psyche, der Personifikation der Seele. Offenbar verspricht die mythologische Damenabteilung ebenso viele angenehme Überraschungen wie der korrespondierende Herrenverein. Und deshalb widmen wir auch im nächsten Abschnitt unsere Aufmerksamkeit dem „starken Geschlecht".

Literatur

Adams L. The myth of Athena and Arachne. International Journal of Psychoanalysis 1990; 71: 597–609.

Barcia Goyanes JJ. Arachne. Arachnoidea encephali. In: Onomatologia anatomica nova. Historia del lenguaje anatómico. Bd. 1. Universidad de Valencia: Secretariado de Publicaciones 1978; 162–4.

Brighetti A. Dalla belladonna all'atropina. Policlinico/Sezione Practica 1966; 73: 1171–4.

Dierbach JH. Flora mytholgoica oder Pflanzenkunde in bezug auf Mythologie und Symbolik der Griechen und Römer. Wiesbaden: Sändig 1833 (Nachdruck: 1970).

Geiger, o. V., Hesse, o. V. Darstellung des Atropins. Annalen der Pharmacie 1833; 5: 43–81.

Hesiod. Theogonie. Werke und Tage. Hrsg. u. übs. von Albert von Schirnding. Darmstadt: Wissenschaftliche Buchgesellschaft 1997.

Hyrtl J. Onomatologia anatomica. Geschichte und Kritik der anatomischen Sprache der Gegenwart. Wien: Braumüller 1880 (Nachdruck: Hildesheim, New York: Olms 1970;. hier: S. 46–8).

Marcovecchio E. Dizionario etimologico storico dei termini medici. Firenze: Festina Lente 1993; hier: S. 80 und 99.

Mortari L. Bernardo Strozzi. Rom: De Luca 1966.

Ovid. Metamorphosen. Übertragen und hrsg. von Erich Rösch. 13. Aufl. München: Artemis & Winkler (Sammlung Tusculum) 1992.

Rieken B. Arachne und ihre Schwestern. Ein Motivgeschichte der Spinne von den Naturvölkern bis zu den Urban Legends. Münster: Waxmann 2003; hier: S. 126–31.

Sanan A, van Loveren HR. The arachnoid and the myth of Arachne. Neurosurgery 1999; 45: 152–5.

Vons J. Dieux, femmes et „pharmacie" dans la mythologie grecque. Revue d'histoire de la pharmacie 2001; 49: 501–12.

Ward PS. Hygieia's sisters. A history of women in pharmacy. Caduceus 1988; 4: 1–57.

4 Klares Wasser und reiner Wahnsinn: Die Nymphen und die Lymphe

Geradezu ein Paradebeispiel für Verirrungen und Verwirrungen in der Geschichte der medizinischen Fachsprache bilden Begriffe, die von den **Nymphen** ausgehen. Das sind jene anmutigen Mädchengestalten, die singend und springend, tanzend und musizierend im Gefolge „richtiger" Gottheiten erscheinen. Als bloß halbgöttliche Bewohnerinnen von Quellen und Flüssen, von Bäumen, Bergen oder Meeren spielen sie im Volksglauben und in der Mythologie der Griechen eine große Rolle: Wo immer Leben in Wald und Flur herrscht, da wohnen und wirken auch diese Naturgeister. Am Ende eines sophokleischen Dramas rückt der Chor die jugendlich-unbeschwerten Geschöpfe gar in die Nähe unentbehrlicher Helfer der Menschen:

> „Nun ziehen wir alle vereint von hier.
> Doch flehen wir vorher noch zu den Nymphen der See,
> daß sie schützend geleiten die Meerfahrt."
> (Philoktetes, 1469–1471)

Feierlich gewandet zeigt die feenhaften Figuren ein Relief aus dem 2. Jahrhundert v. Chr. (Abb. 4-1), leichter bekleidet in blühender Landschaft ein Gemälde von Camille Corot aus dem Jahr 1850 (Abb. 4-2). Den Namen des bekanntesten dieser reizvollen Wesen kennt jeder: Die Nymphe Kalypso hält Odysseus nach seinem Schiffbruch auf ihrer Insel in einer Grotte fest. Sie verspricht ihrem Helden sogar, ihn unsterblich zu machen, wenn er für immer bleibt. Der Listenreiche aber sehnt sich nach seiner Frau Penelope und kommt schließlich, allerdings erst nach sieben langen Jahren, frei.

Schon in Homers „Odyssee" also, aber auch in der attischen Tragödie, gab es das griechische Wort *nýmphē* – einerseits im Sinne von „Wassernixe", andererseits mit den Bedeutungen „junge Frau", „Mädchen", „verschleierte Braut". Unter Bezugnahme auf den zuletzt genannten Sinngehalt kam eine erste Übertragung in die gräkolateinische Wissenschaftssprache zustande. Die metaphorische Bezeichnung von „noch verschleierten" Insektenlarven als „Nymphen" ist recht früh in den naturhistorischen Schriften des Aristoteles und später in der „Naturkunde" des älteren Plinius nachweisbar (Marcovecchio 1993).

Klares Wasser und reiner Wahnsinn

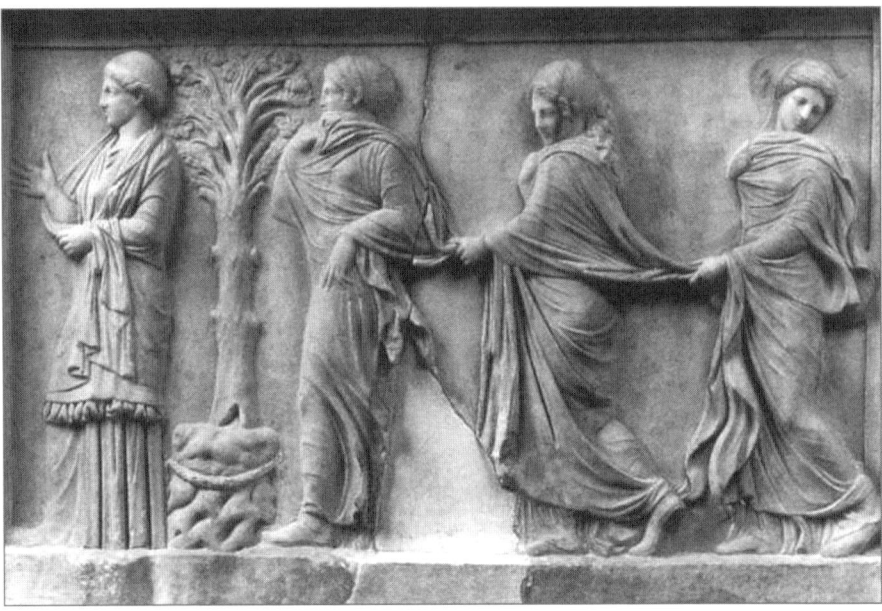

Abb. 4-1: Der Tanz der Nymphen. Votivrelief, um 150 n. Chr. (mit freundlicher Genehmigung des Archäologischen Nationalmuseums Piräus).

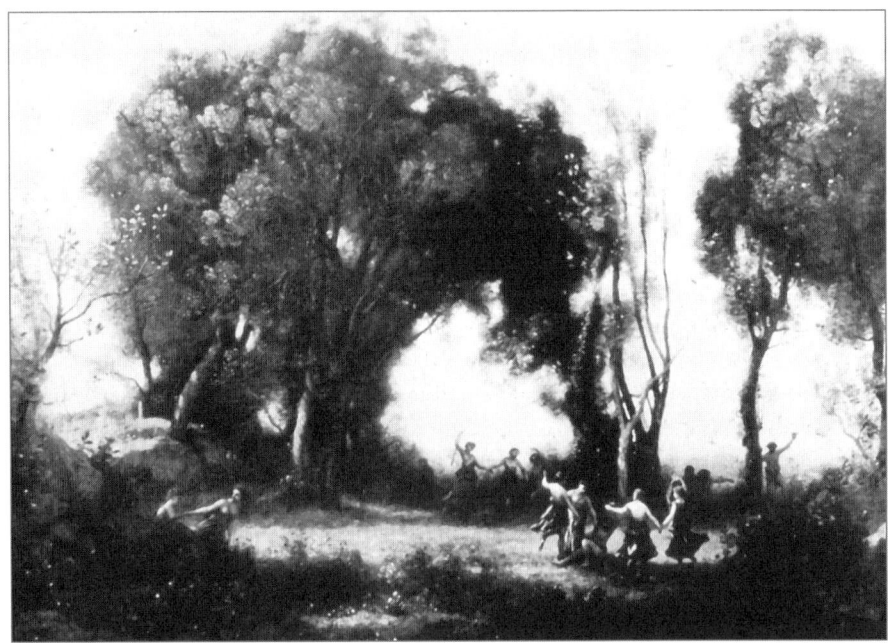

Abb. 4-2: Camille Corot: Tanz der Nymphen (Ausschnitt). Öl auf Leinwand, 1850 (mit freundlicher Genehmigung des Musée du Louvre Paris).

Die Nymphen und die Lymphe

Erst an zweiter Stelle nutzten antike Ärzte das Wort. Vielleicht überrascht es nach dem Berichteten nicht allzusehr, dass die heilkundliche Terminologie Analogien zu einer „verborgenen" Struktur des äußeren weiblichen Genitale sah. Die unpaare Klitoris stellte nämlich die morphologische „Nymphe" dar, in dieser Weise bezeichnet seit 100 n. Chr. von Rufus, Pollux, Galen und anderen ärztlichen Autoren (Hyrtl 1880). Bei diesem mythischen „Schild des Uterus" blieb es für einige Jahrhunderte, auch der große Reformer Vesal änderte daran nichts Entscheidendes. Erst um 1600 wurden, möglicherweise in Unkenntnis oder durch Fehlinterpretation der antiken Schriften, aus der einen gleich zwei anatomische Nymphen: die kleinen Schamlippen oder „Labia minora". Der französische Arzt André du Laurens und der niederländische Anatom Adriaan van de Spieghel führten diesen Sprachgebrauch ein. Letzterer erläuterte in seinem 1627 erschienenen Lehrbuch „Über den Aufbau des menschlichen Körpers", die paarigen Körperteile würden nun so genannt, da sie „als erste den Bräutigam einließen" und „den Fluss des Urins lenkten" (Barcia Goyanes 1982). Mit seiner Neuerung nahm der Niederländer auf beide semantischen Ur-Varianten des Wortes Bezug. Bei dieser Benennung blieb es bis ins 20. Jahrhundert. Dann riss der mythologisch inspirierte Traditionsstrang ab, weil die Nomenklatur-Kommissionen die nüchternen „Labia minora" favorisierten und die anspielungsreichen „Nymphen" strichen.

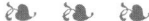

Lympha dagegen ist kein griechisches Wort, sondern ein von *nýmphē* abstammendes Lehnwort in der lateinischen Sprache. Ein solches Changieren der Fließlaute N und L kommt in der Sprachgeschichte des öfteren vor. Zwar erscheint diese Annahme auf den ersten Blick überaus gewagt, doch liefert für ihre Richtigkeit ein bekannter Grammatiker namens Sextus Pompeius Festus den endgültigen Beweis. Dem Sprachforscher des zweiten nachchristlichen Jahrhunderts floss der klangvolle Satz aus der Feder: „Die ‚lymphae' (Wässer) sind benannt nach den ‚nymphae' (Wassergeistern) – lymphae dictae sunt a nymphis." (s. Barcia Goyanes 1980)
Zunächst hatte *lympha* daher die Bedeutung „klares und reines Quellwasser". So jedenfalls gebrauchten die römischen Dichter Lukrez und Vergil das Wort und spielten damit indirekt auf die halbgöttlichen Mädchenfrauen an. Bei Ovid (Metamorphosen, Buch 2, 459) begegnen wir dem Substantiv im Ausruf: „Laßt uns den nackten Leib mit dem klaren Naß überspülen!" Quintus Serenus Sammonicus, ein Arzt des 3. Jahrhunderts n. Chr., übertrug das sprachliche Leihstück als einer der ersten auf die Krankheitslehre. Da unsere Lymphe zu jener Zeit unbekannt war, sprach er von „Wasser, welches das Innere des Leibes anschwellen lässt", mithin von Ödem oder „Wassersucht" (Marcovecchio 1993). Einen gänzlich anderen Sinngehalt wies im klassischen Latein das zugehörige Eigenschaftswort *lymphaticus* auf. Es meinte so viel wie „rasend", „irrsinnig", „verrückt", „außer sich". Bekannte Schriftsteller wie Seneca und Apuleius verwendeten es ebenso wie der aus vielen Quellen schöpfende Naturhistoriker Plinius. Welche Erklärung gibt es für diesen Bedeutungsunterschied zwischen Adjektiv und Substantiv?

Nochmals zurück zu unseren heiteren Halbgöttinnen. Es ging die Sage, wer sie erblickt hätte oder vielmehr, wer sich einbildete, sie gesehen oder sprechen gehört zu haben, der werde rasend, wörtlich: *nymphólēptos* (von den Nymphen ergriffen). (Auf ein ähnliches Phänomen und ein ähnliches Wort werden wir im übernächsten Kapitel beim Hirtengott Pan und der „Panik" zurückkommen.) Wieder muss nun im Anlaut das N durch ein L ersetzt werden. Daher also: lateinisch „lymphaticus" gleich „wahnsinnig". Streng genommen wären die „Vasa lymphatica" demnach „wahnsinnige" und „tobsüchtige" Gefäße – oder etwa nicht?

Mitte des 17. Jahrhunderts sprachen grundsolide Anatomen wie der bodenständige Däne Thomas Bartholin trotz dieser Vorgeschichte von „lymphatischen" Strukturen. Denn kurz nach 1600 waren die feinen Kanäle der im Verborgenen fließenden Körperflüssigkeit auf dem Seziertisch gesichtet worden. Die neuzeitlichen Namengeber bezogen das Eigenschaftswort nun auf die im Barocklatein vorherrschende Hauptbedeutung von *lymphaticus*, nämlich „zum Gewebswasser gehörend", eben von ursprünglich *lympha* gleich „wasserklare Flüssigkeit". Die adjektivische Vorlage aus der Antike war verblasst. Später kamen zahlreiche sprachliche Derivate wie das „lymphatische System", der „Plexus" und der „Nodus lymphaticus" hinzu. Sie wurden in den diversen Etappen der anatomischen Nomenklatur-Reifung festgeschrieben und brachten im 19. und 20. Jahrhundert annähernd 100 abgeleitete klinische Termini von „Lymphadenitis" bis „Lymphostase" hervor.

Jetzt folgt eine interessante Nachbemerkung. Vollständig ist die verzückende und toll machende Wirkung unserer kleinen Dämoninnen noch nicht aus der Fachsprache verschwunden. Man muss nur ein drittes und letztes Mal die Anfangsbuchstaben vertauschen und umgekehrt von „Lymphe" wieder zu „Nymphen" zurückgehen. Die Bekanntheit der Wasserelfen steigerte der berühmte Arzt Paracelsus zu Beginn der Neuzeit dadurch, dass er ihre Gattungsbezeichnung ins Deutsche entlehnte: Sein „Buch über die Nymphen, Sylphen, Pygmäen, Salamander und die übrigen Geister" beschrieb die Lebensumstände all dieser magischen Existenzen mit erstaunlicher Gründlichkeit (Paracelsus, Ausgabe 1932). Rund 200 Jahre später, um 1732, soll nicht in Deutschland, sondern in Frankreich das Wort „nymphomanie" für „Mannstollheit" entstanden sein (Marcovecchio 1993). War das einfach ein klinisch-gräzisierender Ausdruck für den damals gebräuchlicheren lateinischen Terminus *furor uterinus*, die „Tollheit der Gebärmutter"? Noch am Ende des 19. Jahrhunderts bot der große Buchhalter erotischer Spielarten, der Psychiater Richard von Krafft-Ebing, seinen Lesern wahlweise „Nymphomanie" oder „Uteromanie" als Sprachetiketten an – für „psychische Erregungszustände beim Weib, in welchen ein krankhaft gesteigerter Sexualtrieb im Vordergrund des Krankheitsbildes steht" (Krafft-Ebing 1886). Weitere 100 Jahre später wird derselbe Ausdruck in einem diagnostischen Schubladenschrank als „Leiden unter wiederholten sexuellen Kontakten mit zahlreichen Personen, die nur als Objekte benötigt werden" definiert (DSM-III 1984). Doch erinnert abseits solcher Kabinettstücke noch jemand an die antiken Wurzeln? War es nicht so, dass die sehr weiblichen und hinreißend sinnlichen Grazien sich wenigstens ab und an durchaus gerne mit lüsternen Satyrn, verspielten Faunen oder dem ein oder anderen Sterblichen einließen – von den Göttern ganz zu schweigen?

Wie auch immer: Die Wahnsinns-Geschichte von den Nymphen zeigt, welche Überraschungen und ungeahnten Wendungen eine Tour durch die Welt der alten Sprachen bieten kann. Und sie macht deutlich, dass die Lymphe, rein medizinhistorisch betrachtet, längst nicht so ungetrübt ist wie das von den Dichtern damit bezeichnete klare Wasser.

Literatur

Barcia Goyanes JJ. Ductus lymphaticus dexter. In: Onomatologia anatomica nova. Historia del lenguaje anatómico. Bd. 3. Universidad de Valencia: Secretariado de Publicaciones 1980; 213–4.

Barcia Goyanes JJ. Labium majus pudendi. In: Onomatologia anatomica nova. Historia del lenguaje anatómico. Bd. 4. Universidad de Valencia: Secretariado de Publicaciones 1982; 301–2.

Diagnostisches und Statistisches Manual Psychischer Störungen. 3. Aufl. DSM-III. Weinheim, Basel: Beltz 1984; hier: S. 296.

Hyrtl J. Onomatologia anatomica. Geschichte und Kritik der anatomischen Sprache der Gegenwart. Wien: Braumüller 1880 (Nachdruck: Hildesheim, New York: Olms 1970; hier: S. 359 f.)

Krafft-Ebing R v. Psychopathia sexualis. Stuttgart: Enke 1886; hier: S. 88 f.

Marcovecchio E. Dizionario etimologico storico dei termini medici. Firenze: Festina Lente 1993; hier: S. 517 f. und 588.

Ovid. Metamorphosen. Übertragen und hrsg. von Erich Rösch. 13. Aufl. München: Artemis & Winkler (Sammlung Tusculum) 1992.

Paracelsus. Sämtliche Werke. In neuzeitliches Deutsch übersetzt von Bernhard Ascher. Bd. 4. Jena: Gustav Fischer 1932; 41–72.

5 Mischwesen, erste Abteilung: Hermaphroditen und Satyrn, ein Zentaur ... und die Chirurgie

Halbmännlich-halbweibliche und halbmenschlich-halbtierische Mischformen sind eine überaus interessante und häufig vorkommende Erscheinung der Mythologie. Solche Grenzgänger zwischen den Geschlechtern und Gattungen haben zahlreich Eingang in die Medizinsprache gefunden, weshalb ihnen in diesem Buch gleich drei volle Kapitel zustehen. Dabei ist vorauszuschicken, dass der Gottesbegriff der Griechen ein anthropomorpher war, weil die Unsterblichen grundsätzlich in menschlicher Gestalt vorgestellt wurden. So genannte theriomorphe Gottheiten, die dauerhaft in Form eines Tieres auftraten, gab es eigentlich nicht, ganz im Gegensatz zum ägyptischen Glauben, bei dem es von Göttern in Tiergestalt wimmelte. Trotzdem kamen auch im griechischen Pantheon mancherlei Mischzustände vor: Die Satyrn hatten Bockshörner, die Sirenen waren halbe Vögel, die Zentauren besaßen den Leib eines Pferdes und der Pan das Fell und die Füße einer Ziege (Hunger 1978).

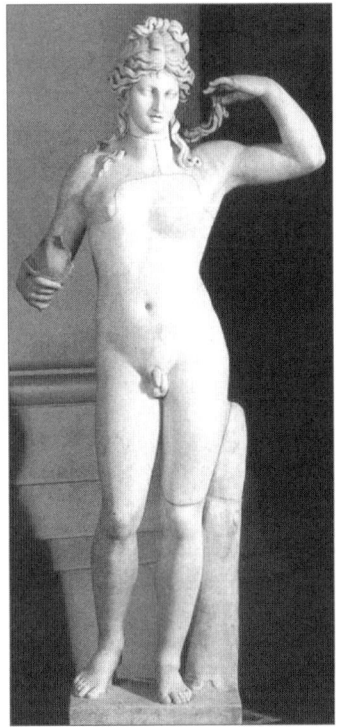

Zunächst aber zu **Hermaphroditos**, einem Zwitter, der maskulinen und femininen Sexus in sich vereinigte (Abb. 5-1). Die „aus der Verschmelzung der Namen beider Eltern" hervorgegangene Bezeichnung erwähnt im 1. Jahrhundert v. Chr. der Geschichtsschreiber Diodor (Griechische Weltgeschichte, Buch 4, 6, 5) und fügt folgende Charakterisierung des angesprochenen Wesens hinzu: „Er besitzt die Schönheit

Abb. 5-1: Hermaphroditos. Marmorstatue, römisch (mit freundlicher Genehmigung des Museums Torlonia Rom).

Hermaphroditen und Satyrn, ein Zentaur … und die Chirurgie

und die weichen Formen gleich einem weiblichen Leib, doch auch die Art eines Mannes und dessen Kraft." Auch in den Erzählungen des Ovid ist der Hermaphrodit ein Nachkomme der Liebesgöttin Aphrodite und des Hermes – was es zwingend erforderlich macht, einige erklärende Sätze zu diesem einzuflechten.

Als einer von vielen Söhnen des Zeus agiert der **Hermes** des klassischen Sagenkreises als wendiger Götterbote mit modischem Hut und schicken Flügelschuhen. Ebenso überzeugt er als umsichtiger Beschützer der Wanderer und Reisenden, als Begleiter der Verstorbenen in die Unterwelt, als Erfinder und Patron der Beredsamkeit wie auch als verschlagener Wächter über Händler und Diebe. Das augenscheinlich von seinem Namen herstammende und seit dem 16. Jahrhundert im Deutschen bezeugte Adverb oder Adjektiv „hermetisch" verwenden verschiedene Terminologien: die naturwissenschaftliche für „luft- und wasserdicht", die literaturwissenschaftliche für „schwer verständlich" oder „okkult". Beide Bedeutungen lassen sich freilich kaum mit Eigenschaften oder Handlungen des göttlichen Tausendsassas in Einklang bringen. Mit Recht vermuten wir daher, dass die Verbindung von Figur und Wort auf komplizierterem Weg zustande gekommen ist.

Der listige Laufbursche aus hellenischer Zeit – nennen wir ihn der Einfachheit halber Hermes I – verschmolz in der Spätantike mit der Gestalt des schriftkundigen ägyptischen Gottes Thoth zum dreifach angerufenen und daher „dreimalgrößten" Hermes „Trismegistos" – nennen wir diesen schlicht Hermes II. Die „Zweitausgabe" galt in der Überlieferung als Schöpfer verborgener, schriftlich niedergelegter Weisheiten; daher der Ausdruck „hermetisch" im Sinn von „dunkel", „unklar". Dieser Hermes II, Meister der Wahrsagerei und Zauberei, wirkte auch als Begründer von Magie, Astrologie und anderen obskuren Wissenschaften. Er soll, so meinten spätere Alchimisten, die Kunst erfunden haben, eine Glasröhre mit einem geheimnisvollen Siegel luftdicht oder eben „hermetisch" zu verschließen (Großgebauer 1988).

Der Hermaphrodit hingegen wurde von Hermes I, dem klassischen Kurier, zusammen mit der Schönheitsgöttin Aphrodite gezeugt und entwickelte sich zunächst als „ganz normaler" Knabe. Wie sich der schicke Sprössling zum Zwitterwesen wandelt, berichtet uns Ovid: Die aparte Quellnymphe Salmakis verliebt sich in den Sonnyboy, ohne dass er ihre Zuneigung zunächst erwidert. Als der Jüngling einmal nackt in einer Quelle badet, packt die Schmachtende die Gelegenheit im wahrsten Sinne des Wortes beim Schopf, zieht den Ahnungslosen in die Tiefe und fleht, für immer mit ihm vereint zu werden (Abb. 5-2). Wie durch Zauberhand geht ihr Wunsch in Erfüllung. Die beiden Körper verschmelzen ineinander, und es entsteht ein zweigeschlechtliches Mischwesen:

„(…) so sind, als in zäher Verstrickung die Leiber der Beiden vereinigt zwei sie nicht mehr, eine Zwiegestalt doch, nicht Mädchen nicht Knabe weiter zu nennen, erscheinen so keines von beiden und beides."
(Metamorphosen, Buch 4, 377–378)

So weit der mythologische Hintergrund. Weit über Griechenland und Rom hinaus sind Erzählungen und Bildnisse bisexueller Wesen in vielen Kulturen des Orients nachweisbar – vom alten Indien bis hin zur jüdischen Tradition, die Varianten der Geburt Evas aus der Seite eines mannweiblichen Adam kennt (Mittwoch 1981). Überaus anregend, aber kaum zu beantworten sind Fragen, ob oder inwieweit konkrete anatomische Beobachtungen Ursprung und Entstehung dieser verbreiteten Vorstellung zugrunde lagen (Schatz 1901; Mittwoch 1986). Etliche Darstellungen der zwitterhaften Gestalt in der bildenden Kunst, soviel lässt sich immerhin feststellen, decken sich nur teilweise mit einer später erforschten klinisch-pathologischen Morphologie (Bartsocas 1988).

Den Ausdruck „Hermaphrodit" übernahm bereits der ältere Plinius als Synonym zu „Androgyner" in die Wissenschaftssprache (Naturkunde, Buch 7, 3). Der Römer demystifizierte ihn ein Stück weit durch die Anmerkung, früher seien solche Formen als unheilverkündende Zeichen eingestuft worden, nunmehr aber als neugiererweckende Naturspiele. Zweigeschlechtliche Formen beschrieb ausführlich auch der Chirurg Ambroise Paré, als er 1573 in dem grundlegenden Werk „Über Monster und Wunder" allerlei menschliche Abnormitäten auflistete (Paré 1971). Wiederum zweieinhalb Jahrhunderte später setzte in Paris mit Vater und Sohn Geoffroy Saint-Hilaire, beide Zoologen und gleichzeitig Begründer der Teratologie, die moderne Erforschung der Missbildungen ein. Der jüngere der beiden Wissenschaftler, Isidore, kennzeichnete mithilfe der Nachsilbe „-ismus" die medizinische Kategorie des Zwittertums als „Hermaphrodismus" oder

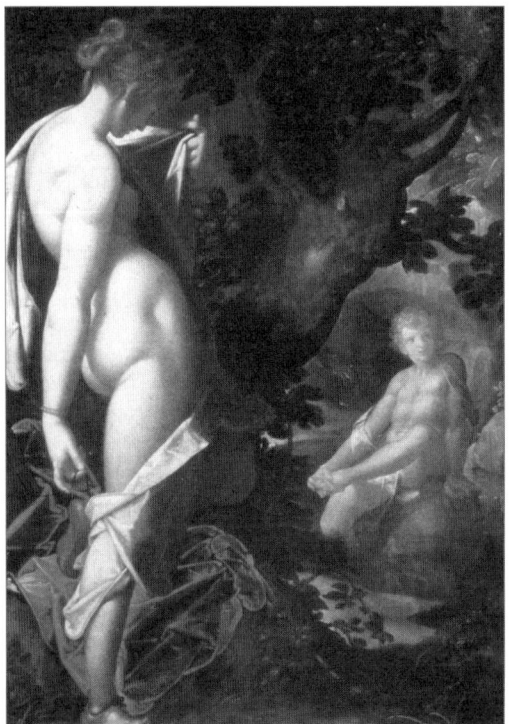

Abb. 5-2: Bartholomäus Spranger: Salmakis und Hermaphroditos. Öl auf Leinwand, um 1581 (mit freundlicher Genehmigung des Kunsthistorischen Museums Wien).

Hermaphroditen und Satyrn, ein Zentaur ... und die Chirurgie

„Hermaphroditismus" (Geoffroy Saint-Hilaire 1836). Mittlerweile differenziert man noch weiter: zwischen einer echten Form, bei der Gewebe von Eierstöcken wie Hoden bei ein und demselben Individuum ausgeprägt sind, und einem Pseudo-Zustand, bei dem die Gonaden des einen, doch die Genitalien und sekundären Geschlechtsmerkmale des anderen Sexus vorhanden sind.

ಎ ಎ ಎ

Menschengestaltige Mischwesen, die gleichzeitig Pferdehufe, Pferdeschwanz und kurze Bockshörner aufweisen, hießen im antiken Griechenland **Satyrn**. Ihre spitzen und abstehenden Hörmuscheln sind als sprichwörtliche „Satyrohren" in den Fachwortschatz eingegangen. Im griechischen Theater schloss sich an drei aufeinanderfolgende Tragödien das heiter-clowneske „Satyrspiel" an, etymologisch übrigens nicht verwandt mit der „Satire". Solche Bühnenschwänke brachten die unproblematische Art der halbtierischen Sauf- und Raufbrüder glänzend zum Ausdruck: Sie waren frechdreiste, ausgesprochen lüsterne Gesellen, die zur mythischen Gefolgschaft des Dionysos gehörten. Ihre Geilheit und ihre geradezu animalische Fruchtbarkeit stellten charakteristische Wesenszüge dar (Abb. 5-3). Da sie in der klassischen Kunst gerne mit erigiertem Glied gezeigt wurden, prägten bereits Autoren des Altertums für ein abnorm gesteigertes sexuelles Verlangen bei Männern den Ausdruck „Satyriasis". Der Arzt Aretaios, der aus Kappadozien in der heutigen Zentraltürkei stammte, beschrieb alle seelischen und körperlichen Facetten dieses Leidens, einschließlich der Dauererektion des Membrum virile und des „bocksartigen Geruches". Sodann setzte der um 50 n.Chr. in Rom praktizierende Medicus hinzu: „Die (Krankheit) hat den Namen ‚Satyriasis' wegen der Ähnlichkeit mit der Figur des Gottes" – gemeint war damit Dionysos, der mitunter auch „Satyros" gerufen wurde. In den meisten Fällen, schloss

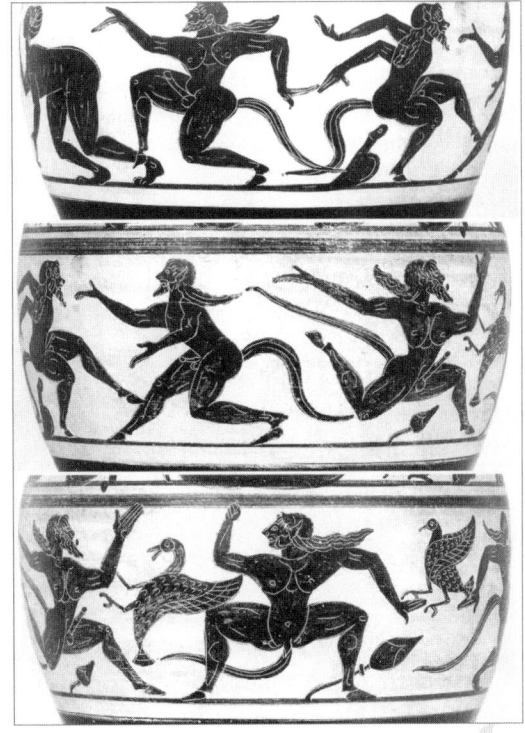

Abb. 5-3: Satyrn. Halsamphore, um 510 v.Chr. (mit freundlicher Genehmigung des Martin-Wagner-Museums der Universität Würzburg, Foto: K. Öhrlein).

Aretaios seine Beschreibung überraschend, führten die „sehr plötzlich auftretenden und scheußlichen" Beschwerden innerhalb von einer Woche zum Tod (Von den Ursachen und Kennzeichen akuter Krankheiten, Buch 2, 12).

Ähnlich dargestellt hat dasselbe Krankheitsbild rund 300 Jahre später im lateinischen Schrifttum Caelius Aurelianus, ein weiterer Mediziner. Er grenzte den akuten Prozess vom chronisch verlaufenden und prognostisch günstigeren Priapismus ab. Zur Herkunft der mythologischen Benennung führte sein Text aus:

> *„Die Satyriasis besteht in einer heftigen Begierde nach Geschlechtsverkehr unter starker Erektion infolge eines krankhaften Zustandes des Körpers. Genannt wird sie aber (…) in übertragener Weise nach der Ähnlichkeit mit den Satyrn, die man sich (…) als trunkene und zum Geschlechtsverkehr stets bereite Dämonen vorzustellen hat, oder auch (…) nach der Wirkung einer Pflanze, die man ‚Satyrion' (Knabenkraut) nennt, denn diejenigen, die sie zu sich nehmen, werden unter Erektion der Geschlechtsteile zur sexuellen Begierde angeregt."*
> (Akute Krankheiten, Buch 3, 18, 175)

Trotz der „männlichen" Etymologie des Leidenszustandes wiesen Caelius Aurelianus und andere Ärzte scheinbar paradoxerweise auf Frauen hin, die daran erkrankt und verstorben waren. Obwohl sich die weibliche Anatomie natürlich anders darstellte, schien die seelische Grundsymptomatik die gleiche zu sein (Gourevitch 1995a). Der Begriff selbst hat die Zeiten überdauert, bevor er in der neuzeitlichen Psychiatrie gebräuchlich wurde, dort beschränkt auf den „krankhaft gesteigerten Sexualtrieb des Mannes" und die Fähigkeit, sehr häufig den Koitus auszuführen (Krafft-Ebing 1886). Seit Jahrzehnten gilt er als veraltet und obsolet, genauso wie die ihn gelegentlich ersetzende Eigennamen-Benennung „Don-Juanismus". Dieses Eponym geht auf den sagenhaften spanischen Verführer Don Juan de Tenorio aus Sevilla zurück und findet erstaunlicherweise sogar in neueren Klassifikationen Verwendung (DSM-III 1984).

Um noch einmal zur antiken Terminologie zurückzukehren: Der Krankheitsname *satyríasis* oder *satyriasmós* hatte, zum Beispiel in den hippokratischen Schriften und bei Aristoteles, eine zweite medizinische Konnotation. Er konnte auch schwer einzuordnende „Gesichtsschwellungen" und „Hautaffektionen neben den Ohren" kennzeichnen, welche die Fazies der Kranken dem äußeren Aspekt der tierhaften Satyrn anglich. Moderne Deutungen dieser Veränderungen reichen von der epidemischen Parotitis oder Mumps bis zur lepromatösen Lepra (Gourevitch 1995b).

Ebenfalls ins Übergangsfeld Tier-Mensch gehört **Cheiron** oder Chiron, wie die Römer ihn nannten, einer der Zentauren. In der griechischen Sagenwelt waren diese Kreaturen ursprünglich wilde, wie die Satyrn aus Ross und Mensch zu-

sammengesetzte Mischwesen mit Kopf, Hals, Oberkörper, Armen und Händen eines Mannes, aber dem Leib, den Beinen und dem Schweif eines Pferdes (Abb. 5-4).
Cheiron selbst ist vom Zeusvater Kronos in Gestalt eines Hengstes mit einer Meernymphe gezeugt worden. Von seinen ungeschlachten Brüdern hebt er sich durch gute Umgangsformen, „menschenfreundlichen Sinn", „tiefe Klugheit", Gerechtigkeit und Weisheit ab – besonders jedoch durch die Fähigkeiten seiner „kundigen Hände". Das schönste Sprachdenkmal hat ihm der griechische Lyriker Pindar eingangs des 5. Jahrhunderts v. Chr. gesetzt:

> „Alle nun, die da kamen, behaftet mit Gebrechen (…)
> erlöste er und machte den einen von diesen,
> den anderen von andersartigen Schmerzen frei –
> die einen behandelte er mit sänftigenden Besprechungen,
> andere ließ er Linderndes trinken, oder er legte rings um die Glieder
> Heilkräuter überall, andere richtet er durch Schnitte auf."
> (Dritte Pythische Ode, 47–53)

Doch nicht nur Menschen, auch Tieren soll Cheiron geholfen haben (Hausmann 1976). Er avanciert sogar zum Lehrer, der junge Heroen wie Orpheus und Achill zu kulturell bedeutsamen Tätigkeiten wie Musizieren, Jagen und Kriegführen erzieht. Asklepios, den griechischen Heilgott schlechthin, unterweist er der Sage nach in der Medizin. Kaum verwunderlich also, dass das freundliche Arme-und-Hände-Pferd über die Zeiten hinweg als mythischer Erfinder der Pflanzen- und Tierheilkunde ebenso verehrt wurde wie später als Ahnherr der Chirurgie (Hausmann 1984). Als eigentlich Unsterblicher tauscht Cheiron, qualvoll verwundet, sein Leben schließlich gegen dasjenige des Prometheus. So stirbt er denn doch und wird von Zeus als „Zentaurus" (Sternbild des Schützen) an den Himmel versetzt.

Als Ausgangspunkt auch dieser Mischgestalt hat man menschliche oder tierische Missbildungen mit zwei überzähligen Beinen

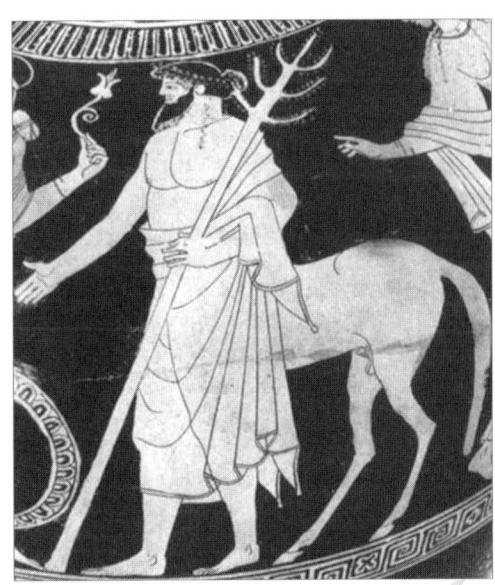

Abb. 5-4: Cheiron. Hydrie, 480–470 v. Chr. In dieser frühen Darstellung ist noch eine Menschengestalt mit Rumpf und Hinterbeinen eines Pferdes überliefert (mit freundlicher Genehmigung der Antikensammlung München).

erwogen. Die zusätzlichen Gliedmaßen soll man sich dabei als unbrauchbar herumschlenkernde „Pferdefüße" oder „Pedes equini" vorstellen (Schatz 1901). Dieser gewagten Hypothese ist schwerlich zu folgen, selbst dann nicht, wenn solch bemitleidenswerte Formen nachweislich vorgekommen sind und gelegentlich sogar das Erwachsenenalter erreicht haben. Wesentlich plausibler erscheint eine andere, kulturgeschichtlich begründete Deutung: Die „literarische Existenz" der vierbeinigen Fabelwesen symbolisiert eine Art barbarischen Gegenentwurf zur menschlichen Zivilisation. Die unvollkommene und unwillkommene Alternative wurde entweder, wie durch Cheiron verkörpert, assimiliert und damit überwunden, oder sie war zum Untergang verdammt.

Trotz dieser schönen Erzählung gehen zahlreiche medizinische Bezeichnungen mit den Wortstämmen „cheir-" oder „chir-" nicht auf Cheiron persönlich zurück. Sie stammen vom bereits homerischen Substantiv *cheír* für „Hand" ab, das auch im Personennamen des pferdegestaltigen Helfers steckt (Vogel 1978). Auf den heilkundigen Zentauren besann man sich erst wieder im 18. Jahrhundert – exakt in dem Moment, da sich eine mit der Hand eingreifende *Chir*urgie als selbstbewusstes Teilgebiet der Medizin emanzipierte und eine möglichst weit zurückreichende Tradition sichern wollte. Deshalb tauchte das antike Idol damals als Wappentier in wundärztlichen Lehrsälen auf. Wir halten fest: Die drei Wörter *cheír*, *Cheiron* und *cheirourgía* sind alle sehr alt. Die historische Verbindung zwischen dem Fabelwesen und der Wundarzneikunde aber ist, sieht man von den antiken Vorläufern ab, eine vergleichsweise junge.

Literatur

Aretaios. Die auf uns gekommenen Schriften des Kappadociers Aretaeus. Übs. von A. Mann. Wiesbaden: Sändig 1858 (Neudruck 1969).

Bartsocas CS. La génétique dans l'antiquité grecque. Journal de Génétique Humaine 1988; 36: 279–93.

Caelius Aurelianus. Akute Krankheiten. Buch I-III. Chronische Krankheiten. Buch I-V. Hrsg. von Gerhard Bendz. Übs. von Ingeborg Pape. Berlin: Akademie-Verlag 1990.

Diodoros. Griechische Weltgeschichte. Buch I-X. Zweiter Teil. Übs. von Gerhard Wirth und Otto Veh. Stuttgart: Hiersemann 1993.

DSM-III. Diagnostisches und Statistisches Manual Psychischer Störungen. 3. Aufl. Weinheim und Basel: Beltz 1984; hier: S. 296.

Gourevitch D. Women who suffer from a man's disease. The example of satyriasis and the debate on affections specific to the sexes. In: Hawley R, Levick B (eds). Women in Antiquity. New assessments. London, New York: Routledge 1995a; 149–65.

Gourevitch D. Une autre satyriasis. Médecine antique, philologie et histoire de l'art. Medicina nei Secoli 1995b; 7: 273–9.

Großgebauer K. Medizinische Fachsprache. Etymologisch-erklärende Einführung. München: Verlag für angewandte Wissenschaften 1980.

Geoffroy Saint-Hilaire I. Histoire générale et particulière des anomalies de l'organisation chez l'homme et les animaux. Bd. 2. Paris: Baillière 1836; hier: S. 30–3.

Hausmann W. Der Erfinder der Tierheilkunde. Die Cheiron-Sage und ihr Symbolgehalt. Deutsche Tierärztliche Wochenschrift 1976; 83: 414–9.

Hausmann W. Cheiron. Eine weitere Sammlung und Auslegung von Zeugnissen. Deutsche Tierärztliche Wochenschrift 1984; 91: 24–6.

Hunger H. Fabeltiere und Mischwesen. Sexualmedizin 1978; 7: 1027–33.

Krafft-Ebing R v. Psychopathia sexualis. Stuttgart: Enke 1886; hier: S. 88 f.

Mittwoch U. Whistling maids and crowing hens. Hermaphroditism in folklore and biology. Perspectives in Biology and Medicine 1981; 24: 595–606.

Mittwoch U. Males, females and hermaphrodites. Annals of Human Genetics 1986; 50: 103–21.

Ovid. Metamorphosen. Übertragen u. hrsg. von Erich Rösch. 13. Aufl. München: Artemis & Winkler (Sammlung Tusculum) 1992.

Paré A. Des monstres et prodiges. Edition critique et commentée par Jean Céard. Genève: Droz 1971; hier: S. 24–8.

Pindar. Siegeslieder. Hrsg. und übs. von Dieter Bremer. München: Artemis & Winkler (Sammlung Tusculum) 1992.

Plinius Secundus d. Ä.: Naturkunde. Hrsg. und übs. von Roderich König in Zuammenarbeit mit Gerhard Winkler. München, Zürich: Artemis (Sammlung Tusculum) 1988.

Schatz, o. V. Die griechischen Götter und die menschlichen Missgeburten. Wiesbaden: Bergmann 1901 (Nachdruck: Amsterdam: Editions Rodopi 1969; hier: S. 15–21 und 36).

Vogel M. Chiron der Kentaur mit der Kithara. 2 Bde. Bonn-Bad Godesberg: Verlag für systematische Musikwissenschaft 1978; hier: Bd. 1, S. 24–9 und 90–2.

6 Mischwesen, zweite Abteilung: Der panische Schrecken, das Missverständnis um die Sirenen und des Proteus Pleomorphie

Die nächste Runde durch die Welt der Wunderwesen beginnt mit Ausdrücken, die wir alle häufig gebrauchen: „Panik" und „panischer Schrecken". Die Wendungen verweisen auf **Pan**, den griechischen Gott der Herden und Wälder. Als Nachkomme des Götterboten Hermes und einer Nymphe lebt er im alten Land Arkadien, einer abgelegenen Gegend auf der Peloponnes im Süden Griechenlands.

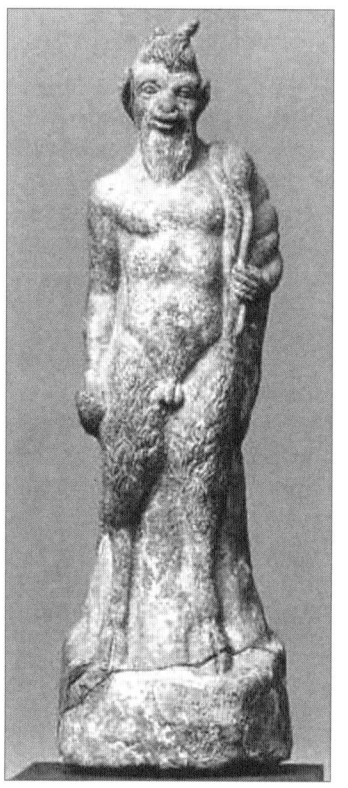

Auch er wird als Mischwesen vorgestellt: halb Mensch, halb Tier, mit aufrechtem Gang, aber Bocksfüßen, mit kleinen Hörnern auf dem Kopf sowie über und über behaart (s. Abb. 6-1). Letztgenanntes Merkmal könnte die nicht übermäßig freundliche Bezeichnung „Pan" für die zoologische Gattung der Schimpansen erklären. Geschätzt wurde der „kleine Unhold" in der Antike seiner Fruchtbarkeit wegen, obwohl er gelegentlich weiblichen Naturgeistern, wohlgeformten Knaben oder gar Ziegen nachstellte. Ähnlich wie die Satyrn war er ein launiger, weinseliger Geselle aus dem Umkreis des Dionysos und eben ein Beschützer der Hirten unter freiem Himmel.

Die Verbindung zwischen der Angst der Menschen und diesem Gott der Herden war schon früh durch zwei mögliche Ausprägungsformen bestimmt. Einmal konnte ein Einzelner von

Abb. 6-1: Pan. Tonstatuette, 4. Jahrhundert v. Chr. (mit freundlicher Genehmigung der Staatlichen Museen zu Berlin, Antikensammlung).

ihm, ähnlich wie von den Nymphen, gepackt werden und litt dann an einer „Panolepsie" – einem vollständigen Ergriffensein durch die Gottheit, verbunden mit kompletter emotionaler und motorischer Lähmung. In einer 430 v.Chr. verfassten Tragödie des Euripides wird ein solcher „Fall" angedeutet (Medea 1167–1175). Zum anderen war der Waldgott der Urheber des „panischen Schreckens" im Sinne der Massenangst. Dieser Ausdruck geht zurück auf die Erfahrung aus dem Hirtenleben, dass Tierherden in freier Natur urplötzlich und ohne ersichtlichen Grund in heftigste Unruhe geraten können. Ein solches Ereignis schrieb man dann dem Wirken des allgegenwärtigen Patrons zu. Vor allem wenn der schlafende Beschützer nachts oder in der größten Mittagshitze, der „Stunde des Pan", gestört wurde, verbreitete er mit unvermitteltem Gebrüll größten Schrecken. Die scheinbar grundlose Kollektiv-Furcht konnte so sehr plausibel durch das Eingreifen einer übermenschlichen Macht und einer affektiven Ansteckung erklärt werden (Pirlot-Petroff 1986; Sims 1988). Den dramatischen Moment des Entsetzens und der Flucht hat Arnold Böcklin noch 1860 in einem Bild aus seinem Pan-Zyklus eindrucksvoll festgehalten.

Ausgehend vom griechischen *panikós* (vom Pan herrührend) sind Varianten des Lehnwortes in viele europäische Nationalsprachen eingewandert, zuerst als „panique" ins Französische und nach 1500 in adjektivischer Form auch ins Deutsche. Der genaue Sinngehalt ist indessen nie verbindlich festgelegt worden – auch nicht, nachdem die wissenschaftliche Psychiatrie sich des Terminus bemächtigte. Die gleiche Doppeldeutigkeit, die im 5. Jahrhundert v.Chr. schon bestanden hatte, beklagte Sigmund Freud noch 1920 in seinem Aufsatz „Massenpsychologie und Ich-Analyse":

> *„Man wird nicht erwarten dürfen, daß der Gebrauch des Wortes ‚Panik' scharf und eindeutig bestimmt ist. Manchmal bezeichnet man so jede Massenangst, andere Male auch die Angst eines Einzelnen, wenn sie über jedes Maß hinausgeht, häufig scheint der Name für den Fall reserviert, daß der Angstausbruch durch den Anlaß nicht gerechtfertigt wird."*
> (Freud 1920, 1972, S.105)

Mit dem Erscheinen der dritten Auflage des „Diagnostischen und Statistischen Manuals Psychischer Störungen" (DSM-III 1984) wandelte sich der Sprachgebrauch nochmals. Seither versteht man unter dem „Paniksyndrom" eine wiederkehrende Folge einzelner und auf einen individuellen Patienten beschränkter „Panikattacken". Die Störung ist sogar in den Rang einer „diagnostischen Kategorie" (früher: Krankheit) erhoben worden. Ohne Zweifel war damit eine dringend notwendige begriffliche und inhaltliche Präzisierung verbunden. Gleichzeitig aber drohen Fach- und Allgemeinsprache, die sich die „Panik" bisher redlich geteilt haben, nun in ihrem Wortverständnis auseinanderzudriften.

Mit der Figur des Pan ist noch eine andere schöne Geschichte verknüpft. Diese, man ahnt es bereits, steht wieder bei Ovid. Der lüsterne Bocksgott verliebte sich ernsthaft in die arkadische Nymphe **Syrinx**, die freilich vor dem ungestalten Verehrer floh. Als der zudringliche Verfolger sie am Ufer eines Flusses einholt, wird die Schöne auf ihr Flehen hin von anderen Wassernixen in Schilfrohr verwandelt. Der Überraschte hält anstatt ihres Körpers nur die Pflanzenstengel in seinen Händen (s. Abb. 6-2):

> „Wie dann der Wind, indes der Gott dort seufzte, das Röhricht
> streichend, erzeugt einen Ton von zartem, klagendem Klange,
> und wie der Gott, berückt von der neuen Kunst und der Stimme
> Süße gerufen: ‚Dieses Gespräch mit dir wird mir bleiben!',
> Rohre verschiedener Länge mit Wachs zusammenfügt und
> Wie er im Namen der Flöte den Namen des Mädchens bewahrt
>   hat…"
> *(Metamorphosen, Buch 1, 707–712)*

…so erfindet Pan die nach ihm benannte Hirtenflöte, mit deren Hilfe er weiter Zwiesprache mit seinem Traumwesen hält und der er auch den Namen der verschollenen Nymphe gibt. In der medizinischen Terminologie hat das ursprüng-

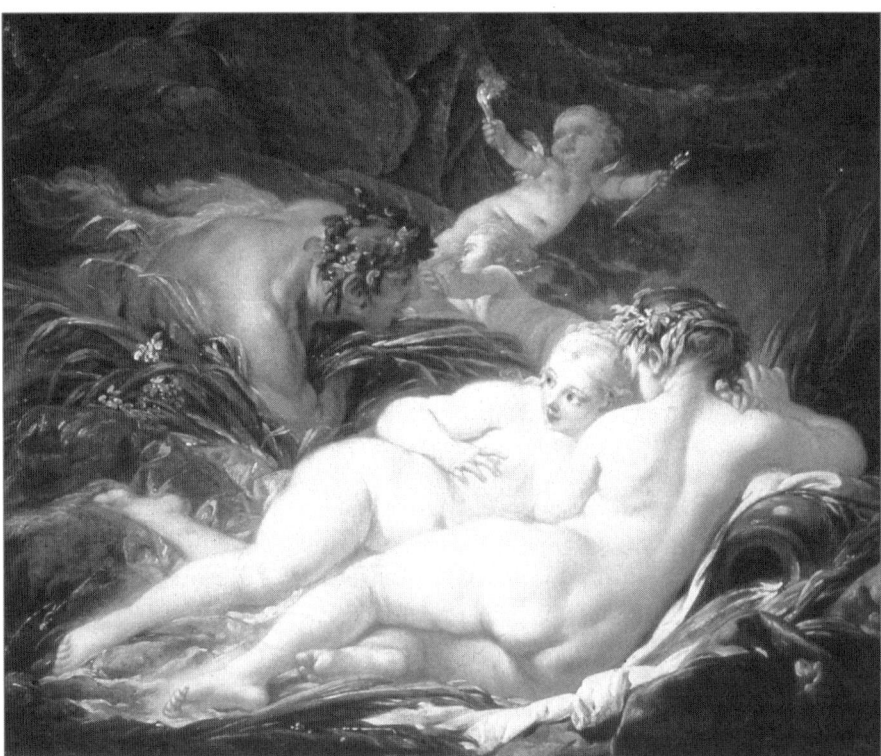

Abb. 6-2: Francois Boucher: Pan und Syrinx. Öl auf Leinwand, 1759 (mit freundlicher Genehmigung der National Gallery London).

liche griechische Wort für „Flöte" oder „Röhre" (*sýrinx*) gleichfalls seinen Platz gefunden. Wird das Rückenmark in seinem Inneren von einem flötenähnlichen Hohlraum aufgetrieben, nennen Neurologen dieses Krankheitsbild seit dem 19. Jahrhundert eine „Syringomyelie". Ist der Hirnstamm betroffen, sprechen sie von einer „Syringobulbie".

In der klassischen Mythologie existiert noch ein anderer Urheber von Schreckenszuständen: der hässliche **Phobos**, ein „unerschütterter und starker" Begleiter des Kriegsgottes Ares (s. Abb. 6-3). Vom gleich lautenden Substantiv für „Furcht" abstammend, kannte die medizinische Literatur der Antike nur die Verbindung *hydrophobía* (Abneigung gegen Wasser). Über dieses Leiden, das heute meist der Tollwut gleichgesetzt wird, ließ sich der spätantike Arzt Caelius Aurelianus in epischer Breite aus (Von den akuten Krankheiten, Buch 3, 9–16!). Bis heute sieht man diese besondere Form der Wasserscheu als klassisches Frühsymptom der tödlichen Infektionskrankheit an.
Im Sinne von krankhafter, exzessiver Furcht vor bestimmten Gegenständen oder Situationen ist das Element „-phobie" seit Ende des 18. Jahrhunderts geläufig. Erst 1872 aber prägte ein Berliner Psychiatrie-Professor das Kompositum „Agoraphobie" – für „Platzangst", eine unüberwindliche Furcht, auf die Straße zu gehen oder eine freie Fläche zu betreten (Westphal 1872). Seither kam es zu einer unüberschaubaren Fülle weiterer Wortschöpfungen und sprachlicher Mischwesen, deren Bedeutung häufig nur noch mit einem Fremdwörterbuch oder einem Speziallexikon zu erschließen ist. Ein terminologiebegeisterter Wissenschaftler hat kürzlich 426 Begriffe mit „-phobie" als Begriffskonstituent gesammelt, ohne dass diese Liste auch nur im entferntesten Vollständigkeit beanspruchen kann (Culbertson 2003). „Arachnophobie", „Spinnenangst", „Klaustrophobie", „Aversion gegen geschlossene Räume" und „Phobophobie", „Angst vor dem Eintreten des nächsten Angstanfalls" dürfen als die gebräuchlichsten gelten. Wer je Hitchcocks Film „Marnie" gesehen hat, wird „Erythrophobie" für die „krankhafte Furcht vor der roten Farbe des Blutes" halten (Synonym: „Hämatophobie"). Leider falsch, denn darunter

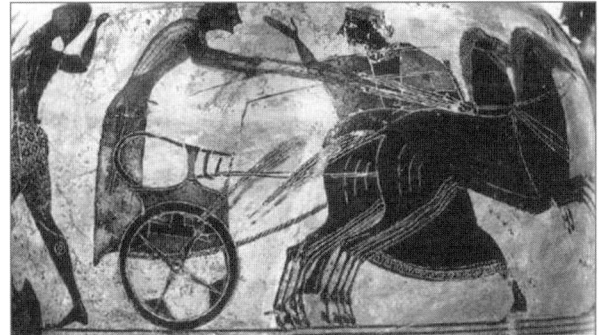

Abb. 6-3: Phobos als Wagenlenker des Kriegsgottes Ares. Attische Vase, 550–525 v. Chr. (mit freundlicher Genehmigung der Staatlichen Museen zu Berlin, Antikensammlung).

wird – auch im medizinischen Sprachgebrauch – eine übertriebene „Scheu vor dem Erröten" verstanden!

> > >

Nicht drängende Angst, sondern existenzielle Vernichtung geht von einer anderen Gruppe mirakulöser Wesen aus. Zu Namenspatroninnen zahlreicher, teils nichtmedizinischer Begriffe sind die **Sirenen** geworden. Das sind am, aber nicht im Meer lebende Dämoninnen, die in der antiken Kunst als Vögel mit Frauenköpfen, oft auch mit Armen und Brüsten dargestellt werden (s. Abb. 6-4). Bei Ovid gelten sie, nach ihrem irdischen Ende, als Gefährtinnen der Persephone, die als Gattin des Hades über das Schattenreich herrscht. Der Volksglaube machte sie zu Totengeistern, die frühchristliche Religion zu Seelenvögeln und Symbolen der Auferstehung. Aus der „Odyssee" ist der zauberhafte, „helltönende und betörende" Gesang der Sirenen bekannt, der Seefahrer auf ihre Insel lockt, wo sie ihn umbringen. Die Verbindung von Schallphänomen und tödlicher Bedrohung gab auch den Anlass dafür, das akustische Alarmsignal seit dem frühen 19. Jahrhundert nach den gruseligen Goldkehlen zu benennen.

Die medizinische Missbildungslehre hingegen versteht unter einer Sirene eine anatomische Fehlbildung unbekannter Ursache, die mit einer Verschmelzung der kaudalen Extremitäten zu einem fischschwanzähnlichen Körperteil einhergeht (Gruber 1955; Somolinos-Palencia 1986). Tatsächlich kann die Verbildung aller Körperabschnitte unterhalb des Nabels den Eindruck hervorrufen, Menschenform und Fischform seien hier zu einem einzigen Lebewesen vereinigt! Selbst die blühendste Einbildungskraft aber vermag keine Ähnlichkeit zwischen den gefährlichen Vogelfrauen und solchen „Neugeborenen mit Fischschwanz" zu erkennen. Wie also, fragt man sich, ist diese Namengebung zu erklären?

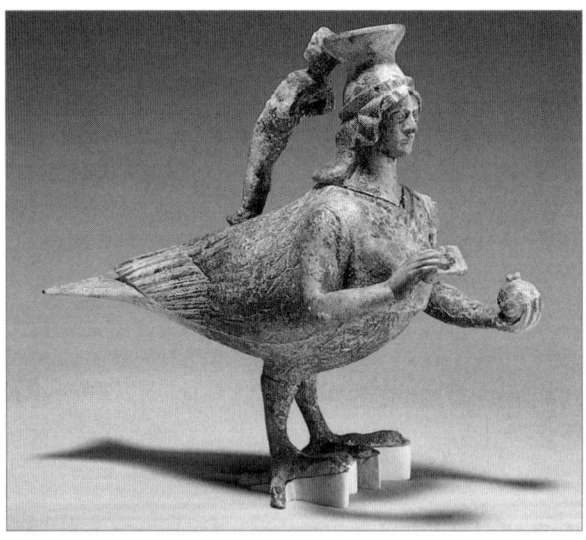

Die antike Ikonographie der Sirenen als geflügelte Verführerinnen widerspricht der auch in diesem Fall geäußerten Behauptung, von einer realen „Teratoskopie" bis zur künstlerischen Wiedergabe der phantastischen Missbildung

Abb. 6-4: Sirene. Bronzeaskos, 5. Jahrhundert v. Chr. (mit freundlicher Genehmigung des J. Paul Getty Museum Los Angeles).

Abb. 6-5: Wundersames Monster (Sirene?). Um 1575 (aus Paré, Ausgabe 1971).

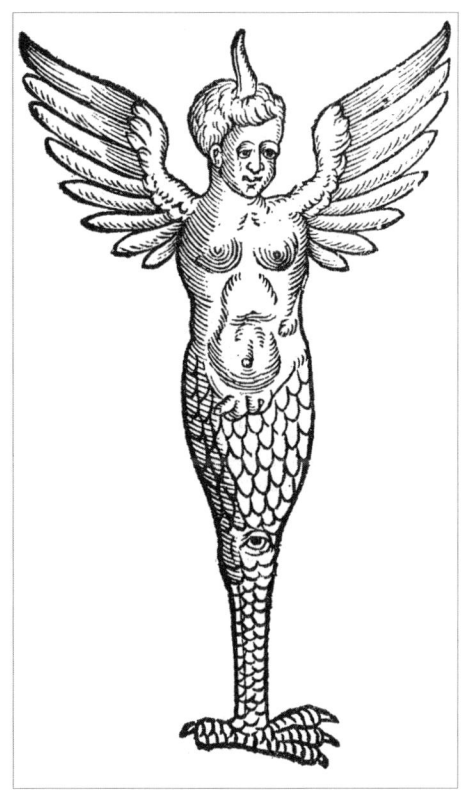

sei es nur ein kurzer Weg (Schatz 1901; Kleiss 1968; Schadewaldt 1983). Die Lösung des Problems liegt an ganz anderer Stelle der Zeitachse, nämlich bei einer fehlerhaften Rezeption der klassischen Sirenen-Sage durch Chronisten und Gelehrte des Mittelalters. Der Vogelschwanz wurde schlicht als Fischschwanz missverstanden! Bei Konrad von Würzburg im 13. und Konrad von Megenberg im 14. Jahrhundert zum Beispiel tauschten die dämonischen Frauen ihr Federkleid gegen Schuppen ein. Auf diese Weise kam es zur folgenschweren Verwandlung des marinen Luftwesens „Sirene" in das Wasserwesen „Nixe". In illustrierten Werken zur antiken Mythologie und in Reisebeschreibungen fand dieser Irrtum große Verbreitung, ebenso bei frühen Darstellungen von Ärzten und Künstlern. Mit klarem Verweis auf eine übernatürlich-göttliche Bestrafung irdisch-elterlichen Fehlverhaltens bildete Ambroise Paré ein monströses, einfüßiges Vogel-Fisch-Mädchen mit einem Auge auf Höhe des Knies und einem Horn auf dem Kopf ab (s. Abb. 6-5). Fast scheint damit der obskure Verwechslungsprozess in einer Momentaufnahme festgehalten zu sein. Die Vertauschung führte schließlich mit dem Aufkommen der modernen Biologie dazu, die den Meerjungfern der Phantasie ähnlichen Seekühe als „Sirenen" sowie Armmolche als „Sireniden" zu klassifizieren. Als im Paris der 1830er Jahre der bereits früher erwähnte französische Naturforscher Isidore Geoffroy Saint-Hilaire auf den nomenklatorischen Einfall verfiel, die gestaltverwandte menschliche Anomalie als „Sirenengliedrigkeit" oder „Sirenomelie" zu bezeichnen, blickte diese Bezeichnung bereits auf eine jahrhundertealte Überlieferung zurück, die freilich durch einen gravierenden Bedeutungswandel geprägt war (Geoffroy Saint-Hilaire 1836; Gruber 1964). Oder kürzer: Der Terminus der Teratologie fußte auf einem Missverständnis der ursprünglichen Mischbildung.

Ebenfalls zum und ans Wasser gehört der unsterbliche **Proteus**. Der „Alte vom Meere" ist jedoch weniger ein Mischwesen denn ein Künstler der Verwandlung gewesen. Genau dies zeichnet ihn neben Greisenklugheit und Sehergabe aus. Wer seine Weissagung suchte, musste ihn deshalb im Schlaf überfallen und im Ringkampf festzuhalten versuchen:

> *„(…) Er wird dann*
> *Alles zu werden versuchen, was hier auf dem Erdreich schreitet*
> *Aber auch Wasser und göttlich loderndes Feuer."*
> *(Odyssee, 4. Gesang, 416–418)*

Noch genauer:

> *„Er wurde ein Löwe mit Mähne*
> *Wurde zur Schlange, zum Panther, zum mächtigen Wildschwein; wurde*
> *Flüssiges Wasser, ein Baum sogar mit ragendem Wipfel."*
> *(ebd., 456–458)*

So schildert ihn Homer, ähnlich später Vergil, und noch in Goethes „Faust" (2. Teil, 2. Akt) beeindruckt Proteus als Riesenschildkröte, die erst auf freundliches Bitten hin menschliche Gestalt annimmt.

Diese Verwandlungsfähigkeit ließ in verschiedensten Zusammenhängen den Namen des Meergottes als geradezu ideale Metapher erscheinen. Der gepflegten Allgemeinsprache galten schillernde Charaktere oder etwas wetterwendische Menschen seit alters her als „Proteus" oder „proteisch". In ähnlichem Sinn verwendete der anglikanische Geistliche Robert Burton das Wort in seiner 1621 erschienenen „Anatomy of Melancholy", um die vielfältigen Erscheinungsformen einer depressiven Verstimmung rhetorisch geschickt hervorzuheben (zit. nach Rodin u. Key 1989): „Proteus himself is not so diverse (as melancholy)." Als der Medizinstudent Joseph Nikolaus Laurent in seiner Doktorarbeit, die er 1768 an der Universität Wien einreichte, erstmals den in unwirtlich-dunklen Höhlen des slowenischen Karstgebirges hausenden Grottenolm beschrieb und „Proteus anguinus" nannte, bezog er sich vielleicht auf eine andere Variante der Legende. Danach soll der Meergott von Zeus durch Verwandlung in ein Kriechtier gestraft worden sein, dem selbst wiederum die Fähigkeit zur Metamorphose innewohnte.

Seine medizinterminologische Sternstunde erlebte der trügerische Greis jedoch zu den Hochzeiten bakteriologischer Forschung. Ein gerade 29-jähriger Assistent am Pathologisch-Anatomischen Institut in Erlangen, Privatdozent Dr. phil. et med. Gustav Hauser, verfasste eine Arbeit mit dem Titel „Über Fäulnissbacterien und deren Beziehungen zur Septicämie" – und präsentierte darin der staunenden Fachöffentlichkeit ein neu entdecktes Genus. Zwar wurden unbekannte Gattungen in jenen Jahren fast in Serie vorgestellt. Keine jedoch erhielt einen so ausdrucksstarken Namen. Anknüpfend an die willkürliche Wandlungsfähigkeit der griechischen Wassergottheit, führte der bakteriologische Autodidakt für die pleomorphen, d. h. vielgestaltigen Kleinstlebewesen die Bezeichnung „Proteus" ein. Gleichzeitig beschrieb er die Spezies „vulgaris" mit ihren Modifikationen „mirabilis" und „Zenkeri", letztere anthroponymisch nach seinem wissenschaftlichen Ziehvater:

> „Den Gattungsnamen Proteus wählte ich auf Vorschlag von Herrn Professor Zenker und soll durch denselben die Veränderlichkeit der Form angedeutet werden; die erste Art benannte ich Proteus vulgaris. (…) Die Benennung mirabilis mag für die zweite Art wohl gerechtfertigt erscheinen (…); die 3. Art aber habe ich mir erlaubt zu Ehren meines hochverehrten Lehrers nach dessen Namen zu benennen."
> (Hauser 1885)

Heute zählen die gramnegativen Stäbchen zur Familie der Enterobakterien. Als opportunistisch pathogene Keime werden sie am häufigsten bei Harnwegsinfekten, Wundeiterungen, Entzündungen im Respirationstrakt und in der Tat – wie schon Hauser richtig befand – bei Blutvergiftung angetroffen.

Doch damit hatte der alte Mann vom Meer seine Benennungskraft noch keineswegs erschöpft. Seit 1983 wird als „Proteus-Syndrom" ein mutationsbedingter, seltener Symptom-Cluster bei Kindern mit Riesenwuchs der Hände und Füße, pigmentierten Muttermalen, Störungen der Verknöcherung und subkutanen Geschwülsten geführt. Die Ausprägung der Krankheitszeichen soll von Fall zu Fall stark variieren, genau wie die äußere Gestalt des sprachlichen Ahnen von Stunde zu Stunde schwanken konnte. „Proteus" heißt in der Astronomie auch der sechste der bekannten Neptun-Monde, 1989 von der amerikanischen Raumsonde Voyager 2 entdeckt – wohl deshalb so genannt, weil die übrigen Monde dieses Planeten fast alle nach Wasserwesen benannt sind. Leider entzieht sich unserer Kenntnis, was an dem in wärmeren Regionen des amerikanischen Doppelkontinents vorkommenden Schmetterling „Urbanus proteus" proteushaft ist. Doch seien wir ehrlich: Wer hätte im Traum daran gedacht, dem mythologisch etwas blässlichen Meergreis eine so erfolgreiche Karriere in den Fachsprachen vorherzusagen?

Literatur

Culbertson F. Die vierhundertsechsundzwanzig Namen der Angst. Frankfurter Allgemeine Zeitung vom 7. Januar 2003; Nr. 5: 32 f.

Diagnostisches und Statistisches Manual Psychischer Störungen. 3. Aufl. DSM-III. Weinheim, Basel: Beltz 1984; hier: S. 242–4.

Euripides. Cyclops. Alcestis. Medea. Edited and translated by David Kovacs. Cambridge: Harvard University Press (Loeb Classical Library) 1994.

Freud S (1920). Massenpsychologie und Ich-Analyse. In: GW XIII. 4. Aufl. Frankfurt/M.: S. Fischer 1972.

Geoffroy Saint-Hilaire I. Histoire générale et particulière des anomalies de l'organisation chez l'homme et les animaux. Bd. 2. Paris: Baillière 1836; hier: S. 250–5.

Gruber GB. Historisches und Aktuelles über das Sirenen-Problem in der Medizin. Nova Acta Leopoldina, Neue Folge 1955; 17/117: 89–122.

Gruber GB. Studien zur Historik der Teratologie (Teil I). Zentralblatt für allgemeine Pathologie und pathologische Anatomie 1964; 105: 219–37 und 293–316.

Hauser G. Über Fäulnissbacterien und deren Beziehungen zur Septicämie. Leipzig: Vogel 1885; hier: S. 67.

Kleiss E. Über Sirenendarstellungen wahrscheinlich romanischen Ursprungs in einem Südtiroler Kirchlein und über Sirenen im allgemeinen. Ein Beitrag zur Teratologie und ihrer Geschichte in den bildenden Kunst. Gegenbaurs morphologisches Jahrbuch 1968; 112: 185–212.

Ovid. Metamorphosen. Übertragen u. hrsg. von Erich Rösch. 13. Aufl. München: Artemis & Winkler (Sammlung Tusculum) 1992.

Paré A. Des monstres et prodiges. Edition critique et commentée par Jean Céard. Genève: Droz 1971; hier: S. 7f.

Pirlot-Petroff G. Mythes, cauchemars, scenari et actes criminels. Annales médico-psychologiques 1986; 144: 791–806.

Rodin AE, Key JD. Medicine, Literature & Eponyms. An encyclopedia of medical eponyms derived from literary characters. Malabar: Krieger 1989; hier: S. 243f.

Schadewaldt H. Orthopädische Aspekte der Mythologie. In: Schlegel KF (Hrsg). Der Körperbehinderte in Mythologie und Kunst. Stuttgart, New York: Thieme 1983; 1–18.

Schatz, o. V. Die griechischen Götter und die menschlichen Missgeburten. Wiesbaden: Bergmann 1901 (Nachdruck: Amsterdam: Editions Rodopi 1969; hier: S. 11f.).

Sims A. Historical aspects of anxiety. Postgraduate Medical Journal 1988; 64: 3–9.

Somolinos-Palencia J. De sirenas y centauros. Una morfología fantástica. Gaceta Medica de Mexico 1986; 122: 283–9.

Westphal C. Die Agoraphobie, eine neuropathische Erscheinung. Archiv für Psychiatrie und Nervenkrankheiten 1872; 3: 138–61.

7 Mischwesen, dritte Abteilung: Eine Chimäre und viele Zyklopen

Ein Fabeltier par excellence beschließt unseren Kreis der Mischwesen: die **Chimaira**, nach Homer und Hesiod eine dreigestaltige oder dreiköpfige Bestie. Eine der berühmtesten Bronzefiguren der Antike ahmt wortwörtlich die literarischen Vorlagen nach (Abb. 7-1). „Vorne ein Leu und hinten ein Drache und Geiß in der Mitte" (Ilias, 6. Gesang, 181); „Köpfe hatte sie drei, vom augenfunkelnden Löwen einen, dann von der Ziege den zweiten, den dritten vom Drachen" (Theogonie, 321–322). Bei Ovid trägt das Untier Brust und Gesicht eines Löwen und den Schwanz einer Schlange. Der jugendliche Held Bellerophon tötet mithilfe seines Flügelrosses Pegasus in der Sage das „feuerschnaubende Scheusal". So phantastisch und irreal wirkten die Formen des Ungeheuers, dass die gehobene Allgemeinsprache mit dem über das Lateinische und Französische ins Deutsche eingewanderten Fremdwort „Chimäre" („Schimäre") ein Phantasiebild oder „Hirngespinst" bezeichnet. Die entsprechenden Adjektive „(s)chimärisch" oder „(s)chimärenhaft" werden mit „trügerisch" gleichgesetzt.

Die modernen Naturwissenschaften dagegen bedienten sich des mythologisch aufgeladenen Begriffs, weil drei unterschiedliche Tierarten im imaginären Monstrum miteinander verschmolzen waren. In der zeitgenössischen Biologie versteht man deshalb unter einer „Chimäre" einen Organismus, dessen Körper sich aus zwei oder mehr genetisch verschiedenen Gewe-

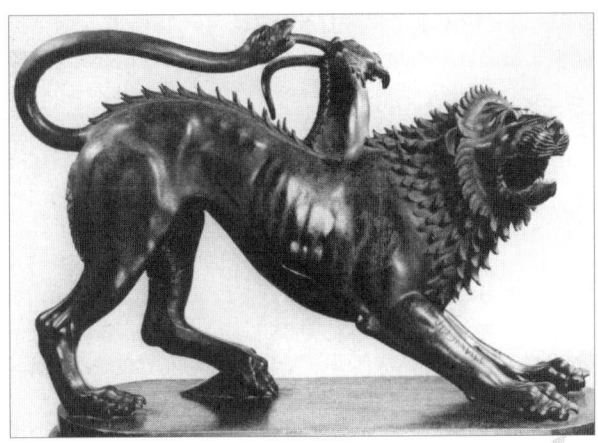

Abb. 7-1: Chimaira. Etruskische Großbronze, 4. Jahrhundert v. Chr. (mit freundlicher Genehmigung des Archäologischen Museums Florenz).

47

ben zusammensetzt. Dabei ist es für die Definition gleichgültig, ob die differierenden Zellpopulationen von einer einzigen Art oder von verschiedenen Arten stammen. Es ist unwichtig, ob ihre Vermischung spontan entstanden ist oder künstlich erzeugt wurde. Es spielt auch keine Rolle, ob die Differenzen der Herkunft mit dem unbewaffneten Auge erkennbar sind – wie bei dem antiken *mixtum compositum* – oder nicht: Unter dem Oberbegriff „Chimärismus" werden sowohl das Zustandekommen aus Anteilen verschiedener Embryonen als auch das Ergebnis der nachträglichen Einführung von Zellen eines anderen Organismus subsumiert.

Historisch gesehen sprach zunächst die Botanik von „Pfropf-Chimären" für Bastarde, die bei Züchtungsversuchen erzeugt worden waren. Später übernahm die medizinische Vererbungslehre das Sprachbild: zum Beispiel zur Kennzeichnung des natürlichen Blutchimärismus zweieiiger Zwillinge, bei denen aufgrund des Austausches über die gemeinsame Plazenta zweierlei Blutgruppen vorkommen. Oder zur Benennung des artifiziellen Bestrahlungschimärismus, der durch Überpflanzung fremdartiger Knochenmarkszellen nach Radiatio und Zerstörung des körpereigenen Immunsystems hervorgerufen wird (Marcovecchio 1993).

Ebenso große Hoffnungen wie Befürchtungen erweckt seit 20 Jahren die Erzeugung genetischer Chimären auf technologisch-experimentellem Weg. Der erfolgreichen Hervorbringung einer Mischung aus Schaf und Ziege im Jahre 1984 folgten unweigerlich Überlegungen, auch menschliches „Erbmaterial" in solche Versuche einzubeziehen. Damit gewann die klassische Mythologie, weit über die Konstanz einzelner Benennungen hinaus, eine ungeahnte Aktualität. Denn was früher ein rätselhaftes Faszinosum für Dichter und Geschichtenerzähler bildete, steht in den Laboratorien der modernen Wissenschaft vor der Verwirklichung. Mischwesen wie der stierköpfige Minotaurus, die geflügelte Löwenfrau Sphinx, die vogelähnlichen Harpyien und alle anderen, denen wir in diesen Kapiteln begegnen, stellen in der anglisierten Terminologie der Molekularbiologie nichts anderes dar als „interspecies chimeras", gebildet aus Komponenten verschiedener zoologischer Arten, einschließlich des Menschen (Bazapoulou-Kyrkanidou 2001). Natürlich hat der Eingriff in die Evolution mit den Verfahren der modernen Forschung auf vielen Ebenen ethische und juristische Debatten entfacht. Vielleicht kann ja das historische Wissen, dass die allermeisten Chimären im Mythos ein frühes und gewaltsames Ende fanden, noch in irgendeiner Weise für die gegenwärtigen Diskussionen nutzbringend gemacht werden.

Weniger den Mischformen im engeren Sinn als vielmehr den eingangs geschilderten riesenhaften Wesen aus den Anfängen der Welt zuzurechnen sind die **Zyklopen**, die am Schluss dieses Kapitels stehen (s. Abb. 7-2). Wie ihre Brüder, die zwölf Titanen, wurden sie von Gaia, der Erde, und Uranos, dem Himmel, gezeugt. Hesiod beschreibt die archaischen Hünen mit folgenden Worten:

> „(…) gleich an Gestalt den Göttern, in einem doch anders:
> Nur ein einziges Auge lag ihnen inmitten der Stirne.
> Deshalb nannte man sie Kyklopen, Rund-Augen, weil das
> einzige Auge rund wie ein Kreis ihnen lag in der Stirne."
> (Theogonie, 142–145)

Gewalttätig, aber kunstfertig schmieden sie als Helfer des hinkenden Hephaistos für den Göttervater Zeus Wetterstrahl, Blitzschlag und Donner, ehe sie von Apoll getötet werden. Die homerischen Zyklopen der „Odyssee" hingegen sind ein wildes und rohes Hirtenvolk, einzelgängerische und gesetzlose Höhlenbewohner auf einer Insel irgendwo im fernen Westen des Erdkreises. Am bekanntesten geworden ist Polyphem: Der Rüpel verspeist die Gefährten des Odysseus, wird dafür aber überlistet und schließlich mit Blendung gestraft.

Wie bei Zentauren oder Sirenen stellt sich im Fall der Zyklopen eine interessante Frage: Sind antike Darstellungen solcher Fehlbildungen in Wort und Bild tatsächlich auf der Basis von Beobachtungen in der umgebenden Welt entstanden? Oder war allein die Einbildungskraft zeitgenössischer Künstler dafür verantwortlich? Drei Antworten sind bisher versucht worden. Sehr früh kam es zur Annahme, gleich zu beschreibende menschliche Missbildungen könnten als „natürlicher Kern" die literarisch-künstlerische Ausgestaltung des Mythos angestoßen oder stabilisiert haben (Geoffroy Saint-Hilaire 1836; Schatz 1901). Allerdings, so muss eingewandt werden, erklärt dies nicht die Riesenhaftigkeit der sagenumwobenen Wesen. Plausibler erscheint daher eine von Paläontologen geäußerte zweite Vermutung. In sizilianischen Höhlen gefundene knöcherne Überreste vorzeitlicher Zwergelefanten könnten aufgrund rekonstruierter Formähnlichkeiten im Bereich des Schädels den morphologischen Kristallisationspunkt der mythischen Kolosse gebildet haben (Thenius 1981).

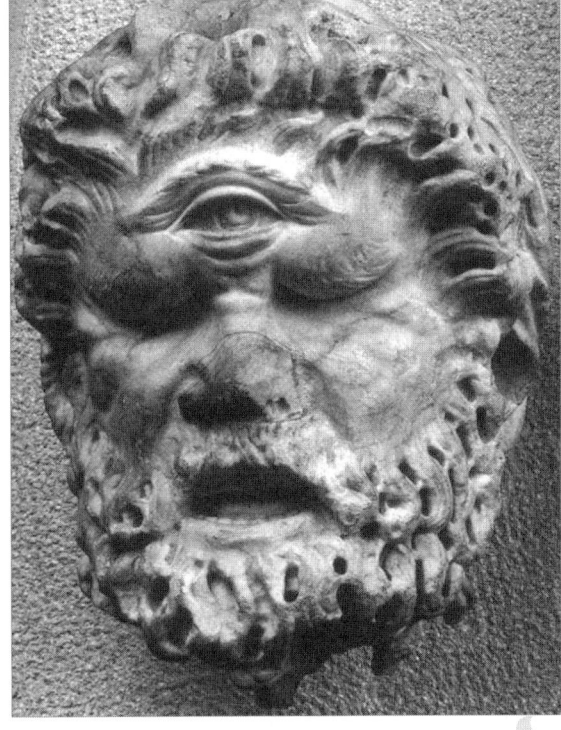

Abb. 7-2: Zyklop. Marmorkopf, um 150 v. Chr. (mit freundlicher Genehmigung des Antikenmuseums Turin).

Auch hier muss man freilich einräumen – und dies wäre eine dritte Antwort –, dass ein bewusst oder unbewusst motiviertes Erschaffen dieser Symbolgestalten auch ohne reale Entsprechung eine hinreichende Erklärung bietet.

In jedem Fall drangen die „rund-äug-igen", „kykl-op-ischen" Ungetüme des Altertums spätestens seit der Neuzeit in den medizinischen Technolekt ein. Sie bezeichnen bis zur Gegenwart eine angeborene Missbildung des Gesichtsschädels und des Gehirns. Diese Fehlform geht einher mit einer Verschmelzung beider Augenhöhlen zu einem einheitlichen Raum und beider Augäpfel zu einem einzigen, mittig im Bereich der Nasenwurzel gelegenen Auge (Synophthalmus). Hinzu kommen in der Regel ein tatsächlich elefantenähnliches, rüsselförmiges und oberhalb des Sehorgans erkennbares Nasenrudiment (Proboskis) sowie eine verkleinerte oder völlig fehlende Mundspalte. Seit dem frühen 19. Jahrhundert bürgerten sich für diesen nicht mit dem Leben zu vereinbarenden Zustand zunächst die romanisierten Fachwörter „cyclocéphalie", „monopsie" und „monophthalmie" ein (Geoffroy Saint-Hilaire 1836). Schließlich setzten sich im Französischen „cyclopie", im Englischen „cyclopy" sowie im Deutschen „Zyklopie" durch.

Auf die Ähnlichkeit mit dem unförmigen Gesicht der schaudererregenden Riesen geht in der Zoologie auch der Ausdruck „Zyklopenbiene" zurück. Darunter versteht man eine abnorme Form der Honigbiene mit verkleinertem Kopf und Facettenaugen, die zu einem einheitlichen Komplex verwachsen sind. Genauso lieferte die fehlgestaltete Fazies der Schreckgestalten die Vorlage zu „Cyclops" als anschaulichem Gattungsnamen für einäugige Wasserflöhe oder Ruderfußkrebse. Gebildete Aquarienfreunde werden den Terminus aufgrund seiner Herkunft besonders zu schätzen wissen. Stimmigerweise kann die chemische Verbindung „Zyklopamin" als teratologisches Agens bei Schafen Einäugigkeit hervorrufen. Hingegen geht der schon in der Antike verwendete Begriff „zyklopische Mauern" auf die angebliche Kunstfertigkeit der mythischen Monster zurück, im alten Mykene aus gewaltigen, unregelmäßigen Steinquadern ohne Mörtel dichtschließend zusammengefügte Befestigungsanlagen errichtet zu haben. Sprachlich gesehen ließ sich selbst den schrecklichsten Ungeheuern noch etwas Positives abgewinnen!

Literatur

Bazapoulou-Kyrkanidou E. Chimeric creatures in Greek mythology and reflections in science. American Journal of Medical Genetics 2001; 100: 66–80.

Geoffroy Saint-Hilaire I. Histoire générale et particulière des anomalies de l'organisation chez l'homme et les animaux. Bd. 2. Paris: Baillière 1836; hier: S. 375–7.

Homer. Ilias. Übs. von Hans Rupé. 10. Aufl. München: Artemis & Winkler (Sammlung Tusculum) 1994.

Marcovecchio E. Dizionario etimologico storico dei termini medici. Firenze: Festina Lente 1993; hier: S. 171.

Ovid. Metamorphosen. Übertragen u. hrsg. von Erich Rösch. 13. Aufl. München: Artemis & Winkler (Sammlung Tusculum) 1992.

Rême B. Polyphème et la vision monoculaire ou la mythologie avait tout prévu. Archives des Maladies Professionelles 1967; 28: 261 f.

Schatz, o. V. Die griechischen Götter und die menschlichen Missgeburten. Wiesbaden: Bergmann 1901 (Nachdruck: Amsterdam: Editions Rodopi 1969; hier: S. 9–11).

Thenius E. Versteinerte Urkunden. Die Paläontologie als Wissenschaft vom Leben in der Vorzeit. 3. Aufl. Berlin, Heidelberg: Springer 1981.

8 Ein Hochzeitsgott und ein Heros der Fruchtbarkeit: Der Hymen und der Priapos

Nachdem uns drei Abteilungen zum Thema „Vermischtes" durch allerlei Wunder und Monster zum Staunen gebracht haben, begegnen wir bei der nächsten Station der Tour d'Horizon zwei nicht minder erstaunlichen Männergestalten. Beide sind seit langem in handfester Weise mit der Anatomie der Sexualorgane und der (Patho-)Physiologie des Geschlechtslebens verbunden.

Die erste ist **Hymen** oder „Hymenaios". Unter diesem Namen kannten die Griechen zum einen das „Hochzeitslied", das vor dem Brautgemach gesungen wurde, zum anderen den „Hochzeitsgott" oder „Ehegott". Als Ausdruck einer echten Homonymie (Wörtergleichheit mit Bedeutungsverschiedenheit) gab es im antiken Sprachgebrauch den ebenfalls männlichen Terminus *hymén* mit einem Sinngehalt, der rein gar nichts mit Hochzeit zu tun hatte: nämlich „Membran". Daher bezeichneten Aristoteles und Galen Hirnhüllen, Herzbeutel, Bauch- und Zwerchfell insgesamt als *hyménes* (Häute) (Hyrtl 1880). Die entscheidende Frage lautet nun: Wann und wo flossen diese beiden Bedeutungsstränge zusammen?

Offenbar kannte kein hellenischer Dialekt einen eigenen Namen für das, was wir heute als anatomisches Hymen ansehen (Barcia Goyanes 1982). Die Römer hingegen bevorzugten, vor allem außerhalb der Wissenschaften, andere sprachliche Kennzeichnungen – zum Beispiel der Lyriker Catull in seinem berühmten erotischen Carmen 62. Soranus von Ephesos, einer der griechischen „Väter der Gynäkologie", leugnete in der um 100 n. Chr. entstandenen Schrift „Krankheiten der Frauen" sogar das Vorhandensein einer Hautfalte im Scheideneingang kategorisch ab. Im Sinne der Membrana virginalis, des „Jungfernhäutchens", mit dessen Zerreißung beim ersten Koitus die Jungfernschaft endet, tauchte das Wort *hymen* im Lateinischen erstmals und einzig bei zwei späten und nicht sonderlich wichtigen Grammatikern des 4. Jahrhunderts n. Chr. auf (Marcovecchio 1993). Danach scheint sowohl die Bezeichnung als auch deren Bedeutung in Vergessenheit geraten zu sein. Erst bei zwei italienischen Anatomen des frühen 16. Jahrhunderts, Gabriele Zerbi und Jacopo Berengario da Carpi, fand diese Form der Benennung wieder Erwähnung und eine kurze Beschreibung (s. Berengario 1959). Andreas Vesal nannte in der ersten Edition seines berühmten Anatomie-Buches von 1543 ebenfalls den Namen, berief sich dabei jedoch auf arabisches Wissen aus dem Mittelalter. Erst in der zweiten Auflage von 1555 legte er eigene Befunde vor.

Spätestens von diesem Moment an gewinnt die eher trockene Wortgeschichte Züge einer hochspannenden „gender history" (Fischer-Homberger 1977). Zweifelsohne dürfte damals sachkundiges Wissen in derartigen Fragen weitgehend in Händen der Hebammen gelegen haben. Um diese „weiblichen" Kenntnisse gegenüber der zu jener Zeit eher dürftigen Kompetenz mancher männlicher Mediziner zu diskreditieren, sollen gerichtsmedizinisch tätige Ärzte der intakten Schleimhautduplikatur ihren Wert als Virginitätszeichen abgesprochen haben, ja vielfach wie Soranus ihre Existenz abgestritten haben! Doch schon zu Beginn des 17. Jahrhunderts kam es zu einer Art Neuentdeckung der dünnen Falte am Scheideneingang – zum Beispiel in der viel beachteten „Anthropographia" des französischen Arztes Jean Riolan von 1618 und in forensisch-medizinischen Schriften. Nach 1700 wurde „Hymen" wieder zur gebräuchlichen Bezeichnung und zum anerkannten Zeichen der Jungfräulichkeit, dessen Formvarianten durch zahllose schmückende Beiwörter von „anularis" bis „septus" näher charakterisiert werden konnten. Seither hat das unscheinbare Häutchen alle Reformen der anatomischen Nomenklatur bis hin zur Anglisierung 1998 unbeschadet überstanden und sogar die klinische Ableitung „Hymenalatresie" für das angeborene Fehlen der notwendigen Öffnung hervorgebracht.

Dieser an Fallen und Fallstricken reichen Sprachentwicklung sei schließlich noch ein weiterer Stolperstein hinzugefügt. In der Regel deutet bei lateinischen Begriffen das Wortende „-men" im Nominativ Singular auf ein grammatisches Neutrum hin (vgl. das Abdomen, das Foramen, das Putamen etc.). „Der" Hymen hingegen ist und bleibt, so bedauerlich es klingen mag, als Lehnwort aus dem Griechischen eindeutig männlichen Geschlechts.

Um den roten Faden dieser verwickelten Begriffsgeschichte nicht aus der Hand zu geben, haben wir zwischenzeitlich den Hochzeitsgott Hymenaios leider völlig aus den Augen verloren, obwohl er doch mindestens ansatzweise am Zustandekommen des medizinischen Terminus beteiligt gewesen sein dürfte (Dunmore u. Fleischer 1985; Ortiz-Hidalgo 1992). Viel ist über ihn gar nicht zu sagen. Die Mythendichter kannten ihn als Musensohn, hielten aber auch eine Abstammung vom „Musiker" Apoll oder vom Fruchtbarkeitsgott Dionysos und von Aphrodite für möglich. Pindar beschrieb ihn als jung sterbenden, bei der Hochzeit hingerafften Genius. Die spätere Dichtung, seltener die Kunst, gab ihm Schönheit und blondes Haar, einen safranfarbenen Mantel sowie die Attribute Fackel, Kranz und Flöte (s. Abb. 8-1).

Nicht auf die Figur des jugendlichen Gottes, sondern ausschließlich auf die zweite Bedeutung „Häutchen" beziehen sich biologische und hiervon abstammende klinische Benennungen. „Hymenopteren" sind in der Insektenkunde „Hautflügler" wie Wespen und Bienen. Eine Vergiftung durch Stich oder Biss dieser Tiere kann man „Hymenopterismus", eine allergische Reaktion darauf „Hymenopterenallergie" nennen. In der Pilzkunde bildeten „Hymenomyzeten" früher die Gattung der Ständerpilze, wozu die meisten essbaren Wald- und Wiesenpilze gehören. Ihre

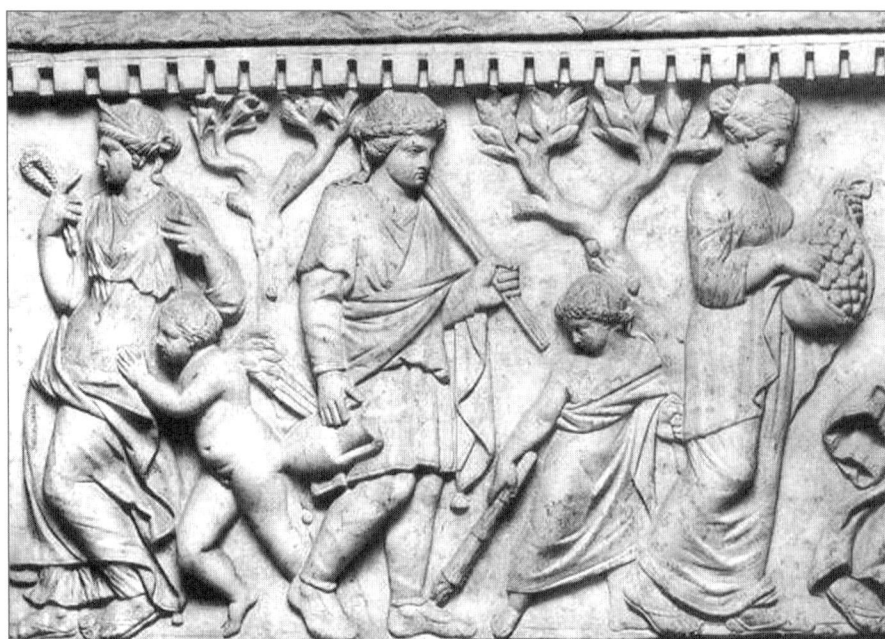

Abb. 8-1: Hymenaios (in der Bildmitte). Marmorrelief an einem Steinsarkophag, um 100 n. Chr. (mit freundlicher Genehmigung der Villa Albani in Rom).

Fruchtschicht ist das „Hymenium". „Hymenolepsis" stellt bei Mikrobiologen eine Gattungsbezeichnung für Bandwürmer mit einer „häutigen Hülse" dar. Durch Anfügen einer gängigen Nachsilbe gelangt man zum korrekten Fachterminus „Hymenolepsiasis" für eine entsprechende Infektion des Menschen.

ॐ ॐ ॐ

Mythologisch betrachtet hat auch die zweite maskuline Figur dieses Kapitels mit der Sexualität zu tun – medizinisch gesehen nicht. Einen **Priapismus** diagnostizieren Urologen gerade dann, wenn eine schmerzhafte, über Stunden oder Tage, selten Wochen anhaltende Erektion des männlichen Gliedes ohne geschlechtliche Erregung besteht. Als Ursache gilt eine Blutüberfüllung der Schwellkörper, die bei Störungen der Blutzusammensetzung und anderen Konstellationen, manchmal auch ohne erkennbaren Anlass, auftritt. Erstmals beschrieben hat dieses äußerst unangenehme Leiden die vorgriechische Heilkunde: Der „Papyrus Edwin Smith" berichtet in Fallgeschichte 31 detailliert von einer pathologischen Steifheit eines Patienten-Phallus nach dislozierter Halswirbelsäulen-Fraktur. Das altägyptische Wundenbuch aus dem 2. Jahrtausend v. Chr. vermochte allerdings nicht zu einer abstrahierenden Benennung des Zustandes vorzustoßen (Westendorf 1999).

Schon das Wort „Priapismus" weist auf eine Namenbildung mithilfe einer Sagenfigur hin. Auf den ersten Blick stehen sogar zwei geeignete Kandidaten zur Auswahl. Einmal Priamos, der letzte König von Troja. Dem Genießer und Gentleman rechnet Homer mit fast protokollarischem Stolz nach, 12 Töchter und 50 Söhne gezeugt zu haben – 19 mit seiner Gattin Hekabe, 31 weitere im Sinne altorientalischer Polygamie mit mehreren Nebenfrauen. Vergil nennt in späterer Überlieferung sogar die unglaublichen Zahlen 50 männlicher und 50 weiblicher Nachkommen. Sprachgeschichtlich erheben sich allerdings deutliche Zweifel. Denn in diesem Fall sollte es doch wohl „Priamismus" heißen, oder es hätte eine wenig wahrscheinliche Buchstabenverschiebung von M nach P stattfinden müssen.

Der geeignetere Bewerber für das Patronat ist daher Priapos. Diese Vermutung wird von einem zuverlässigen Gewährsmann, dem antiken Arzt Galen, in vollem Umfang bestätigt. Der medizinische Vielschreiber überliefert in einer seiner Abhandlungen eine perfekte Definition der Erkrankung samt etymologischer Erläuterung:

> *„Der Priapismus ist eine Vergrößerung des gesamten männlichen*
> *Gliedes hinsichtlich Länge und Größe, ohne geschlechtliches Begehren.*
> *Augenscheinlich wird dieser Zustand nach Priapos benannt."*
> (Über die erkrankten Körperteile, Buch 6, 6)

Gut 200 Jahre später widmete auch Caelius Aurelianus dem Priapismus einen kurzen Abschnitt:

> *„Er hat aber seine Bezeichnung von der Ähnlichkeit*
> *mit den Priaposfiguren bekommen, weil sie so gestaltet werden,*
> *daß sie mit aufgerichtetem Geschlechtsteil dargestellt werden."*
> (Chronische Krankheiten, Buch 5, 10)

Der kundige Diagnostiker Caelius grenzte diesen Zustand anhand des chronischen Verlaufes von der rascher progredienten Satyriasis ab. Über die byzantinischen Ärzte Alexander von Tralleis und Paulus von Ägina, den französischen Königschirurgen Ambroise Paré und weitere Zwischenstationen gelangte das Wort in die moderne Medizinsprache (Jolidon et al. 1985; Papadopoulos u. Kelami 1988). Wer aber war eigentlich dieser heilkundlich verewigte Priapos?

Seine genaue Herkunft bleibt letztlich unsicher. Einigen Dichtern gilt er als Sohn des Dionysos und der Aphrodite oder einer Nymphe. Andere lassen ihn aus einer unglücklich endenden Verbindung des griechischen Götterchefs Zeus mit der anmutigsten aller Göttinnen, eben Aphrodite, hervorgehen. Als die werdende Mutter kurz vor der Niederkunft steht, berührt die notorisch eifersüchtige Zeusgattin Hera deren Bauch mit der Hand und lässt so das Kind als Missgestalt mit einem abnorm großen Geschlechtsteil zur Welt kommen. Aus Furcht vor Schande setzt die Göttin der Schönheit ihren disproportionierten Nachkommen in den Bergen aus. Dort kommt er nicht zu Tode, sondern wird von Schäfern großgezogen und aufgrund seiner anatomischen Auffälligkeit verehrt. Und noch eine weitere Variante der Legende entstand: Diodor, ein Historiograph des ersten vorchrist-

Ein Hochzeitsgott und ein Heros der Fruchtbarkeit

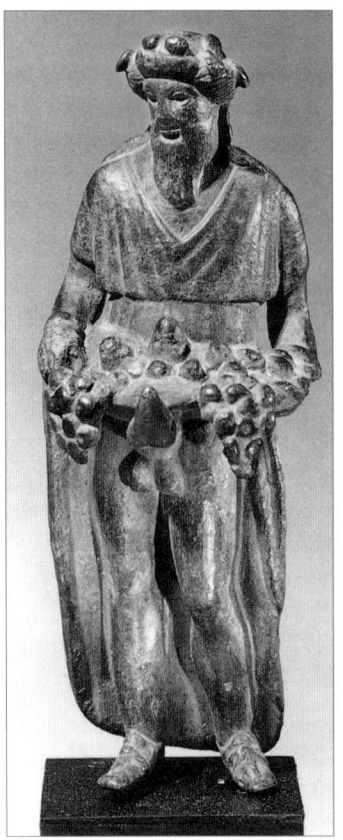
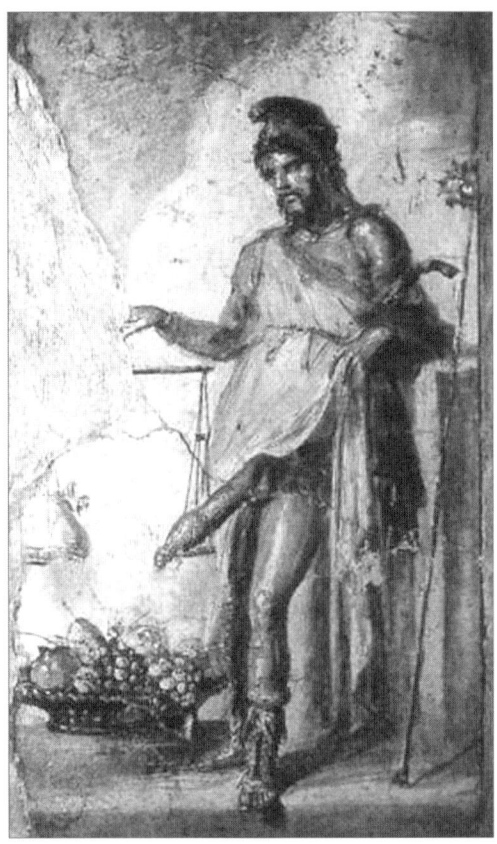

Abb. 8-2: Priapos. Bronzestatuette, 1. Jahrhundert v. Chr. (mit freundlicher Genehmigung des Kunsthistorischen Museums Wien).

Abb. 8-3: Priapus. Wandmalerei aus Pompeji, 1. Jahrhundert n. Chr. (mit freundlicher Genehmigung des Archäologischen Nationalmuseums Neapel).

lichen Jahrhunderts, erörtert mögliche Ursprünge in Ägypten, wonach der mythische Heros eine von Isis veranlasste Vergöttlichung der Männlichkeit ihres Gatten Osiris darstellt.

Trotz der ungeklärten Genealogie trat Priapos einen geradezu unglaublichen Siegeszug durch die griechische und später römische Antike an: als ein urtümlicher Gott animalisch-vegetabilischer Fruchtbarkeit und körperlicher Liebe, als Hüter der Gärten und Weinberge, als Spender von Wohlstand und Reichtum, aber auch als Träger von magischen und apotropäischen, d. h. unheilabwehrenden Kräften, der zur Not sogar Diebe vertreiben konnte. In kaum einem Haushalt fehlten seine handwerklich schlichten Bilder oder Figürchen, an denen der übergroße, fast immer erigierte Phallus auffiel. Oft wurde der imposante Effekt noch dadurch gesteigert, dass die gnomenhafte Gestalt ihren Oberkörper zurücklehnte oder ihr Gewand etwas lupfte (s. Abb. 8-2). Solche von Kunsthistorikern „ithyphallisch" genannten Darstellungen werden leicht missverstanden. Eine oft gezeigte Wandmalerei aus der Villa des Vettius in Pompeji bildet einen Priapos mit einem Glied ab, das in seinen Dimensionen einem dritten Bein nahe kommt (Abb. 8-3). Doch sollte diese Freizügigkeit nicht zwingend den Eindruck des Obszönen hervorrufen, sondern in aller Offenherzigkeit Prosperität und Produktivität des Besitzers demonstrieren. Um derartige Bilder kreisten in Rom auch die „Priapeen". Dies waren schon etwas derbere, trivial-erotische Kurzgedichte, formal den Limericks und inhaltlich unseren Frau-Wirtin-Versen vergleichbar. In Liebesliedern verwendete der römische Lyriker Catull gern das Metrum des „Priapeus", das für solche von geistreich bis pornografisch reichenden Poeme um Priapos geläufig war. Ebenso hatte sich im Latein des ersten vorchristlichen Jahrhunderts das Wort *priapus* für das Membrum virile eingebürgert. Dass schließlich „priapisch" oder „priapeisch" früher in gewähltem Deutsch einmal ein vornehmes Wort für „unzüchtig" war, geht vielleicht auch darauf zurück, dass der protzende Patron nur durch das Geschrei eines Esels gehindert wurde, einer kleinen Nymphe Gewalt anzutun. Jedenfalls erklärt diese Erzählung des Ovid, warum in alter Zeit der sprichwörtlich geile Esel sein bevorzugtes Opfertier darstellte.

Literatur

Barcia Goyanes JJ. Hymen. In: Onomatologia anatomica nova. Historia del lenguaje anatómico. Bd. 4. Valencia: Universidad de Valencia: Secretariado de Publicaciones 1982; hier: S. 216–22.
Berengario da Carpi J. A Short Introduction to Anatomy (Isagogae Breves). Translated by L. R. Lind. Chicago: University Press 1959. (Nachdruck: New York: Kraus 1969; hier: S. 78).
Caelius Aurelianus. Akute Krankheiten. Buch I-III. Chronische Krankheiten. Buch I-V. Hrsg. v. Gerhard Bendz. Übs. v. Ingeborg Pape. Berlin: Akademie-Verlag 1990.
Dunmore CW, Fleischer RM. Medical Terminology. Exercises in etymology. 2nd ed. Philadelphia: Davis 1985.
Galen. De locis affectis. In: Claudii Galeni Opera Omnia. Hrsg. von C. G. Kühn. Bd. 8. Leipzig 1830 (Nachdruck: Hildesheim, New York: Olms 1964–1965; hier: S. 439).
Fischer-Homberger E. Hebammen und Hymen. Sudhoffs Archiv 1977; 61: 75–94.
Hyrtl J. Onomatologia anatomica. Geschichte und Kritik der anatomischen Sprache der Gegenwart. Wien: Braumüller 1880 (Nachdruck: Hildesheim, New York: Olms 1970; hier: S. 256 ff.).
Jolidon C, Cordier M, Lanson Y. Le priapisme à travers les siècles. Journal d'urologie 1985; 91: 225–6.
Marcovecchio E. Dizionario etimologico storico dei termini medici. Firenze: Festina Lente 1993; hier: S. 434 und 700.
Ortiz-Hidalgo C. Pathology and mythology. The American Journal of Dermatopathology 1992: 14; 572–5.
Papadopoulos I, Kelami A. Priapus and priapism. From mythology to medicine. Urology 1988; 32: 385–6.
Westendorf W. Handbuch der altägyptischen Medizin. Bd. 2. Leiden, Boston, Köln: Brill 1999; hier: 730 f.

9 Der Schlaf ist der Bruder des Todes und der Vater der Träume: Hypnose, Euthanasie und Morphium

Wir steigen erstmals hinab in die Unterwelt und treffen dort gleich das Brüderpaar **Hypnos** und **Thanatos**, den „Schlaf" und den „Tod". Beide „starken, gewaltigen Götter" sind Kinder der Nacht, beide zählen zum Gefolge des Hades, der im Totenreich herrscht. Nicht zuletzt stellen die Namen der Geschwister von dichterischer Phantasie personifizierte Begriffe vor.

Das Reich des Schlafgottes schildert Ovid als dämmrige Grotte, einen Ort ewigen Schweigens und vollkommener Ruhe. Kein Tier gibt einen Laut von sich, und Schlafmohn wächst vor dem Eingang. Daraus wird von alters her sein narkotischer Saft, das *hypnotikón mēkóneion*, gewonnen.

> „Nie läßt die Pforte, gedreht in den Angeln, ein Knirschen vernehmen:
> Keine gibt es im Haus und keinen Wächter der Schwelle.
> Doch inmitten erhebt aus Ebenholz sich ein Lager,
> einfarb, flaumweich, dunkel belegt mit schwärzlichen Decken.
> Hier ruht Er, der Gott, gelöst und schlaff seine Glieder."
> (Metamorphosen, Buch 11, 608–612)

Die antiken Dichter kannten zwei Seiten des „Hypnos", den die Römer „Somnus" nannten. Einmal stellt er wie Eros eine Menschen und Götter bezwingende Macht dar, die als „süßer und angenehmer Schlummer" von Sorgen befreit. Zum anderen kann er sich, mit seinem Bruder Thanatos verbunden, als unheilvoll erweisen. In künstlerischen Darstellungen kennzeichnen ein einschläfernder Stab, Mohnstengel und das mit besänftigenden Säften gefüllte Horn den geflügelten Jüngling (s. Abb. 9-1). Als Verkörperung „heilsamer Ruhe" ist der Tröster von Leib und Seele gelegentlich zusammen mit den Heilgottheiten Asklepios und Hygieia zu sehen.

Schon in jenen ärztlichen Schriften aus dem 5. und 4. Jahrhundert v. Chr., die später unter dem Etikett „hippokratisch" gesammelt wurden, fand der Wortstamm „hypn-" Verwendung. Wichtige Ableitungen entstanden erst im 19. Jahrhundert –

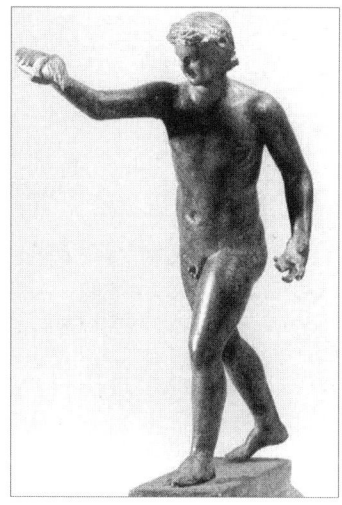

Abb. 9-1: Hypnos (ohne Flügel). Kaiserzeitliche Bronzestatuette (mit freundlicher Genehmigung des Lothringischen Geschichtsmuseums Nancy).

vor allem das englische Substantiv „neuro-hypnotism", abgekürzt „hypnotism", für einen „nervösen, durch Suggestion induzierten Schlaf". Diese gelehrte Neubildung hat der schottische Arzt James Braid 1842/1843 nicht erfunden, aber verbreitet (Marcovecchio 1993). „Hypnotisme", „hypnotiste" und „hypnotique" waren bereits 1821 vom Sekretär der Pariser Gesellschaft für Animalischen Magnetismus, Baron Etienne Felix d'Henin de Cuvillers, in die wissenschaftliche Literatur eingeführt worden (Gravitz u. Gerton 1984). Erst um 1877 tauchte der französische Begriff „hypnose" auf, noch später traten die deutschen Entlehnungen „Hypnotiseur" und „hypnotisieren" hinzu. Doch Fachwörter kommen und gehen: Eine lange Liste um 1900 geprägter Komposita ist infolge der nachlassenden Bedeutung der Suggestionstheorie völlig aus dem ärztlichen Sprachgebrauch verschwunden. Wer versteht oder nutzt zurzeit noch Begriffe wie hypnagog, hypnogen, hypnoid, Hypnokatharsis, Hypnonarkose, hypnophor, hypnopomp oder Hypnotherapie? Wer verbindet noch „Hypnosie" mit jener „Schlafkrankheit", die von Trypanosomen hervorgerufen wird? Die langlebige Bezeichnung „Hypnotika" für eine Arzneimittelklasse hingegen lässt sich tatsächlich auf das hippokratische *hypnotikós* und das lateinische *hypnoticus* für „schlafbringend" zurückführen. Die neueste naturwissenschaftlich-technische Wortschöpfung in diesem Bereich ist das „Hypnogramm" oder die „Schlaftiefenkurve". Sie wird im Schlaflabor mittels Elektroenzephalographie aufgezeichnet und erlaubt eine Einteilung in mehrere Schlafstadien.

Ähnlich zwiespältig wie Hypnos sahen griechischer Mythos und Kunst den Bruder **Thanatos**. Entweder erschien er als sanfter Erlöser von allem irdischen Leid und als zuverlässiger Begleiter der Verstorbenen in die Unterwelt. Oder er flößte als grausamer, widerwärtiger Todesbringer unsägliche Angst ein. Für Hesiod ist sein

> „Herz (…) aus Eisen; ehernen Sinnes,
> kennt er kein Mitleid; wen von den Menschen er einmal gefaßt hat,
> nicht wieder läßt er ihn los, ihn hassen die ewigen Götter."
> (Theogonie, 764–766)

Entsprechend reicht das Spektrum bildlicher Darstellung vom geflügelten Kind, das seinem Zwilling Hypnos ähnelt, bis zum Fast-Greis, dessen wirres Haar genauso abstoßend ist wie der finstere Blick, die Hakennase oder der starrende Bart (s. Abb. 9-2). Im Volksglauben der Griechen wurde Thanatos nie richtig heimisch und deshalb durch den Totenfährmann Charon verdrängt, den wir im folgenden Kapitel treffen.

Im Fachjargon spielt die Wortkomponente „thanato-" erst nach 1800 eine bescheidene Rolle. An halbwegs bekannten und gebräuchlichen Ausdrücken sind lediglich zu nennen: „Thanatologie", die „Wissenschaft von den Ursachen und Umständen des Todes", sowie „Thanatophobie", die „krankhaft gesteigerte Angst vor dem Sterben" – es sei denn, man wollte die „Thanatose", das „Sichtotstellen" von Insekten, oder die „Thanatozönose", die durch Anhäufung lebloser Organismen entstandene „Totengemeinschaft", bemühen. Dass Sigmund Freud in seinem posthum veröffentlichten „Abriß der Psychonalyse" vom Destruktions- oder Todestrieb sprach, dessen letztes Ziel es sei, alles Lebende in anorganische Materie zu überführen, klang oben bereits einmal an (vgl. Kap. 2, S. 17).

Das sicher bekannteste Wort aus diesem semantischen Feld fehlt aber noch: „Euthanasie" natürlich! Diesen Begriff verwendeten in diversen Formen und Zusammenhängen schon antike Autoren, darunter die attischen Komödiendichter Kratinos, Menander und Poseidippos sowie der Schriftsteller und Philosoph Philon von Alexandria. Ebenso nutzen es der Cicero-Freund Atticus und Historiker wie Polybios, Flavius Josephus und Sueton. Mit „Euthanasie" konnte jeweils gemeint sein: der leichte, schnelle und schmerzlose, der rechtzeitige, der würdige und tugendhafte oder auch der ehrenvolle Tod – mit oder ohne vorheriges Krankenlager oder im Kampf. In keinem Fall beinhaltete der Sprachgebrauch zu Anfang eine Beihilfe zum Suizid, die Tötung auf Verlangen oder überhaupt ein ärztliches Eingreifen (Benzenhöfer 1999; Lebek 2002).

Die weitere Begriffsgeschichte kann hier nur in Stichworten wiedergegeben werden. Das moderne Verständnis des Wortes kam andeutungsweise 1605 im Werk des englischen Philosophen und Politikers Roger Bacon zum Ausdruck. Er kennzeichnete mit „euthanasia exterior" einen ärztlich unterstützten, milden und angenehmen Ausgang aus dem Leben bei Erkrankungen mit infauster Prognose. Durchsetzen konnte sich diese Initiative weder inhaltlich noch sprach-

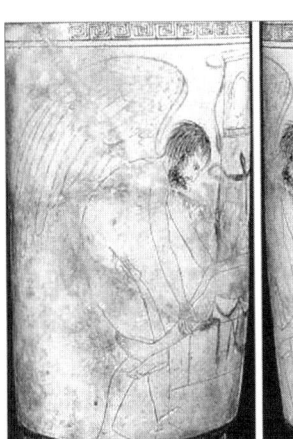
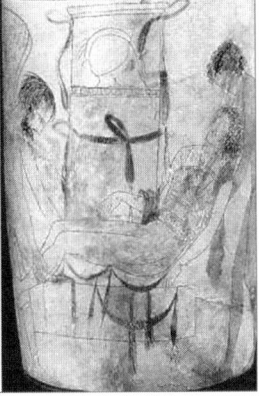

Abb. 9-2: Thanatos. Henkelkrug, um 450 v. Chr. (mit freundlicher Genehmigung des Britischen Museums London).

lich. Erst zu Ende des 19. Jahrhunderts begann, nicht nur in Deutschland, eine Diskussion mit breiter öffentlicher Resonanz. Zunächst wurde eine lebensverkürzende Sterbehilfe nur bei unheilbar Kranken und nur auf Verlangen propagiert. Später hielt man sie auch ohne Verlangen und bei „negativ zu wertenden Existenzen" für gerechtfertigt. Rassische, ökonomische, gesellschaftspolitische und medizinische Argumente führten zu einer völlig neuen Bestimmung des alten Begriffs längst vor der Machtergreifung der Nationalsozialisten. Nach 1933 bedienten sich die braunen Machthaber dann der ideologisch aufgeladenen Bewertung zur Durchführung der furchtbaren T4-Aktion und anderer vernichtender Maßnahmen (Wiesing 1998). Durch seine Nähe zu den nationalsozialistischen Gräueltaten ist der Terminus „Euthanasie" im deutschsprachigen Raum weiterhin belastet, zumal bislang keine allgemein anerkannte definitorische Eingrenzung gelungen ist. Auch Versuche der näheren Bestimmung durch Adjektivpaare wie aktiv/passiv oder direkt/indirekt haben sich als wenig hilfreich erwiesen.

An diesem Beispiel wird deutlich, dass „Sprach-Ge-Schichte" auch das Vorhandensein einzelner, fast im Sinne der Geologie übereinander gelagerter Bedeutungs-Sedimente meinen kann. Je nach Standpunkt und Kontext birgt der Begriff „Euthanasie" in der gegenwärtigen Alltagssprache Sinngehalte, die all seine historischen Schichtungen widerspiegeln: den angenehmen Tod der Antike, die mittelalterliche Ars moriendi als „Kunst, gut zu sterben", die technisierte und bürokratisierte „Vernichtung lebensunwerten Lebens" der jüngeren Moderne und endlich die wohlmeinende Sterbehilfe der Gegenwart.

Ein selbstständiges Nomen proprium trägt die dritte Gestalt dieser mythologischen „Familie". Damit ist diese Figur, anders als Hypnos und Thanatos, nicht bloß die Verkörperung eines abstrakten Begriffs. Es geht um **Morpheus**, einen der vielen Söhne des Schlafgottes. War er in hellenistischer Zeit nur ein unscharf erkennbarer Dämon, so avanciert er in der Poesie des Ovid zum „artifex simulatorque figurae (humanae)", zum göttlichen Kunsthandwerker-Künstler, der für den Schlaf der Sterblichen die wechselnden Traumgestalten in Menschenform herstellt und darstellt. Ganz nebenbei erklärt der römische Dichter hiermit die Herkunft des lateinischen Eigennamens, der sich vom griechischen Wort *morphé* (lat. *figura*) für „schöne Gestalt", „Form" oder „Aussehen" ableitet:

> „Aber der Vater (Hypnos/Somnus) ruft aus dem großen Volk seiner
>   tausend
> *Söhne den Morpheus auf, den Meister der Kunst, die Gestalten*
> *nachzuahmen. Es drückt so geschickt wie dieser kein andrer*
> *Mienen aus und Gang, den Ton der Stimme; die Tracht auch*
> *gibt er dazu und die Wendungen, die im Gespräch einem Jeden*
> *eigen (…)"*
> (Metamorphosen, Buch 11, 633–638)

Der Schlaf ist der Bruder des Todes und der Vater der Träume

Bis zu seinem Auftritt in der medizinischen Fachsprache musste Morpheus allerdings fast zwei Jahrtausende warten. Ab 1803 entdeckte, isolierte und charakterisierte ein 20-jähriger „Gehülfe" in der Hofapotheke zu Paderborn, Friedrich Wilhelm Sertüner, als erstes Alkaloid überhaupt das des Schlafmohns und erkannte darin den wichtigsten Wirkstoff des Opiums (Krömeke 1925; Kurzweil u. Pittrow 1995). Natürlich suchte der angehende Pharmazeut einen passenden Namen dafür und fand ihn etliche Jahre später: 1817 führte Sertürner, inzwischen Apotheker in Einbeck bei Hannover, für den betäubenden und schmerzlindernden Extrakt in Erinnerung an den griechischen Gott der Träume die Bezeichnung „Morphium" ein, indem er dem Wortstamm die Endung „-ium" des Rauschmittels Opium anfügte. Mit vollem Titel hieß die Publikation, die in den „Annalen der Physik" erschien, „Ueber das Morphium, eine neue salzfähige Grundlage, und die Mekonsäure, als Hauptbestandtheile des Opiums". Noch im gleichen Jahr rückte der renommierte Pariser Chemiker Joseph Louis Gay-Lussac eine französische Übersetzung der Arbeit in die bekannten „Annales de Chimie et de Physique" ein, und hier taucht erstmals der schlichtere Namen „morphine" auf (Sertürner 1817; Hamilton u. Baskett 2000). Daher rührt unser heutiger Ausdruck „Morphin", und durch Anhängen weiterer Nachsilben wurden Ableitungen wie „Morphinismus", „Morphinist" und „Morphinantagonist" gewonnen. Inzwischen weckt das Wortfeld sowohl bei Laien als auch bei manchen Ärzten negative Assoziationen, weil es an süchtiges Verhalten, Illegalität und terminale Krankheitszustände erinnert. Dieser sprachlichen Negativ-Propaganda wurde jüngst sogar die zu geringe Verschreibungshäufigkeit des Analgetikums angelastet. Dem Vorschlag

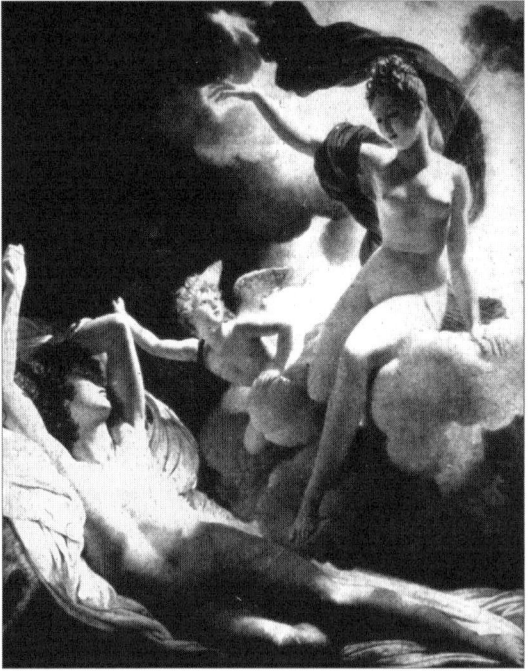

allerdings, wegen einer „Morphio- und Opiophobie" die Bezeichnung aufzugeben oder zu ändern (Simini 1995), können aus historischer Sicht nur wenig Chancen eingeräumt werden.

Das Schlusswort zu diesem Kapitel gebührt Ovid. Denn dass wir umgangssprachlich „in Morpheus' Armen ruhen" und damit ausdrücken, im Land seliger Träume tief und fest zu schlafen, geht eben-

Abb. 9-3: Pierre Narcisse Guérin: Morpheus und Iris. Öl auf Leinwand, 1811 (mit freundlicher Genehmigung der Eremitage St. Petersburg).

falls auf seine Dichtkunst zurück. Die „Metamorphosen" erzählen die tieftraurige Geschichte der Alkyone, der Tochter des Windgottes Aiolos. Sie vermisst schmerzlich ihren geliebten Gemahl Keyx, der auf eine Seereise ging. Um die Wartende nicht länger über das Schicksal ihres Angetrauten, der inzwischen tödlich verunglückt ist, im Ungewissen zu lassen, sendet Hera ihre Botin Iris zum Gott des Schlafes. Dieser soll der bangenden Alkyone im Traum behutsam das Hinscheiden ihres Mannes andeuten. Hypnos überträgt die verzweiflungsvolle Aufgabe dem versierten Menschendarsteller Morpheus (s. Abb. 9-3). Der Verwandlungskünstler erscheint in der gleichen Nacht der jungen Witwe so täuschend echt als ihr ertrunkener Gemahl, dass sie diesen noch am Leben wähnt. Erst als sie am folgenden Morgen erwacht, erkennt sie das Traumbild als Trugbild und findet die vom Meer zurückgegebene Leiche ihres Keyx. Zu einer genauso wundersamen wie wundervollen Einheit sind in dieser Legende die mythologisch-medizinischen Themen dieses Kapitels verschmolzen: Schlaf, Tod, Traum und letztlich sogar der Schmerz und seine Betäubung.

Literatur

Benzenhöfer U. Der gute Tod? Euthanasie und Sterbehilfe in Geschichte und Gegenwart. München: C. H. Beck 1999; hier: S. 13–22.

Gravitz MA, Gerton MI. Origins of the term hypnotism prior to Braid. American Journal of Clinical Hypnosis 1984; 27: 107–10.

Hamilton GR, Baskett TF. In the arms of Morpheus. The development of morphine for postoperative pain relief. Canadian Journal of Anesthesia 2000; 47: 367–74.

Hesiod. Theogonie. Werke und Tage. Hrsg. u. übs. von Albert von Schirnding. Darmstadt: Wissenschaftliche Buchgesellschaft 1997.

Krömeke F (Hrsg). Friedrich Wilh. Sertürner, der Entdecker des Morpiums. Jena: Fischer 1925.

Kurzweil P, Pittrow L. Vom Schlafmohn zu den synthetischen Opiaten. Aachen: Shaker Verlag 1995.

Lebek WD. Wie lange soll man leben? Antike Einsichten und Erfahrungen. In: Karenberg A, Leitz C (Hrsg). Heilkunde und Hochkultur. Bd. 2. Münster: LIT Verlag 2002; 257–76.

Marcovecchio E. Dizionario etimologico storico dei termini medici. Firenze: Festina Lente 1993; hier: S. 339, 436 und 561.

Ovid. Metamorphosen. Übertragen u. hrsg. von Erich Rösch. 13. Aufl. München: Artemis & Winkler (Sammlung Tusculum) 1992.

Sertürner FW. Analyse de l'Opium. De la Morphine et de l'Acide méconique, considérés comme parties essentielles de l'opium. Traduit par M. Rose, pharmacien à Berlin. Annales de Chimie et de Physique 1817; 5: 21–41.

Simini B. Morphine's name. Pain 1995; 62: 251.

Wiesing U. Euthanasie. In: Korff W, Beck L, Mikat P (Hrsg). Lexikon der Bioethik. Bd. 1. Gütersloh: Gütersloher Verlagshaus 1998; 704–6.

10 Eine weitere Reise in die Unterwelt oder: Wie ein Fährmann, das Gelbfieber und die Letalität zusammenhängen

Erstaunlicherweise hat sich eine vergleichsweise junge, im 20. Jahrhundert entstandene Fachdisziplin wie die Virologie in einem Fall auch an einer archaisch-mythologischen Benennung versucht. **Charon evagatus** lautet ein schöner, fast vergessener Name für den Erreger des Gelbfiebers. Das Substantiv dieses Zwei-Wort-Ausdrucks linnéscher Prägung verweist auf einen gleichnamigen Fährmann der griechischen Sagenwelt. Im Volksglauben ursprünglich ein Totengott, individualisiert die Dichtung den „Finsterblickenden" und lässt ihn die vom Götterboten Hermes geleiteten Verstorbenen in einem Nachen mit Ruder und Stange über die Unterweltsströme ans Tor des Hades bringen (s. Abb. 10-1). Als Voraussetzung für die Überfahrt gilt neben einem ordentlichen Begräbnis die Entrichtung des Fährlohns, der trotz Pflicht zum Mitrudern bezahlt werden muss. Diesen „Charonsgroschen" stellt der „Obolos" dar, ein kleines Geldstück, das den Toten unter die Zunge oder

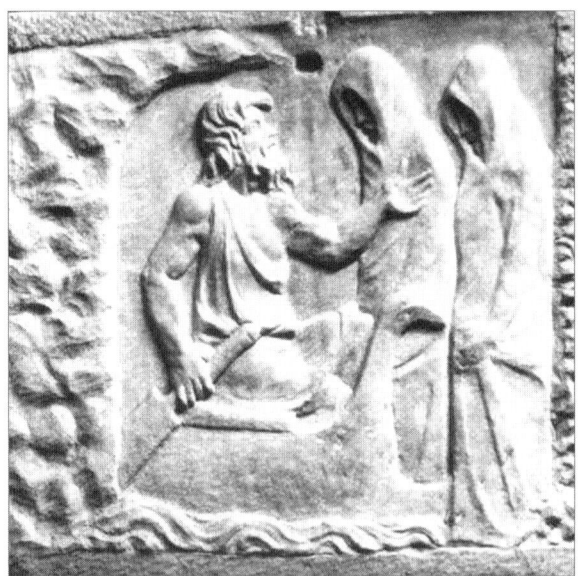

Abb. 10-1: Charon. Marmorsarkophag, um 117–138 (mit freundlicher Genehmigung der Galleria Chiaramonti, Vatikanische Museen Rom).

zwischen die Zähne geschoben wird. Im Fall der Zahlungsverweigerung entfällt die Beförderung, und die Stehengelassenen müssen auf ewige Zeiten an den Ufern der Unterwelt wehklagen. Den ruppigen „Hafenzöllner des Todes" schildert Vergil als ausgesprochen unsympathischen, abstoßenden Alten:

> „Hier die Gewässer und Ströme bewacht als grausiger Fährmann
> Charon, strotzend von gräßlichem Schmutz; verwildert umwuchert
> grau und struppig der Bart sein Kinn; starr glühn seine Augen,
> schmutzig hängt von den Schultern herab am Knoten sein Umhang,
> selber stößt er das Floß mit der Stange, bedient es mit Segeln,
> fährt im eisenfarbigen Kahn die Toten hinüber,
> hoch schon bejahrt, doch grünt noch frisch dem Gotte das Alter."
> (Aeneis, Buch 6, 298–304)

Einen ähnlichen Totenfährmann erwähnen unabhängig vom griechisch-römischen Mythos auch sumerische und ägyptische Legenden. Die Etrusker kannten den scheußlichen Todesdämon „Charun", der mit einem symbolischen Hammer bewaffnet Sterbenden den Rest gab (Terpening 1985). Nach römischen Gladiatorenspielen betrat ein Mann in der Maske des altitalischen Sensenmannes die Arena, um gefallene Schwertkämpfer einzusammeln.
Als ebenso grausam und grauenhaft beschrieb der italienische Dichter Dante Alighieri, dem Vorbild Vergil nacheifernd, Jahrhunderte später den unterirdischen Transportunternehmer:

> „Da schoß (…) heran auf einem Boote
> Ein Greis, dem Alter weiß das Haar gemacht
> Und rief uns zu: ,Weh Euch, verdorbne Tote;
>
> Hofft nicht zu schauen je des Himmels Pracht:
> Hinüber setz ich euch, auf daß euch quäle
> Die Kälte, Hitze und die ewige Nacht.'
> (…)
> Charon, der Dämon mit der Augen Brand,
> Versammelt sie, ein Zeichen gebend allen;
> Schlägt mit dem Ruder, wer nicht kommt gerannt."
> (Göttliche Komödie, Inferno, 3. Gesang)

Welche Anknüpfungspunkte den amerikanischen Virologen Francis Oliver Holmes 1948 veranlassten, einen sprachlichen Bogen vom antiken Totenschiffer zum Gelbfieber-Virus zu schlagen, lässt sich heute, fast 60 Jahre nach dem Benennungsexperiment, schon kaum mehr sagen. Philologisch unscharf vermerkte der Forscher hinsichtlich der Gattungsbezeichnung (Holmes 1948): „Generic name from Latin Charon, ferryman of the Lower World." Zweifelsohne ist die Bedeutungsanalogie zwischen der mythologischen Figur, die Lebende ins Reich der

Toten überführt, und dem mikrobiellen Verursacher einer letal verlaufenden Tropenkrankheit offensichtlich. Zudem gibt es bei der eigentlich durch Mücken übertragenen Erkrankung auch die Möglichkeit der Weiterverbreitung auf dem See- und Luftweg. Dass sie deshalb als „Krankheit der Verkehrswege" bezeichnet wird, könnte eine weitere, zugegeben weit hergeholte Parallele zum „Beruf" des Namenspatrons darstellen. Passend hierzu bedeutet das Adjektiv *evagatus* im Deutschen „sich ausbreitend".

Weil durch Schutzimpfungen Epidemien mit einer größeren Zahl von Todesfällen selten geworden sind, hat sich seit langem für den 1901 entdeckten Erreger die fade und einfallslose Bezeichnung „Gelbfieber-Virus" oder „yellow fever virus" eingebürgert (Mráz et al. 1963). Dem unverwüstlichen Totengeleiter droht mittlerweile der endgültige Abschied von der internationalen Sprachbühne der Infektiologie. Nur kurz gab es einen Lichtblick für Antike-Fans. Die Gruppe verhüllter, kubischer RNA-Viren, zu denen Charon evagatus zählte, trug vorübergehend die klangvolle Bezeichnung „Togaviridae" – nach der Toga, dem Obergewand, das die Bürger im alten Rom umlegten. Inzwischen ist die modernere Familie der „Flaviviridae" (lat. *flavus* = gelb) an diese Stelle gerückt. So leuchtet nur noch ein letzter Hoffnungsschimmer an einem fernen, geradezu astronomischen Horizont: Ein 1978 entdeckter Satellit des erdfernsten Planeten Pluto trägt ebenfalls den Namen des finalen Fährmanns. Nur offiziell, denn der Erstbeschreiber hätte den Himmelskörper lieber „Charlene" genannt, zu Ehren seiner Frau. Ob der bärbeißige alte Charon gegen diese irdische Konkurrenz eine Chance hat?

Bliebe noch zu klären, was die **Letalität** mit der griechischen Unterwelt zu schaffen hat – über die augenfällige Verbindung hinaus. Wir versuchen es und versinken gleich knietief in der Sprachhistorie der Antike.

Das im letzten Abschnitt verwendete Eigenschaftswort „letal" (= tödlich) leitet sich vom lateinischen Hauptwort *letum* ab. Selbiges verwendete der römische Komödiendichter Plautus um 200 v. Chr. im Sinn von „Übergang" oder „Tod". Etwas später, zum Beispiel in der „Aeneis", konnte damit auch der personifizierte Todesdämon gemeint sein. Das lateinische Adjektiv *letalis* kam, ebenfalls mit der heute noch gültigen Bedeutung, schon bei Lukrez, Vergil und dem älteren Plinius vor. Davon abweichend blieb allein der römische Gelehrte und Enzyklopädist Varro im 1. Jahrhundert v. Chr. näher am griechischen Ursprungswort *léthē* und buchstabierte deshalb *lethalis* eindeutig mit th (Marcovecchio 1993). Einen Abkömmling dieser Variante bildet die um 1500 auf vielen Umwegen entstandene englische Schreibweise „lethal" – ebenfalls bis heute mit θ wie in „thick".

Aber das ist lange nicht der Weisheit letzter Schluss. *Léthē* stellt nämlich einmal das griechische Wort für den Vorgang des Vergessens und für sein Resultat, die Vergessenheit, dar. *Léthē* wird zusätzlich ein Strom in der Unterwelt genannt, der die Gefilde der Seligen umfließt. Nach platonischer Vorstellung induziert das Trinken seines Wassers bei den Seelen der Verstorbenen eine Amnesie, sodass sie sich an ihr irdisches Leben nicht mehr erinnern. Bei Platon heißt es:

> „Dort haben sie sich (…) an dem Flusse ‚Sorglos‘ gelagert. (…)
> Ein gewisses Maß nun von diesem Wasser sei jedem notwendig
> zu trinken; (…) und wie einer getrunken habe, vergesse er alles."
> (Der Staat, 621a)

Folgende Zeilen, die in poetischer Wendung die Wirkung des Unterweltsgewässers als Quell der Vergessenheit ausmalen, stehen bei Ovid:

> „(…) Dem Schoße des Felsens entquillt nur,
> Lethe führend, ein Bach, des Wellen murmelnd und rieselnd
> über die Kiesel sanft hinplätschernd laden zum Schlummer."
> (Metamorphosen, Buch 11, 602–604)

Wagen wir einen gewaltigen Zeitsprung. Wesentlich nüchterner geht es in der medizinstatistischen Terminologie des 20. und 21. Jahrhunderts zu. „Letalität" oder „Tödlichkeit" taucht hier wieder auf als zentrales Fachwort von Bevölkerungswissenschaft und Epidemiologie. Der seiner mythischen Wurzeln entkleidete Zweckbegriff beschreibt das Verhältnis der Todesfälle bei einer bestimmten Krankheit in Relation zur Zahl der an ihr Erkrankten. Davon streng zu unterscheiden ist die „Mortalität" oder „Sterblichkeit". Darunter verstehen Biomathematiker das Verhältnis der Sterbefälle insgesamt, bezogen auf die Gesamtbevölkerung. Womit sich zeigt: Rein fachsprachlich-fachgeschichtlich gesehen soll man gelegentlich die Oberwelt verlassen und Regionen ansteuern, denen man eigentlich fern steht. Sonst verpasst man die einmalige Chance, Gestalten wie Charon oder Morpheus, Hypnos oder Thanatos zu begegnen. Dass schließlich vieles „Lethe" und „let(h)al" miteinander verbindet und ein Fährmann und das Gelbfieber eng zusammenhängen, dürfte auch endgültig bewiesen sein.

Literatur

Dante Alighieri. Die göttliche Komödie. Übertragen von Wilhelm G. Hertz. 3. Aufl. München, Zürich, London: Artemis & Winkler 1994.

Holmes FO. Virales. In: Bergey's Manual of Determinative Bacteriology. 6th ed. Baltimore: Williams & Wilkins 1948; 1265 ff.

Marcovecchio E. Dizionario etimologico storico dei termini medici. Firenze: Festina Lente 1993; hier: S. 502.

Mráz O, Tesarčik J, Vařejka F. Nomina und Synonyma der pathogenen und saprophytären Mikroben. Jena: Fischer 1963; hier: S. 28.

Ovid. Metamorphosen. Übertragen u. hrsg. von Erich Rösch. 13. Aufl. München: Artemis & Winkler (Sammlung Tusculum) 1992.

Eine weitere Reise in die Unterwelt

Platon. Werke. Bd. 4. Der Staat. Bearbeitet von Dietrich Kurz. Darmstadt: Wissenschaftliche Buchgesellschaft 1991.

Terpening RH. Charon and the Crossing. Ancient, medieval and Renaissance transformations of a myth. Lewisburg: Bucknell University Press 1985.

Varro. On the Latin language. With an English translation by Roland G. Kent. 2 Bde. Cambridge: Harvard University Press (Loeb Classical Library) 1993.

Vergil. Aeneis. Hrsg. und übs. von Maria und Johannes Götte. 8. Aufl. München: Artemis & Winkler (Sammlung Tusculum) 1994.

11 Von den Heilgöttern der Hellenen: Äskulapstab, Hygiene und Panazee

Kommen wir ohne lange Vorrede sofort zum berühmtesten Heilgott der Griechen, zu **Asklepios**, dem „Aesculapius" der Römer. Im Fachwortschatz der Medizin lebt er weiter in der halblateinisch-deutschen Komposition „Äskulapstab". Das göttliche Wanderutensil stellt ein wichtiges Wahrzeichen des ärztlichen Standes und der Apothekerzunft dar, und deshalb scheinen ein paar Worte zur „Person" des Asklepios und zur Geschichte seiner Gehhilfe dringend geboten.

Die Herkunft des Namens entzieht sich bis heute einer schlüssigen Deutung. Früher erwogene Anknüpfungen an die griechischen Wörter *askalabós* (Eidechse), *aspálax* (Maulwurf) oder *épios* (mild und hilfreich) erwiesen sich als wenig tragfähig. Die „Kriechtier- und Maulwurf-Etymologie" gilt deshalb als verlassen. Eine geläufige Form des Mythos macht den später Verherrlichten zu einem Abkömmling des sterblichen Mädchens Koronis und des Zeussohnes Apoll, eines weiteren sagenhaften Erfinders der Heilkunst. Die Geburt des medizinischen Übervaters vollzog sich unter nachgerade dramatischen Umständen: Noch während der Schwangerschaft wird Apoll von seiner Geliebten betrogen, worauf er die Treulose im Zorn mit einem Pfeil tötet. Während die körperliche Hülle der Verblichenen auf dem Scheiterhaufen verbrennt, schneidet der düpierte Olympier in einer mythischen Vorwegnahme des Kaiserschnitts seinen Nachkommen lebend aus dem Leib der Toten heraus. Dann lässt Apoll den Asklepios vom Zentauren Cheiron, den wir schon kennen gelernt haben, zu einem „untadeligen Arzt" ausbilden. Die Entfaltung der therapeutischen Fähigkeiten gelingt so vollkommen, dass der gelehrige Schüler sogar Verstorbene wiederzuerwecken vermag! Komme diese Kunst erst unter die Leute, so fürchtet nun Zeus, werde bald kein Mensch mehr „für immer" ableben und die natürliche Ordnung der Dinge durcheinander geraten. Deshalb erschlägt der gewitzte Göttervater den unheimlichen Heilkünstler kurzerhand mit einem Blitz, um ihn anschließend mit Auszeichnung in das Pantheon einzureihen.

Nach einer weniger spektakulären Version der Sage ist **Asklepios** ein erdverbundener Heil-Heros aus Thessalien in Nordgriechenland, der nach und nach in kultischer Praxis vergöttlicht wird. In der „Ilias" erwähnt Homer zwei seiner Söhne, Machaon und Podaleirios, die als hervorragende Ärzte – insbesondere Kriegschirurgen – am Kampf um Troja teilnahmen:

> „Als sie zur Stelle nun kamen, wo Atreus' Sohn Menelaos
> Blutend stand und um diesen die Edelsten alle versammelt
> (…)
> Zog er (Machaon) sofort den Pfeil aus dem festgeschlossenen Gurte;
> Aber beim Ausziehn bogen die spitzigen Haken sich rückwärts
> (…)
> Als er die Stelle besehn, wo der spitzige Pfeil ihn (Menelaos) verwundet,
> Sog er das Blut und legte mit kundiger Hand ihm die milden
> Kräuter darauf, die Cheiron als Freund seinem Vater gegeben."
> (Ilias, 4. Gesang, 210–219)

Dieser Vater Asklepios gehörte zu den populärsten Gottheiten der griechischrömischen Zeit. In den zehn Jahrhunderten zwischen 500 vor und 500 nach Christi Geburt strömten im Mittelmeerraum und darüber hinaus Scharen von Kranken zu fast einem halben Tausend ihm geweihter Heiligtümer. Vom nordgriechischen Trikka am Fuß des Olymp bis zum oberägyptischen Philae, von Pergamon in Kleinasien bis Braga in Portugal entstanden Kultstätten, durchaus vergleichbar den Wallfahrtsorten späterer Jahrhunderte und den mondänen Sanatorien erst jüngst vergangener Tage. Als besonders wichtige Niederlassungen gelten Epidauros, südlich von Korinth, sowie Ägina, Kos und Athen – Letztere nachdrücklich gefördert vom Dichterfürsten Sophokles, der dort als Priester wirkte. Vom Eigennamen des Gottes leiten Medizin- und Architekturgeschichte die Fachbezeichnung „Asklepieien" (Singular: „Asklepieion") für diese Bauwerke des Beistandes ab, in denen als zentraler Heilritus die Inkubation vollzogen wurde. Der Gott und seine Helfer erschienen im Traum, vollbrachten Wunderkuren, führten Operationen durch oder teilten geeignete Rezepturen mit (Steger 2004). Neben Liegehallen, die für den Heilschlaf errichtet waren und sich zum Mittelpunkt des Tempelbezirks mit den Altären öffneten, gehörten eine Süßwasserquelle im heiligen Hain und Herbergen für die Patienten zu den überall anzutreffenden Einrichtungen. Zu Recht werden diese hotelartigen Gebäude als erste Kranken-Sammelstellen überhaupt angesehen. Die so praktizierte Verehrung des Asklepios überdauerte den Kult fast aller übrigen Götter. Erst am Ausgang des Altertums kam es zu einem Aufeinandertreffen zwischen dem „Heiland der Heiden" auf der einen und dem „Wundertäter von Nazareth" auf der anderen Seite. Unbeabsichtigt klingt die Vermischung beider Traditionsströme noch in der deutschen Bildung „Asklepios-Jünger" nach, die in den antiken „Asklepiaden" – wörtlich: „dem Asklepios Ähnliche" – einen Vorläufer hat.

Weihreliefs und Bildsäulen aus klassischer Zeit zeigen den Begründer der Heilkunst typischerweise stehend oder sitzend als bärtigen Mann im besten Alter. Er hat langes, gelocktes Haar, und sein faltenreiches, bis in die Achsel hochgezogenes

Gewand lässt Brust und Schulter frei (s. Abb. 11-1). Gewöhnlich stützt sich der Ur-Arzt auf einen Wanderstab, an dem sich eine Natter emporringelt und so das symbolhafte Erkennungszeichen bildet (Schouten 1967).

Damit beginnen einige Schwierigkeiten, denn nicht nur Asklepios hatte diese Art der Darstellung gepachtet. Bereits zwei Jahrtausende zuvor erscheint der altägyptische Schöpfergott Re mit einer Sonnenscheibe auf dem Kopf, um die eine Schlange drapiert ist. Um die gleiche Zeit verehrte man in Babylonien als Caduceus einen Stab mit nicht einem, sondern zwei Kriechtieren (Metzer 1989). Dieses Emblem importierten Griechen und später Römer als Attribut ihres Götterboten. Von da an stand der mit Flügeln ausgestattete Zwei-Schlangen-Stab des Hermes/Merkur als Symbol des Handels dem nichtgeflügelten Ein-Schlangen-Stab des Asklepios/Äskulap als Wahrzeichen der Ärzte gegenüber. Wie vorherzusehen, mussten diese sehr ähnlichen und schwer auseinander zu haltenden Formen Verwechslungen hervorrufen – vor allem nach ihrer Renaissance im 16. Jahrhundert. Als 1818 und nochmals 1856 ein Abzeichen für die Sanitätsabteilung der amerikanischen Streitkräfte zu finden war, verfiel man prompt auf den „falschen" Caduceus statt auf den „richtigen" Äskulapstab. Seither verwendet das US-Army Medical Corps den Stock mit den Reptil-Zwillingen, wie es zuvor andere Ärzte und medizinische Buchdrucker vorgemacht haben.

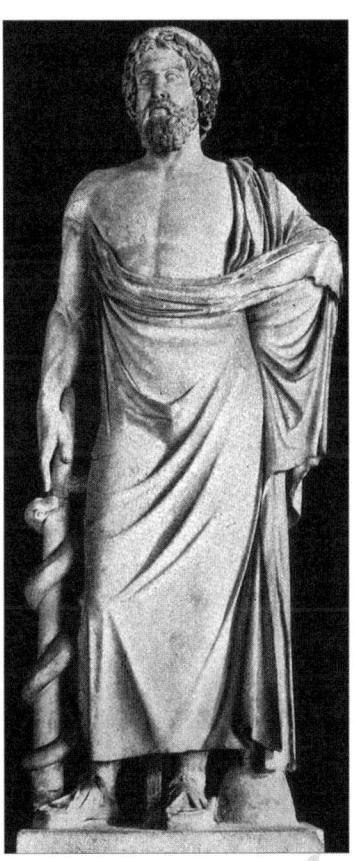

Die kurative Karriere der Schlange reicht damit vom heiligen Tier des Altertums bis zum modernen Logo ärztlicher Organisationen und pharmazeutischer Unternehmen (Bo 1997). Eine solche Bedeutung erlangten die vielen Zeitgenossen suspekten Kriechtiere dadurch, dass ihre Häutung früher als wunderbares Zeichen von Unsterblichkeit, ewiger Jugend oder Genesung nach längerem Leiden gedeutet wurde. Auch ihr Erwachen im Frühling aus dem kältestarren, totenähnlichen Winterschlaf konnte als eine Art Wiedergeburt aufgefasst werden. Weniger bekannt ist, dass die schlanke und flinke Begleiterin des griechischen Heilgottes nicht nur hochsymbolische Werte verkörpert, sondern zugleich eine quicklebendige Naturbewohnerin darstellt: Die ungiftige „Äskulapnatter", von

Abb. 11-1: Asklepios. Marmorstatue, Ende 2. Jahrhundert n. Chr. (mit freundlicher Genehmigung des Museo Nazionale Romano di Palazzo Altemps).

Kriechtier-Spezialisten aufgrund ihrer Größe von bis zu 1,80 Metern *Elaphe longissima* genannt, bevorzugt seit Jahrtausenden den europäischen Mittelmeerraum als Biotop. Im kühleren Deutschland war sie stets nur an wenigen Stellen anzutreffen, zum Beispiel an warmen Quellen im Taunus, wo um 1700 der Kurort „Schlangenbad" entstand. Die scheue und seltene Spezies ist vom Aussterben bedroht und deshalb jüngst zum „Tier des Jahres" gekürt worden (Taudte-Repp 2000).

Noch einmal zurück zur Antike. Vielleicht die schönste Legende um den Heros der Heilkunst beschreibt, wie „Asklepios" zu „Aesculapius" wurde, es also zum Übergang aus der griechischen in die römische Zivilisation kam. Der Historiker Livius referiert in seinem Geschichtswerk „Ab urbe condita" kurz und knapp die Umstände der „Einreise" (Buch 10, 47, 7). Im Jahr 293 v. Chr. verwüstet eine verheerende Pestilenz Rom. Auf Weisung der Sibyllinischen Bücher soll deshalb eine Delegation den Gott per Schiff nach Rom holen – und zwar in „ophiomorpher Manifestation", d.h. „in Gestalt einer Schlange". Dem dürren Bericht des Chronisten wären nun die wortreichen Ausschmückungen desselben Vorgangs durch seinen Dichter-Zeitgenossen Ovid gegenüberzustellen. Als Kostprobe mögen die letzten Verse genügen:

> *„Schon ist zum Haupte der Welt, zu der Römer Stadt sie gedrungen,*
> *als sich die Schlange erhebt, den Hals um die Höhe des Mastes*
> *windet und nach einem Sitz, der ihr gezieme, sich umblickt.*
> *Rings ein Eiland umschließend – ‚Die Insel' nennt man die Stelle –*
> *Teilt in zwei sich der Strom und reckt zwei Arme von gleicher*
> *Stärke von links und rechts um das mittenliegende Land aus.*
> *Dorthin begibt sich vom Schiff der Latiner die phoebusentstammte*
> *Schlange, gewinnt die Gestalt eines Himmlischen wieder und setzt der*
> *Trauer ein Ziel und kommt der Stadt als Bringer des Heils."*
> (Metamorphosen, Buch 15, 736–744)

Die Natter hat gut gewählt. In der Topographie der Ewigen Stadt verkörpert die „Insel der Gesundheit" mitten im Tiber einen Ort kontinuierlicher Heil- und Pflegetradition: vom Äskulap-Tempel, der vor 2300 Jahren tatsächlich an diesem Platz errichtet worden ist, bis zum jüngst an gleicher Stelle umgebauten Krankenhaus mit modernster Ausstattung.

Neben den bei Homer erwähnten Söhnen besaß Asklepios vier, laut manchen Quellen auch fünf Töchter, die alle verschiedene Formen des Helfens in ihren Namen tragen. Akeso, die „Heilerin", Iatros, die „Verarzterin", Panakeia, die „Allesheilende", und last, but not least, die bekannteste: **Hygieia**, die personifizierte Bewahrerin der „Gesundheit" sowohl des Leibes als auch der Seele (Sobel 1990). Nach und nach gelingt es ihr, die restliche Schwesternschaft in kultischer Bedeutung zu verdrängen. Nur sie wird an vielen Orten zusammen mit ihrem Vater verehrt und in der Kunst häufig auch als seine alleinige Gefährtin dargestellt. Nur manchmal darf sie der Kapuzenzwerg Telesphoros begleiten, der rein äußerlich entfernt an unser Rumpelstilzchen erinnert und als „Vollender der Genesung" große Wertschätzung erfuhr. (Doch sollte man ihn deshalb nicht gleich zum „antiken Repräsentanten der Rehabilitation" erheben.) Seltenere Einzelstatuen der Hygieia zeigen eine stattliche junge Frau, angetan mit einem dünnen, fast durchsichtigen Gewand, die einer um ihren Arm gewundenen Schlange aus einer Schale Wasser oder Futter reicht (s. Abb. 11-2). Spätere Überlieferungen wie die Patienten-Autobiografie des hypochondrischen Asklepios-Bewunderers Aristides von Smyrna machten sie gar zur Gattin des Retter-Gottes (Heilige Berichte, Buch 3, 21). Lange zuvor war sie mit der römischen Salus identifiziert worden. Doch während die hellenische Vor- und Fürsorgerin für das persönliche Befinden des Einzelnen zuständig ist, tritt ihr lateinisches Pendant eher als Schutzpatronin des öffentlichen Wohles auf. Die Nachfolgerin können wir in steingewordener Form an der barocken Fontana di Trevi in Rom bewundern.

Private wie staatliche Aspekte der Gesundheitserhaltung sind auch in der modernen medizinischen Begriffsverwendung wiederzufinden. Um 1550 ist im Französischen das Lehnwort „hygiène" nachweisbar, später die entsprechende Anglisierung und Eindeutschung. Im 19. Jahrhundert entstand daraus der Name für das neue medizinische Fachgebiet „Hygiene" im Sinne der „öffentlichen Gesundheitsfürsorge". Das der Alltagssprache zugehörige Adjektiv „hygienisch" für „gesundheitsdienlich" oder „reinlich" und die Berufsbezeichnung „Hygieniker" tauchten zuerst um 1800 wohl ebenfalls in ihren romanischen Varianten auf (Marcovecchio 1993).

Am Ende des 19. Jahrhunderts betrat der „Homo hygienicus" die Bühne: ein Menschentypus, dem das eigene Wohlergehen als höchstes Gut galt und der unbedingt und jederzeit wohlauf sein wollte und musste (Labisch 1992). Dabei unterstützen ihn seither nicht nur Medizin und Ärzte, sondern vor allem etliche Wissenschaften, deren zusammengesetzte Bezeichnungen allesamt auf das griechische Hauptwort für Ge-

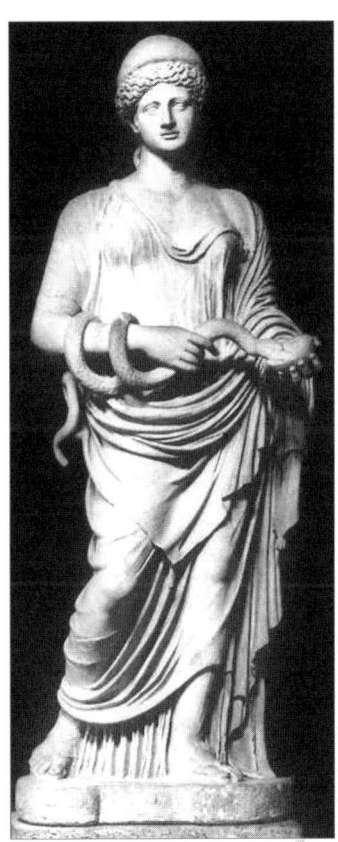

Abb. 11-2: Hygieia. Römisch-kaiserzeitliche Statue (mit freundlicher Genehmigung der Staatlichen Kunstsammlung Kassel).

sundheit zurückgehen: von der Luft-, Lebensmittel- und Abwasser- über die Arbeits-, Wohnungs- und Städte-, die Sozial-, Seuchen- und Tropen- bis hin zur Gewässer-, Landschafts- und Wald-Hygiene – um tatsächlich nur die maßgeblichen Bereiche zu nennen!

Was Hygiene bedeutet, weiß somit jeder aus eigener Erfahrung. Weniger bekannt ist das Fremdwort **Panazee**. Geradezu als Lackmustest klassischer Bildung eignet sich die Frage nach der Herkunft dieses sprechenden Namens. Das Wichtigste dazu ist bereits gesagt, deshalb fassen wir uns kurz: *Pan-akeia*, die „Alles-(mit Kräutern)-Heilerin", galt als „zweitbedeutendste" Tochter des Asklepios. Dasselbe Wort konnte in der Antike auch ein borstiges Gewächs bezeichnen, dessen Saft „bei allem half". Eine solche Pflanze, in der Fachleute heute den Doldenblütler *Opopanax hispidus*, die „Streifartige Heilwurz", wiedererkennen, beschrieb im 3. Jahrhundert v. Chr. der Aristoteles-Schüler und Medizinbotaniker Theophrast (Marcovecchio 1993). Der ältere Plinius verwendete den Ausdruck in seiner „Naturkunde" wie folgt:

> „Das ‚Panaces' verspricht schon durch seinen Namen ein Heilmittel für alle Krankheiten zu sein; es kommt in zahlreichen Arten vor, und seine Entdeckung wird den Göttern zugeschrieben." (Buch 25, 30)

Auch Galen erwähnte im gleichen Sinn die „Panazee" eines gewissen Heras von Kappadokien. Als „Allheilmittel" ist die Bezeichnung der medizinisch-pharmazeutischen Terminologie lange erhalten geblieben. Dafür sorgten nicht zuletzt die Aktivitäten der Alchimisten, die nach dem geheimnisvollen Elixier des Lebens suchten. Heute darf die fachsprachliche Laufbahn des Zauberzeugs zurecht mit dem Etikett „historisch" versehen werden. Doch mit der übertragenen Bedeutung „Wundermittel zur Lösung aller Probleme und Schwierigkeiten" lebt der Begriff seit geraumer Zeit recht auskömmlich in einer literarisch stilisierten Sprache fort.

Alle drei Heilgottheiten, die wir in diesem Abschnitt näher kennen gelernt haben, werden zusammen mit Apoll zu Beginn des berühmten Ärzte-Eides angerufen, den mit Griechisch-Kenntnissen auftrumpfende Historiker gerne „Hórkos" nennen und noch immer Hippokrates zuschreiben:

> „Ich schwöre bei Apollon, dem Arzt, und Asklepios
> und Hygieia und Panakeia und allen Göttern und Göttinnen…"

Literatur

Aristides. Heilige Berichte. Eingeleitet, übersetzt und kommentiert von Heinrich Otto Schröder. Heidelberg: Winter 1986.
Bo G. Il „logo" della Società Italiana di Igiene tra i simboli die Mercurio e di Asclepio. Una rivisitazione storica. Annali di Igiene, Medicina Preventiva e di Communità 1997; 9: 429–38.
Homer. Ilias. Übersetzt von Hans Rupé. 10. Aufl. München: Artemis & Winkler (Sammlung Tusculum) 1994.
Labisch A. Homo hygienicus. Frankfurt, New York: Campus 1992.
Livius. Römische Geschichte. Hrsg. von Hans Jürgen Hillen. 10 Bde. 2. Aufl. München: Artemis & Winkler (Sammlung Tusculum) 1997.
Marcovecchio E. Dizionario etimologico storico dei termini medici. Firenze: Festina Lente 1993; hier: S. 433 und 626.
Metzer WS. The Caduceus and the Aesculapian staff. Ancient eastern origins, evolution, and western parallels. Southern Medical Journal 1989; 82: 743–8.
Ovid. Metamorphosen. Übertragen u. hrsg. von Erich Rösch. 13. Aufl. München: Artemis & Winkler (Sammlung Tusculum) 1992.
Plinius Secundus d. Ä. Naturkunde. Hrsg. u. übs. von Roderich König in Zuammenarbeit mit Gerhard Winkler. München, Zürich: Artemis (Sammlung Tusculum) 1988.
Schouten J. The Rod and Serpent of Asklepios. Symbol of medicine. Amsterdam, London, New York: Elsevier 1967.
Sobel H. Hygieia. Die Göttin der Gesundheit. Darmstadt: Wissenschaftliche Buchgesellschaft 1990.
Steger F. Asklepiosmedizin. Medizinischer Alltag in der römischen Kaiserzeit. Stuttgart: Steiner 2004.
Taudte-Repp B. Ruhm und Elend der Äskulapnatter. Frankfurter Allgemeine Zeitung vom 11. Januar 2000.

12 Antike Vorbilder für die Seelenforschung: Narcissus, Ödipus, Elektra und ihre Komplexe

Nach Helfern und Heilern verdienen nun Konfliktbeladene und Problemgequälte unsere Aufmerksamkeit. Sie hätten dringend Beistand benötigt, um ihr Geschick günstig zu wenden, denn nicht weniger als drei Suizide und drei Mordtaten stehen im Mittelpunkt der folgenden Ausführungen. Gemeinsam ist allen „Betroffenen", dass sie im Mythos natürlich weder diagnostiziert noch therapiert werden konnten. Erst in den Jahren um 1900 entwickelte sich ihre Vorbildfunktion für die psychiatrisch-psychologische Theoriebildung und Fachsprache. Doch waren dazu erhebliche Umdeutungen ihrer „Schwierigkeiten" erforderlich – womit wir dem Gang der Dinge bereits vorausgreifen.

Eine erste wundervoll-melancholische Geschichte um Leiden, Liebe und Tod ist die des griechischen Jünglings **Narkissos**. Gleich mehrere Varianten der Legende sind überliefert. Einmal heißt es, der gut aussehende Nymphensohn habe zufällig in eine Quelle geblickt. Da er nicht wusste, dass er darin sein eigenes Spiegelbild sah, habe er sich so intensiv in die Reflexion verliebt, bis er vor Verlangen verging. In dieser Weise erzählt der griechische Historiker Pausanias die Fabel – um hinzuzufügen, er vermöge sich kaum vorzustellen, wie jemand die optische Realität derartig verkennen könne (Beschreibung Griechenlands, Buch 9, 31). In der Fassung des Sophokles wird der Heranreifende von einem männlichen Bewunderer, den er unbeachtet lässt, getötet. Anschließend verwandelt er sich in die „Narzisse", die bleiche, wohlduftende und betäubende Blume der Gräber, der Unterwelt und des Todes. Auch in der dritten Form der Sage hält der Knabe einen Verehrer auf Distanz, der deswegen verzweifelt und sich mit einem Schwert ersticht. Zur Strafe muss Narkissos eine heftige Zuneigung zu sich selbst entwickeln. Endlich bringt auch er sich um, immer noch von der eigenen Hybris erfüllt, und die Blume entspringt aus seinem Blut. Diese Gestaltung notiert um die Zeitenwende der Mythograph und Rhetor Konon.

Die vierte und kunstvollste Version der Erzählung stammt von Ovid. Bereits dem neugeborenen Kind prophezeit ein Seher nur unter einer Voraussetzung ein hohes Alter: wenn es sich selbst „nicht schauen" wird. Als dann die Nymphe Echo für den sechzehnjährigen „knabenhaften Jüngling" entflammt, nimmt das Verhängnis seinen Lauf. Der Beziehungsunfähige weist ihre Werbung weit von sich, und die Verschmähte weicht kummervoll in Wälder und Felsklüfte zurück. Bald ist nur noch ihre Stimme als Nachhall zu hören. Im Gegenzug hält Nemesis, die Göttin der Vergeltung, für den spröden jungen Mann eine besondere Strafe bereit. An einem klaren Wasser kann er sich nicht mehr von seinem zurückgeworfenen Bild trennen:

> „Während des Trinkens liebt er, berückt von dem Reiz des erschauten
> Bilds einen leiblosen Wahn, was Welle ist, hält er für Körper,
> staunt sich selber an; und reglos bleibt mit gebanntem
> Blick wie ein Standbild er starr
> (…)
> Arglos begehrt er sich selbst, erregt und findet Gefallen,
> wird verlangend verlangt, entbrennt zugleich und entzündet."
> (Metamorphosen, Buch 3, 415–426)

Einsam und allein, in unstillbarer Sehnsucht nach dem unerreichbaren Widerspiel der eigenen Formen, schwindet Narcissus schließlich vor Erschöpfung dahin. Nur die Pflanze bleibt zurück. Er selbst aber bespiegelt sich in der Styx, dem Fluss der Unterwelt, bis auf den heutigen Tag.

Alle Versionen laufen darauf hinaus, dass der Adoleszent dem Übergang zum Erwachsenenalter ausweicht. Er entzieht sich einem Reifungsprozess, der nach griechischer Vorstellung im Anknüpfen einer heterosexuellen wie homophilen Beziehung bestehen konnte. Im Mythos folgt der verhängnisvollen Verweigerung eine landläufig „Selbstverliebtheit" genannte Bindungsunfähigkeit, die in den Tod führt (Becker 1977; Hannan 1992). Dieses Motivs nahmen sich Künstler vieler Epochen begeistert an. Bekannt geworden ist vor allem eine Wandmalerei aus Pompeji (s. Abb. 12-1), doch auch in der Renaissance und im Barock war das Sujet überaus geschätzt. Tintoretto, Caravaggio, Poussain, Lorrain und viele andere haben dem Schönen, der sich in idyllischer Landschaft bespiegelt und früh sterben muss, Arbei-

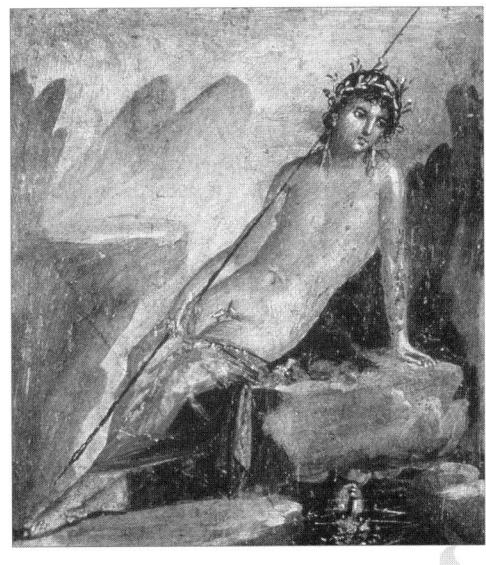

Abb. 12-1: (Titelbild) Narcissus. Wandmalerei aus Pompeji, 1. Jahrhundert n. Chr. (mit freundlicher Genehmigung des Archäologischen Nationalmuseums Neapel).

ten gewidmet. Da der Stoff gleichermaßen morbide und liebeskalte Ich-Bezogenheit versinnbildlichte, diente er um 1900 auch als Grundlage dichterischer Bearbeitung: für Oscar Wildes „Das Bildnis des Dorian Gray" genauso wie für Rainer Maria Rilkes gleichnamige Gedichte und für Hermann Hesses Erzählung „Narziß und Goldmund".

Das Motiv und seine Wirkungsgeschichte erklären, warum die gehobene Allgemeinsprache einen eitlen Selbstbewunderer schon lange vor Hesse einen Narziss bzw. Narziß nannte. Den psychopathologischen Fachterminus „Narzissmus" (engl. narcissism) hingegen hat keineswegs – wie in etymologischen Wörterbüchern zu lesen – Sigmund Freud als Erster benutzt, geschweige denn „erfunden". Vorbereitet hat die elegante Erweiterung des Eigennamens der britische Essayist und Arzt Henry Havelock Ellis (s. auch Hartkamp et al. 2002). Der englische Gentleman mit dem imposanten weißen Bart lancierte mittels seiner „Studies in the Psychology of Sex" einen Frontalangriff auf die viktorianische Prüderie. Ja, er versuchte einen regelrechten wissenschaftlichen Befreiungsschlag, der einen offeneren Umgang mit diversen Formen des menschlichen Geschlechtslebens bezweckte. Und in just diesem Zusammenhang gebrauchte der Vorreiter der sexuellen Revolution für „self-admiration" den gekonnten Vergleich „Narcissus-like tendency" (Ellis 1898). Von dieser Fügung wiederum leitete ein Jahr später der deutsche Nervenarzt Paul Näcke das neue Fachwort ab. Dessen drastische Definition würde heute freilich kaum mehr Gehör finden: „Nur dort, wo das Betrachten des eigenen Ich's [sic!] oder seiner Theile von deutlichen Zeichen des Orgasmus begleitet ist, kann mit Fug und Recht von Narcismus [sic!] gesprochen werden." (Näcke 1899)

Auf diesen Beitrag nahm Freud in seiner Arbeit „Zur Einführung des Narzißmus" aus dem Jahr 1914 Bezug, wie es vor ihm schon der Psychiater Richard von Krafft-Ebing und der Freud-Schüler Otto Rank getan hatten. Der mythologisch interessierte Seelenarzt aus Wien legte die moderne Bedeutung des Begriffs fest, indem er ihn eng in die psychoanalytische Trieb- und Phasenlehre einband. Er bezeichnete mit „Narzißmus" eine besondere Spielart des Autoerotismus, die durch vorübergehende Hinwendung der Libido zum eigenen Körper als „Sexualobjekt" entstehen sollte. Ein solcher Zeitabschnitt in der kindlichen Entwicklung machte seiner Meinung nach ein normales Durchgangsstadium aus und bildete die notwendige Grundlage für ein stabiles Selbstgefühl. Dieser primären, gesunden Form stellte der Analytiker eine sekundär-krankhafte an die Seite. Beim Rückzug in eine Psychose oder in bestimmten Neurosen würde libidinöse Energie der äußeren Realität wieder entzogen und erneut dem Ich zugeordnet.

Den Käfig psychoanalytischer Theoriebildung sprengte erst das rein deskriptive „Diagnostische und Statistische Manual Psychischer Störungen" (DSM-III 1984). Diese psychiatrische Klassifikation führte eine „narzißtische Persönlichkeitsstörung" ein, die durch übertriebenes Selbstwertgefühl, Machtphantasien und Gefühlskälte charakterisiert ist. Solche Kriterien eines „Narzissten" treffen auf den Narcissus der Mythologie kaum mehr zu. Dennoch gehören solche Phänomene zu den häufigsten psychiatrischen Störbildern. Es gibt sogar Kulturkritiker, die unser

Narcissus, Ödipus, Elektra und ihre Komplexe

ganzes, auf den „schönen Schein" ausgerichtetes Zeitalter als ein narzisstisches bezeichnen (Wyss u. Laue 1976).

ಜಿ ಜಿ ಜಿ

Scheut man die verschlungenen Pfade der Begriffsgeschichte nicht, lassen sich auch mit dem Namen der glücklosen Nymphe **Echo** moderne Medizinbegriffe in Verbindung bringen. Im 16. Jahrhundert ist das griechische Ursprungswort, gleichbedeutend mit „Ton" oder „Schall", ins Deutsche entlehnt worden. 1853 hat der Berliner Internist und Neurologe Moritz Heinrich Romberg die „Echolalie" (oder „Echophrasie") als geläufige Bezeichnung für ein „zwanghaftes Nachsprechen von Wörtern oder Sätzen" eingeführt (Marcovecchio 1993). „Echokinese", „Echopraxie" und einige andere, heute vergessene Ableitungen folgten.

ಜಿ ಜಿ ಜಿ

Wir steigen jetzt hinab vom Götterhimmel in den nicht minder sagenumwobenen Kreis sterblicher Helden. Hier setzen wir unseren sprachhistorischen Rundgang fort mit dem „most successful eponym of all times", einer Benennung, die beim Thema „Mythologie und Medizin" sogleich in aller Munde ist: **Ödipus-Komplex**. Freud kam im fünften Kapitel seines Jahrhundertbuchs zu den Träumen und ihrer Deutung erstmals ausführlich auf das sophokleische Drama vom „König Ödipus" zu sprechen. Mit der Vergegenwärtigung der Tragödie wollte er seiner intellektuellen Leserschaft überzeugend darlegen, „was minder deutlich und weniger intensiv in den Seelen der meisten Kinder vorgeht" (Freud 1900, 1972). Anders ausgedrückt: Das Beispiel der literarischen Figur sollte „mit durchgreifender und allgemeingültiger Wirksamkeit" die Erkenntnis vermitteln, ein Knabe begehre unbewusst seine Mutter und hasse eifersüchtig den Vater-Rivalen, der sich zwischen beide stelle. Infolge dieser Verwicklung fühle sich das Kind schuldig, was wiederum seine Entwicklung präge (ebd.).
Aber: Genau ein solches Stück hat Sophokles nie geschrieben. Seinen Protagonisten leitet das Schicksal, nicht das Unbewusste. Sein Held tötet einen Mann und heiratet eine Frau, die – soweit er weiß – unmöglich seine Eltern sein können. Seine Hauptperson unternimmt buchstäblich alles, um den tragischen Ausgang zu verhindern, der ihm vorherbestimmt ist. Den Bruchstellen der Rezeption wird folglich unsere Aufmerksamkeit gelten, doch zuvor müssen wir den antiken Sagenstoff im Einzelnen kennen lernen.
Im klassischen Mythos bringt zunächst nicht der Sohn dem Vater, sondern der Vater dem Sohn negative Gefühle entgegen. Durch eine Weissagung gewarnt, er werde einst von der Hand eines Nachkommen sterben, hat der thebanische König Laios das hilflose Kleinkind in unwirtlichem Gebirge aussetzen und ihm gleichzeitig noch die Fußknöchel durchbohren und fesseln lassen. Daher stammt der sprechende Name *Oidí-pous* (wörtlich: Schwell-Fuß, von griech. *oidáō*, anschwellen, und *poús*, Fuß).

Antike Vorbilder für die Seelenforschung

Die Fortsetzung des „ersten europäischen Krimis" kann als bekannt vorausgesetzt werden. Klein-Ödipus wird gefunden und an einem fremden Königshof erzogen, ohne etwas über seine Abstammung zu erfahren. Dem Herangewachsenen prophezeit das delphische Orakel Vatermord und Mutterheirat. Um dieses Unglück zu vermeiden, legt der Vorsichtige bei der Heimreise einen Umweg ein, auf dem er bei einer Rauferei einen alten Mann erschlägt – seinen ihm unbekannten Vater Laios (s. Abb. 12-2). Nachdem Ödipus das Rätsel der mörderischen Sphinx gelöst hat, erhält er zum Lohn den Thron von Theben und die Hand der verwitweten Königin. Wiederum unwissentlich ehelicht er seine Mutter Iokaste und zeugt vier Kinder mit ihr! Als die schicksalhafte Verstrickung nach Jahren unbeschwerten Glücks aufgedeckt wird – der Ahnungslose selbst ist maßgeblich an der Aufklärung beteiligt –, erhängt sich seine Mutter-Gemahlin. Der im übertragenen Sinn Verblendete sticht sich tatsächlich die Augen aus. Wie Sophokles im anschließenden Drama „Ödipus auf Kolonos" erzählt, stirbt der Schicksalsgeplagte schließlich friedvoll als alter Bettler in Athen, umsorgt von einer treuen und tapferen Tochter. Diese Tochter heißt Antigone und hat es inzwischen zur Heldin einer dritten Tragödie aus dem Sagenkreis um Theben gebracht.

Der Ödipus der attischen Dramen gewinnt sein tragisches Profil aus dem unlösbaren Widerstreit von göttlichem Willen und menschlichem Wollen. Letztlich hilft ihm jedoch kein noch so cleveres Manöver, die vorbestimmten „life events" abzuwenden. Dagegen war Freuds faszinierende Analogiebildung darauf ausgerichtet, nach seiner Lehre zentrale, frühkindlich-sexuelle Konflikte den prüden Zeitgenossen in annehmbarer und eingängiger Form zu präsentieren. Das bedeutete fürs Bürgertum: im „klassischen Gewand". Zu diesem Zweck nahm der Psychoanalytiker drei höchst geschickte Versuche der Umdeutung vor. Erstens übertrug er den Stoff von der Ebene der Mythologie auf das Terrain der klinisch-psychologischen Erfahrung. Zweitens engte er die Handlung auf das enorm breitenwirksame Thema von Vatertötung und Mutterinzest ein. Und drittens verallgemeinerte er den Plot vom singulären

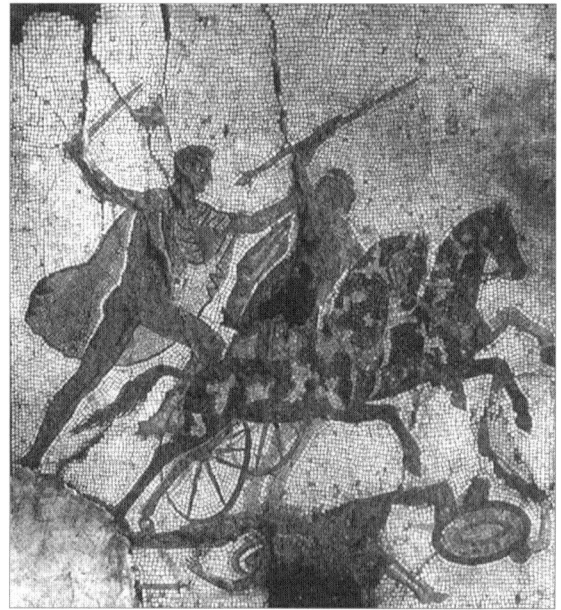

Abb. 12-2: Ödipus und Laios. Fußbodenmosaik, 1. Jahrhundert n. Chr. (mit freundlicher Genehmigung des Archäologischen Nationalmuseums Neapel).

Bühnenereignis zum ubiquitären Seelenzustand: Aus einem einzigen, in der „Realität" der Sage exemplarisch bis zum tödlichen Ende durchgespielten „Fall" leitete er ein allgemein-menschliches Phänomen ab. „Sein (des Ödipus) Schicksal ergreift uns nur darum, weil es auch das unsrige hätte werden können", heißt es entsprechend (Freud 1900, 1972). Und einige Jahre später schreibt Freud: „Jeder war einmal im Keime und in der Phantasie ein solcher Ödipus." An die Stelle des antiken Konfliktes zwischen göttlicher Fügung und persönlichem schuldlos Schuldigwerden ist in der Psychoanalyse ein fast naturwissenschaftlicher Determinismus getreten, der seelisches Gesundsein und Krankwerden entscheidend mitbestimmt:

> „Wir dürfen die Vermutung aussprechen, daß er (der Ödipus-Komplex) mit seinen Ausläufern den Kernkomplex einer jeden Neurose darstellt, und sind darauf gefaßt, ihn auf anderen Gebieten des Seelenlebens nicht minder wirksam anzutreffen." (Freud 1910, 1972, S. 50)

Für die analytische Kulturtheorie spielte die mythisch verbrämte Tretmine ebenfalls eine zentrale Rolle, denn „im Ödipus-Komplex (treffen) die Anfänge von Religion, Sittlichkeit, Gesellschaft und Kunst" zusammen (Freud 1913, 1972). Den vielleicht wichtigsten Unterschied zwischen dem griechischen Mythologem und dem freudschen Psychologem hat ein Kenner der Materie einmal in witziger und zugleich gewitzter Weise auf den Punkt gebracht: „Ödipus hatte keinen Ödipus-Komplex – er ist der Ödipus-Komplex!"

Liebes- und Inzestwünsche bezüglich des gegengeschlechtlichen Elternteils sowie Hass- und Feindseligkeitsgefühle gegenüber dem gleichgeschlechtlichen Pendant spielen sich natürlich nicht nur bei Jungen ab. Deshalb überrascht es kaum, dass Carl Gustav Jung, Freuds großer Mitstreiter und Gegenspieler, nur wenige Jahre nach dem Ödipus-Komplex dessen feminine Variante beschrieb: den ebenfalls aus dem Mythenschatz abgeleiteten **Elektra-Komplex**. Damit meinte der Schweizer Psychiater und Tiefenpsychologe die exzessive und „spezifische Zuneigung zum Vater und die entsprechende Eifersuchtseinstellung gegen die Mutter" (Jung 1913, 1971). Allerdings hat sich die Bezeichnung nicht recht durchgesetzt. Man spricht auch innerhalb der Psychoanalyse eher vom „weiblichen Ödipus-Komplex".

Wie passt die antike Elektra in ihr modernes Gewand? Als Tochter des Agamemnon und der Klytaimnestra zum „fluchbeladenen" Geschlecht der Tantaliden zählend, muss sie erleben, wie ihre Mutter und deren Liebhaber den gerade aus Troja zurückkehrenden Vater töten. Zusammen mit ihrem Bruder Orest plant sie fortan die Blutrache für den von ihr verehrten Agamemnon. Gemeinsam mit Orest vollendet sie den Matrizid – hier liegt die deutlichste äußere Parallele zum Geschick des Ödipus. Über das weitere Schicksal der Elektra gibt es verschiedene Versionen.

Nur in einer verschmäht sie aus übergroßer Liebe zum ermordeten Vater die Männer und den Ehestand.

Nach den erfolgreichen Vorbildern Ödipus und Elektra haben etliche Vertreter tiefenpsychologischer Schulen versucht, andere Konfliktkonstellationen durch klassische Namen für Komplexe zu kennzeichnen: Atreus und Diana wurden bemüht, dazu Herakles, Ikarus oder Iokaste. Laios und Medea waren als psychopathologische Modelle zeitweise ebenso gefragt wie besagter Orest, Odysseus oder Phaedra (Rodin u. Key 1989). Einen unumstrittenen Platz im Fachwortschatz hat sich aus dieser Nachzüglergruppe niemand mehr sichern können. Warum? Es fehlte wohl an der Gnade der frühen Geburt wie an der Schlüssigkeit der Analogie. Und vielleicht auch an der Geschliffenheit der klassischen Bildung, über die der Schulgründer Freud fraglos verfügte.

Literatur

Becker M. The Narcissus myth in Ovid. The American Journal of Psychoanalysis 1977; 37: 259–61.

Diagnostisches und Statistisches Manual Psychischer Störungen. 3. Aufl. DSM-III. Weinheim, Basel: Beltz 1984.

Ellis HH. Auto-Erotism. A psychological study. The Alienist and Neurologist 1898; 4: 260–99.

Freud S. Die Traumdeutung (1900). In: GW II/III. 4. Aufl. Frankfurt/M.: S. Fischer 1972; hier: S. 276–71.

Freud S. Über Psychoanalyse (1910). In: GW VIII. 4. Aufl. Frankfurt/M.: S. Fischer 1972; hier: S. 50.

Freud S. Totem und Tabu (1913). In: GW IX. 4. Aufl. Frankfurt/M.: S. Fischer 1972; hier: S. 188.

Freud S. Zur Einführung des Narzißmus (1914). In: GW X. 4. Aufl. Frankfurt/M.: S. Fischer 1972.

Hannan M. A psychoanalytic interpretation of Ovid's myth of Narcissus and Echo. Psychoanalytic Review 1992; 79: 555–75.

Hartkamp N, Wöller W, Langenbach M, Ott J. Narzisstische Persönlichkeitsstörungen. In: Tress W, Wöller W, Hartkamp W, Langenbach M, Ott J (Hrsg). Persönlichkeitsstörungen. Leitlinie und Quellentext. Stuttgart, New York: Schattauer 2002; 213–33.

Jung CG. Darstellung der psychoanalytischen Theorie (1913). In: Gesammelte Werke. Bd. 4. Olten, Freiburg i. Br.: Walter-Verlag 1971; hier: S. 180.

Marcovecchio E. Dizionario etimologico storico dei termini medici. Firenze: Festina Lente 1993; hier: S. 303.

Näcke P. Kritisches zum Kapitel der normalen und pathologischen Sexualität. Archiv für Psychiatrie und Nervenkrankheiten 1899; 32: 356–86.

Ovid. Metamorphosen. Übs. u. hrsg. v. Erich Rösch. 13. Aufl. München: Artemis & Winkler (Sammlung Tusculum) 1992.

Pausanias. Description of Greece. With an English translation by W. H. S. Jones. Bd. 4. Cambridge: Harvard University Press (Loeb Classical Library) 1992.

Rodin AE, Key JD. Medicine, Literature & Eponyms. An encyclopedia of medical eponyms derived from literary characters. Malabar: Krieger 1989.

Sophokles. Dramen. Hrsg. u. übs. v. Wilhelm Willige. München: Artemis & Winkler (Sammlung Tusculum) 1995.

Wyss D, Laue B. Narziß. Zur anthropologischen Psychopathologie einer Kommunikationsstörung. Zeitschrift für klinische Psychologie und Psychotherapie 1976; 24: 358–67.

Heldenschicksale: Die Sehne des Achilles und das Haupt der Medusa

Ein weiterer, sehr populärer Terminus hängt ebenfalls aufs engste mit einem Helden zusammen. Dies ist der Grund, warum wir noch einen Augenblick bei den griechischen Heroen und ihrem Los verweilen müssen.

Jeder kennt die **Achillesferse** als „wunden Punkt" oder „schwache Seite". Und fast jeder ist Achilleus, Achilles oder Achill schon einmal begegnet. Der Auftritt des stärksten, schönsten und schnellsten Griechen vor Troja in unserer Umgangssprache geht auf eine Begebenheit aus seiner Kindheit zurück. Die Mutter tauchte den Knirps in die Fluten der Styx, um ihn unverwundbar zu machen (s. Abb. 13-1). Die rechte Ferse jedoch, an der sie den Jungen festhielt, blieb unbenetzt. Daher ist der rundum Gepanzerte nur an dieser Stelle verletzlich, daher trifft den eigentlich Unbesiegbaren genau hier der Pfeil des Paris tödlich.

Ein ähnliches Motiv findet sich in altgermanischen Heldensagen. Das „Nibelungenlied" erzählt, wie der jugendliche Siegfried im Drachenblut badet, um gegen Hiebe und Stiche jeder Art gefeit zu sein. Auch bei ihm bleibt ein kleines Körperareal zwischen den

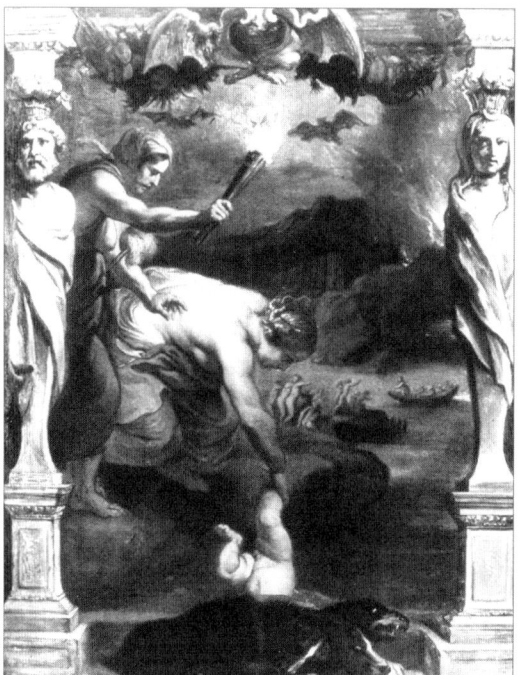

Abb. 13-1: Peter Paul Rubens: Thetis taucht Achilleus in die Styx. Öl auf Leinwand, um 1630. Im Bildhintergrund rudert Charon über den Fluss (Abdruck mit freundlicher Genehmigung des Museums Boijmans van Beuningen Rotterdam).

Schulterblättern ausgespart. Just an diesem ungeschützten Fleck verwundet ihn Hagens Lanze unrettbar. Einer Hauptgestalt aus der altnordischen „Edda" schließlich, dem Wieland, werden vom bösen König Nidhod die Füße durch Verletzung der Strecksehnen gelähmt. Anatomisch gesehen stimmt diese Saga mit Achills Ableben fast punktgenau überein.

Die Umstände, unter denen der hellenische Kämpfer in die Kunstsprache der Körperwissenschaftler eingeführt wurde, könnten glatt als Vorlage für einen Grusel-Film dienen – wären sie nicht so traurig und in ihrer historischen Faktizität so überaus mysteriös. Unbestritten ist, dass die Ereignisse mit einem Anatomen an der flämischen Universität in Löwen zusammenhängen. Unbestritten ist weiter, dass eine seiner unteren Extremitäten eine entscheidende Rolle spielte. Weniger klar ist die Abfolge des Geschehens. Einer ersten Lesart zufolge musste dem unglücklichen Hauptdarsteller Philipp Verheyen in jüngeren Jahren ein Bein amputiert werden. Die Verstümmelung zwang ihn zur Aufgabe seines Theologie-Studiums, und er wandte sich der Medizin zu (Biographisches Lexikon 1934). Nach einer zweiten Version sezierte der professionelle Zergliederer später eigenhändig das Amputat (Hyrtl 1880) – ein für die damalige Zeit nicht so ungewöhnliches Verhalten, wie es im Rückblick erscheint. Bei der Präparation verfiel der Gelehrte auf den fast dichterischen Einfall, die stärkste und größte Sehne des menschlichen Körpers als „Chorda Achillis" zu bezeichnen. (Das lateinische Wort *chorda* bedeutet „Saite" oder „Strang".) Wollte der Versehrte durch die sprachliche Setzung kraft der eigenen Phantasie Behendigkeit und Schnelligkeit des griechischen Athleten zurückgewinnen? Oder wollte er sehnsuchtsvoll an Zeiten zurückdenken, da er sich selbst in leiblicher Unversehrtheit fortbewegen konnte?

Genau kann das heute niemand sagen. Vielleicht war der Ausdruck damals schon im Umlauf und wurde von Verheyen bloß publikatorisch „fixiert". Vorher nämlich waren andere Bezeichnungen gebräuchlich. Zum Beispiel tauchte im Werk des mittelalterlichen Übersetzers Gerhard von Cremona die „Sehne des Hippokrates" auf, denn der Erzvater der rationalen Heilkunde hielt der Überlieferung nach ihre Verletzung für lebensgefährlich (Schwarz 1988). Noch eine andere Ableitung des Terminus scheint denkbar: Achill diente nicht in der Rolle des Opfers, sondern des Täters als Vorbild. Homer erzählt, wie der vortreffliche Krieger den trojanischen Helden Hektor nach harter Auseinandersetzung bezwingt. Anschließend legt er einen Strick um die kräftigen Sehnen beider *Tricipites surae* des Getöteten. Dann zieht er ihn an einen Kampfwagen gehängt dreimal um die Mauern der Stadt:

> „Denn er (Achill) durchbohrte an beiden Füßen ihm (Hektor)
> hinten die Sehnen
> Zwischen Knöchel und Ferse, durchzog sie mit rindernen Riemen,
> Band am Wagen sie fest, daß der Kopf am Boden ihm schleifte."
> (Ilias, 22. Gesang, 396–398)

Der (fiktive) Vorfall war in der anatomischen Literatur gut bekannt. Als einer der Ersten hatte sich in der Renaissance ein spanischer Arzt mit den Strukturen des

Fußes befasst und in einem Lehrbuch auf die Szene Bezug genommen (Valverde de Amusco 1556). Wäre dann aber nicht die Benennung „Hektorsehne" angemessener und würdiger gewesen? Leider kann Philipp Verheyen heute nicht mehr gefragt werden, welche der verschiedenen Versionen als die richtige anzusehen ist. In einem Kompendium veröffentlichte er den Ausdruck (1693), und kurz darauf verwandelte der deutsche Chirurg Lorenz Heister die „Chorda" endgültig in den „Tendo Achillis", unsere **Achillessehne** (Hyrtl 1880; Barcia Goyanes 1978).

Später sagte sich die anatomische Nomenklatur von Eigennamen los. Die Sehne des dreiköpfigen Wadenmuskels, die am Fersenbein ansetzt, mutierte durch Hinzufügung dieses zweiten Substantivs im gleichen Kasus notgedrungen zum sprachlich blutarmen „Tendo calcaneus". Doch weder ließen sich Kliniker ihre „Achillessehnen-Reflexe", „Achillodynien" oder „Achillessehnen-Rupturen" nehmen noch konnte man ihnen ungebräuchliche Ausdrücke wie „Achillobursitis", „Achillotendinitis", „Achillorrhaphie" oder „Achillotenotomie" ausreden. Recht hatten sie. In Umkehrung der historischen Tendenz wurde dem homerischen Heros kürzlich in der offiziellen Liste angloamerikanischer Eponyme abermals die Reverenz in Form einer Referenz erwiesen: „Achilles tendon" erscheint dort erstmalig wieder als fakultative Variante (Terminologia anatomica 1998). Und nicht nur deshalb wird der strahlende Jungstar der Griechen noch auf längere Sicht in der Medizin fortleben.

In der nächsten Erzählung spielt nicht der eigentliche Held Perseus die Hauptrolle, sondern eine wenig anziehende Frauengestalt. Die sterbliche **Medusa** haust, so will es die Legende, zusammen mit ihren unsterblichen Schwestern Sthenno und Euryale „am Rande der Nacht", dem äußersten westlichen Saum der griechischen Welt. Alle drei zusammen bezeichnet man als die Gorgonen. Diese Wesen hätte man ebensogut dem Mensch-Tier-Übergangsfeld zuordnen können: Es sind garstige weibliche Ungeheuer mit ehernen Armen, zischenden Schlangen im Haar (darauf wird es gleich ankommen!) und riesigen roten Zungen, die aus einem Maul zwischen spitzen Hauern heraushängen. Ein einziger grauenerregender Blick aus ihren schrecklichen Augen lässt jedes Lebewesen „augenblicklich" erstarren.

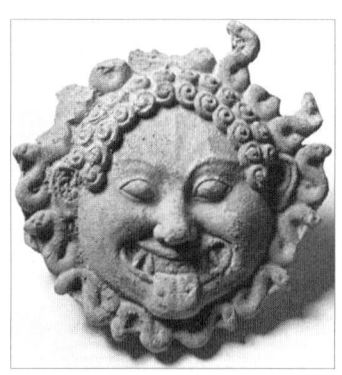

Nur Perseus gelingt es mit diversen Tricks und der Hilfe anderer Götter, der widerlich missgestalteten Medusa im Schlaf das Haupt abzuschlagen und zu entkommen. Auch das abgetrennte Caput behält jedoch seinen versteinernden „Medusenblick". Dieser Umstand hilft dem findigen Heroen, Atlas beim nach-

Abb. 13-2: Medusenhaupt. 5. Jahrhundert v. Chr. (mit freundlicher Genehmigung des Archäologischen Nationalmuseums Tarent).

Die Sehne des Achilles und das Haupt der Medusa

folgenden Streit in ein Gebirge zu verwandeln und die beeindruckende Trophäe anschließend seiner Beschützerin Athene zu überreichen. Die heldenhafte Jungfrau befestigt das makabre Mitbringsel sogleich an ihrem Brustschild. Dadurch zähmt sie die Vernichtungskraft des bösen Blicks und kann bei geeigneter Anwendung unliebsame Gegner einfach in lebloses Gestein verzaubern.

Die aktive Beteiligung der Athene am beschriebenen Köpfungs-Kommando war übrigens kein Zufall. Medusa war nämlich ursprünglich jung und, wie Ovid erzählt, „von herrlichster Schönheit". Doch dann ließ sie sich zu einer heißen Affäre mit dem Meeresgott Poseidon hinreißen – ausgerechnet in einem Heiligtum jener Göttin. Die wiederum bestrafte die Entweihung ihres Tempels, indem sie der frevlerischen Mätresse postwendend das abstoßend hässliche Aussehen eines Monstrums verpasste.

Als unheilabwehrendes Motiv taucht das zähnefletschende Gorgonenhaupt seit frühester Zeit auf Brustpanzern und Trinkgefäßen auf. Ebenso schmückt es Lampen und Bauwerke: ursprünglich mit einem noch tierähnlichen und fratzenhaft-dämonischen, später dann mit einem vermenschlichten, fraulich-anmutigen Antlitz (s. Abb. 13-2). An der Umfassung eines römischen Eifel-Brunnens sind die Rundplastiken genauso zu finden wie auf romanischen Kapitellen mittelalterlicher Kirchen. Auch in Renaissance und Barock wurde die skurrile Fazies gerne als antikisierende Dekoration an Harnischen, Portalen und Triumphbögen angebracht und inspirierte Maler wie Caravaggio und Rubens zu wahrhaft atemberaubenden Kunstwerken (s. Abb. 13-3).

Wie bei Hermaphroditen, Zentauren und Zyklopen haben kunst- und medizinhistorisch interessierte Ärzte im Fall der Gorgo Medusa nach realen Leitbildern Ausschau gehalten, die als Ausgangspunkt der mythologischen Geschichte infrage

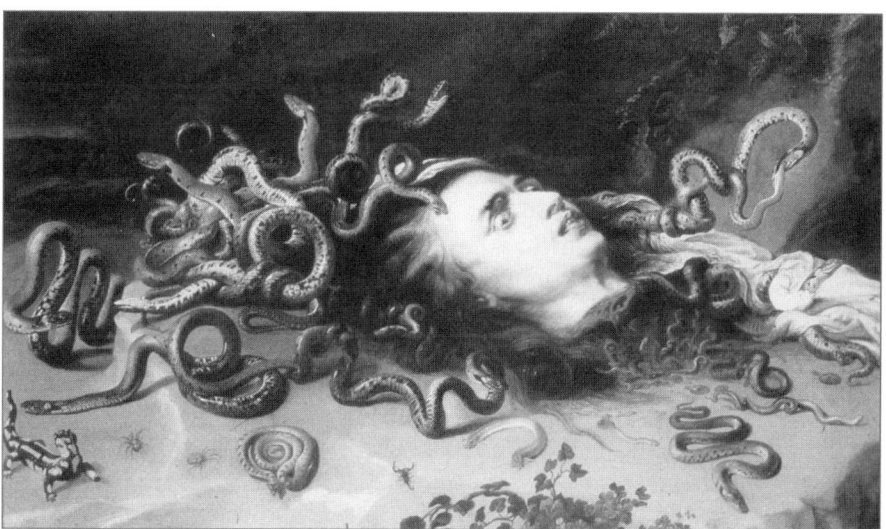

Abb. 13-3: Peter Paul Rubens: Haupt der Medusa. Öl auf Leinwand, um 1618 (mit freundlicher Genehmigung des Kunsthistorischen Museums Wien).

kommen. Dabei erblickten zwei völlig verschiedene Vermutungen das Licht der wissenschaftlichen Welt. Zunächst die Vorstellung, das Schreckensbild vom Haupt ohne dazugehörigen Leib sei einem „Acardius acormus" nachempfunden, einer sehr seltenen menschlichen Missbildung. Wörtlich bedeutet der Ausdruck „Herzloser ohne Stamm". Solche „Köpfe ohne Rümpfe" können offensichtlich neben einem normal entwickelten Zwilling entstehen und in nahezu gewöhnlicher Form wachsen. Der Schädel kann auch unvollständig ausgebildet und zusätzlich durch Hautfalten, Eihüllenfetzen und Nabelschnurreste entstellt sein. In diesem Fall erweckt die Fehlbildung tatsächlich den Eindruck eines schlangenhaarigen Hauptes. Und diese natürlichen Ausprägungsformen „schöner" versus „hässlicher" lieferten teilweise sogar eine wissenschaftliche Erklärung für die gegensätzliche frühe und späte Darstellungsweise in der antiken Kunst (Schatz 1901). Einer zweiten Hypothese zufolge soll ein riesiges Rankenangiom der Kopfschwarte als „paradigmatische Anomalie" Pate bei der Schaffung der mythologischen Gestalt gestanden haben (Vollmar 1983). Dieser angeborene Tumor führt zu zahlreichen massiv erweiterten Gefäßkurzschlüssen zwischen Arterien und Venen auf der Schädelhöhe. In der Tat lassen einzelne Patienten, die unter dieser Erkrankung leiden, eine gewisse äußerliche Ähnlichkeit zu antiken Gorgonen-Bildnissen erkennen.

Der Annahme der Missgeburt wie der Vorstellung des kongenitalen Gefäßtumors ist jedoch Folgendes entgegenzuhalten: Ihre zentrale Aussage – die nahezu prähistorische Beobachtung einer Fehlbildung und deren anschließende Verwertung in der alten mythologischen Literatur – ist weder zu falsifizieren noch zu bestätigen. Somit können diese retrospektiv-diagnostischen Hypothesen keine echte Diskussion innerhalb der Forschung hervorrufen, obwohl sie auf den ersten Blick durchaus plausibel erscheinen. Zudem müssten auch konkurrierende, kulturhistorisch fundierte Auffassungen in Betracht gezogen werden. Im Fall der Medusa zum Beispiel ist dies ein eigentlich simpler Gedanke: Kann es nicht sein, dass die Dichtung einfach die Integration einer älteren dämonischen Macht in eine zivilisatorisch fortgeschrittene Gesellschaft reflektiert?

Ungeachtet ihrer zwielichtigen Genese eroberte sich die schillernde Sagenfigur einen festen Platz in den neuzeitlichen Idiomen von Medizin, Biologie und Psychologie. Fast ausnahmslos war es dabei ihre auffällige Haartracht, die über den Weg der Form-Analogie zur sprachlichen Nachahmung herausforderte. Bereits im 16. Jahrhundert soll der dänische Arzt Peder Sørenssen das Bild des schlangenköpfigen „Caput Medusae" benutzt haben, um ein Krampfadergeflecht an der Bauchdecke zu beschreiben, das sich um den Nabel herum prall gefüllt und „geschlängelt" darstellt (Vollmar 1983). Allerdings ist die genaue Textstelle bis heute nicht nachgewiesen. Erst im Lauf des 19. Jahrhunderts bürgerte sich der Ausdruck in der klinischen Fachsprache ein (Marcovecchio 1993). Man erkannte als Ursache des Stauungsphänomens ein Hindernis innerhalb der Pfortaderstrombahn – etwa eine Leberzirrhose, die in fortgeschrittenem Stadium infolge portaler Hypertension zur Ausbildung eines Umgehungskreislaufs über die oberflächlichen, um den Nabel herum gelegenen Venen führt. Bei dieser Übernahme des mythischen Urbildes in den Kontext der Pathologie dürften ihre Kennzeichnung als „bewegliches Gut" und die emblematisch-ornamentale Verwendung in der Kunst wesentliche Rollen gespielt haben. Die Übereinstimmung zwischen den ringelnden Kriechtieren im Haupthaar der Gorgo und den prominent gewundenen Kollateralen am Abdomen der Patienten war zwar eher schwach ausgeprägt. Doch störten diese topografischen und morphologischen Diskrepanzen offensichtlich niemanden. Vielleicht lebte gar die Idee fort, auch Athene habe ihren Schild mit der schrecklichen Zier zwecks Abwehr allen Unheils schützend vor den Leib halten können? Oder der alte Glaube, das Blut der Medusa könne nicht nur heilen, sondern auch vergiften? Die notorische Rolle als gefürchtete Todesbringerin für gewöhnliche Sterbliche hat ihr stimmiges Hineinpassen in das Symptomen-Ensemble eines lange Zeit prognostisch infausten Leidens sicher ebenfalls günstig beeinflusst.

Über die phlebologische Symbolik hinaus hat das antike Fabelwesen Eingang in Botanik, Zoologie und Mikrobiologie gefunden. Erstens klassifizierte Carl von Linné höchstpersönlich 1753 ein Wolfsmilchgewächs mit rosettenartig ausgebildeten Seitenzweigen als *Euphorbia caputmedusae*. Zweitens wurden, angeregt vom französischen Naturforscher Lamarck, seit 1801 frei schwimmende Scheibenquallen als „Medusen" bezeichnet. Deren Tentakeln erinnerten den frühen Evolutions-Theoretiker an die züngelnden Reptilien in der auffälligen „Frisur" des Scheusals. Drittens gehört zu den Seelilien die Familie der „Medusenhäupter". Das sind seltsame gelblich-braune Tiere mit langen und dünnen, sehr zerfaserten Armen, die in den Tiefen des Karibischen Meeres regelrechte Wiesen bilden; der prägnanteste Name einer solchen Art lautet *Gorgonocephalus caputmedusae*. An die prähistorische Vergangenheit der urtümlichen Wasserbewohner erinnert das „Schwäbische Medusenhaupt": Diese mehr als 100 Millionen Jahre alte Platte mit versteinerten Seelilien aus dem Meer des Schwarzen Jura befindet sich heute im Paläontologischen Museum Tübingen. Eine vierte Meduse gibt es unter den Seerosen. Schließlich sprechen fünftens, ohne dass diese Aufzählung Vollständigkeit beansprucht, auch die Bakteriologen von einem „Medusenhaupt": Die Laborwissenschaftler meinen damit die Bildung zopfartiger Ausläufer am Rand von Kolonien, die Milzbrandbazillen und verwandte Stämme auf einer Agar-Oberfläche ausbilden.

Noch einen letzten Rezeptionsstrang gilt es zu berücksichtigen. Eine nur anderthalb Druckseiten umfassende, erst posthum veröffentlichte und wenig beachtete Schrift Sigmund Freuds trägt den Titel „Das Medusenhaupt". In der Sprache der psychoanalytischen Sexualtheorie setzte er darin die Dekapitation des Ungetüms einer imaginierten Kastration, ihr Haupthaar dem weiblichen Schamhaar, die Schlangen Penissen und das „steinharte" Erstarren bei ihrem Anblick einer männlichen Erektion gleich:

> *„Kopfabschneiden = Kastrieren. Der Schreck der Meduse ist also Kastrationsschreck (…). Aus zahlreichen Analysen kennen wir diesen Anlass, er ergibt sich, wenn der Knabe, der bisher nicht an die Drohung glauben wollte, ein weibliches Genitale erblickt."*
> (Freud 1940, 1972, S. 47)

Der Mythos der Medusa war für Freud aus dem kollektiven Kastrationskomplex hervorgegangen. Ihr destruktives Potenzial verdankte sie dem Sexualschock beim Anblick der weiblichen, letztlich mütterlichen Vulva. Abgesehen davon, dass diese Deutungen nur schwer mit der Gesamtaussage der Legende in Einklang zu bringen sind, konnten auch viele Psychoanalytiker Freuds Interpretation nicht folgen. Der später konzipierte „Medusa-Komplex" baut eher auf einer Interaktions- und Aggressionsstörung denn auf einer sexuellen Symbolik auf (Zaslow 1982). Deutlich wird jedoch, wie glänzend das sagen- und schlangenumwobene Haupt zur schillernden Projektionsfläche in Geistes-, Natur- und Arzneiwissenschaft taugt. Salopp formuliert: Auch wenn sie nicht unbedingt schön war, so brachte es die Medusa im Ranking der mythologischen Termini doch zu einem der vordersten Plätze!

Literatur

Barcia Goyanes JJ. Achillis. In: Onomatologia anatomica nova. Historia del lenguaje anatómico. Bd. 1. Valencia: Universidad, Secretariado de publicaciones 1978; 62–4.

Biographisches Lexikon der hervorragenden Ärzte aller Zeiten und Völker. Bd. 5. München und Berlin: Urban & Schwarzenberg 1934; hier: S. 731 f.

Freud S. Das Medusenhaupt (1940). In: GW XVII. 4. Aufl. Frankfurt/M.: S. Fischer 1972; hier: S. 47 f.

Homer. Ilias. Übersetzt von Hans Rupé. 10. Aufl. München: Artemis & Winkler (Sammlung Tusculum) 1994.

Hyrtl J. Onomatologia anatomica. Geschichte und Kritik der anatomischen Sprache der Gegenwart. Wien: Braumüller 1880 (Nachdruck: Hildesheim, New York: Olms 1970; hier: S. 531 f.).

Marcovecchio E. Dizionario etimologico storico dei termini medici. Firenze: Festina Lente 1993; hier: S. 537.

Ovid. Metamorphosen. Übs. und hrsg. von Erich Rösch. 13. Aufl. München: Artemis & Winkler (Sammlung Tusculum) 1992.

Schatz, o. V. Die griechischen Götter und die menschlichen Missgeburten. Wiesbaden 1901 (Nachdruck: Amsterdam: Editions Rodopi 1969).

Schwarz D. Die Achillessehnenverletzung. Ein historischer Rückblick. Beiträge zur Orthopädie und Traumatologie 1988; 36: 226–8.

Terminologia Anatomica – International anatomical terminology. Ed.: Federative committee on anatomical terminology. Stuttgart, New York: Thieme 1998; hier: S. 163.

Valverde de Amusco J. Historia de la composición del cuerpo humano. Roma: Antonio Salamanca y Antonio Lafrerii 1556.

Verheyen P. Anatomiae corporis humani … Editio novissima. Coloniae: apud B. ab Egmond 1712. Hier S. 366.

Vollmar JF. Lebt Medusa noch? Eine medizinisch-mythologische Betrachtung. Vasa 1983; 12: 296–300.

Zaslow RW. Der Medusa-Komplex. Die Psychopathologie der menschlichen Aggression im Rahmen der Attachment-Theorie, widergespiegelt im Medusa-Mythos, dem Autismus und der Schizophrenie. Zeitschrift für klinische Psychologie und Psychotherapie 1982; 30: 162–80.

14 Ägyptische Gottheiten und ihr Nachleben in der Medizin: Ammonshörner und Horusaugen

Mit einem wehmütigen Blick auf den getöteten Achill und die geköpfte Medusa verlassen wir endgültig die griechische Sagenwelt. Doch bevor wir römische Gefilde betreten, lohnt ein kurzer Abstecher ins Reich der Pyramiden. Dort allerdings müssen wir uns damit zufrieden geben, nur bei einem einzigen „Mitglied" des altägyptischen Götterhimmels fündig zu werden, denn lediglich der thebanische Schöpfer-, Heil- und Fruchtbarkeitsgott **Amun** (Ammon, Amon) lebt in wissenschaftlichen Fachsprachen bis heute fort. Die wichtigste Bildung, die von seinem Namen abstammt, ist ohne Zweifel das Substantiv „Ammoniak". Im 16. Jahrhundert kam diese Bezeichnung für die gasförmige, farblose und stechend riechende Stickstoff-Wasserstoff-Verbindung auf. Ihre Verwendung hat ein adliger französischer Chemiker kurz vor Beginn der Revolution forciert: Genau 1787 soll Louis Bernard Baron Guyton de Morveau, ein Zeitgenosse Lavoisiers, den Terminus im wissenschaftlich-technischen Sinn verwendet haben (Marcovecchio 1993). Um freilich die ganze Wucht der Tradition zu erfassen, die hinter dieser knappen und unscheinbaren Etikettierung steckt, unternehmen wir eine Zeitreise zurück in die Vergangenheit und lassen die Geschichte 4000 Jahre früher im alten Land am Nil beginnen.

Im ägyptischen Pantheon taucht Amun mit der Elften Dynastie im 21. Jahrhundert vor unserer Zeit auf. Durch die Stellung der oberägyptischen Stadt Theben als Residenz des Neuen Reiches avanciert er bald zum „Götterkönig" und verschmilzt in Form des Amun-Re mit einer älteren Sonnengottheit. Der erfolgreiche Aufstieg erklärt, warum ihn Griechen und Römer später dem Höchsten ihrer Unsterblichen gleichsetzen und als Zeus-Ammon oder Jupiter-Ammon verehren. Zum neuen Zentrum seines Kultes entwickelte sich in klassischer Zeit das Ammons-Orakel in der Ammons-Oase Siwa. Diese Kultstätte lag in der Landschaft *ammōnía* weit westlich des Nils inmitten der Libyschen Wüste. Dort wurde ein Standbild des Gottes angebetet: ein männlicher Körper, der einen Widderkopf mit langen und mächtig geschwungenen Ammonshörnern trug (Abb. 14-1). An diesem Ort begrüßten die Priester des Tempels 332/331 v. Chr. Alexander den Großen auf

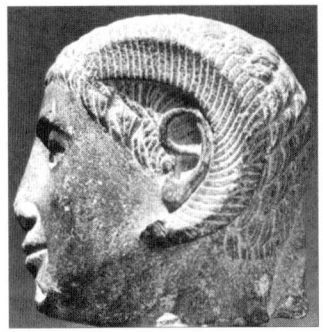

Abb. 14-1: Kopf des Ammon. Skulptur aus schwarzem Diorit, undatiert, offensichtlich ägyptischer Provenienz (mit freundlicher Genehmigung des Archäologischen Museums Istanbul).

seinem Eroberungszug mit der Anrede „Sohn des Ammon". Fortan nannte sich der Makedonier „Pharao" und rühmte sich göttlicher Abkunft.

Die damals weltberühmte heilige Stätte mitten im endlosen Sand wurde als *ammoneion* oder – latinisiert – *ammonium* bezeichnet. In ihrer Nähe sammelte man zwei medizinisch nützliche Naturprodukte. Einmal ein gummiähnliches Ammons-Harz mit einer wärmenden und krampflösenden Wirkung und zum zweiten das wichtigere Ammons-Salz, das für seine adstringierenden und reinigenden Effekte berühmt war. Beides hieß auf Griechisch *ammōniakón* (zu Ammon Gehöriges). Mehrere Zeugen berichten über die Anwendungsmöglichkeiten des salzigen Stoffes in der antiken Heilkunde. Ein „Vater der Pharmakologie", der römische Flottenarzt Dioskurides, charakterisierte die mineralische Verbindung in einer umfangreichen Schrift zur „Materia medica" aus dem ersten nachchristlichen Jahrhundert (Buch 3, 88). Vorher bereits, um 50 n. Chr., hatte der lateinisch schreibende Enzyklopädist Celsus den „Sal ammoniacus" erwähnt. Und nur kurze Zeit später führte der ältere Plinius die salzige Substanz in seiner „Naturkunde" auf, nicht ohne nochmals die etymologische Ableitung des Namens vom Herkunftsort zu bestätigen (Buch 12, 107).

Die weitere Überlieferung beförderte den Ausdruck auf vielen Wegen bis ins vorrevolutionäre Paris. Dort nutzte der blaublütige Naturforscher Guyton, der übrigens kurz zuvor die erste Sodafabrik in Frankreich errichtet hatte, das Wort für die Terminologie der Naturwissenschaften. Seither sind zahllose chemische und sprachliche Derivate entstanden, darunter im 20. Jahrhundert die klinisch relevanten Ableitungen „Ammoniämie" und „Ammoniurie". Diese Komposita zeigen das Vorhandensein des Grundstoffes in den Körperflüssigkeiten Blut und Urin an. Entsprechend verstehen die meisten Zeitgenossen unter „Ammonium" die einwertig positive Atomgruppe NH_4 und weniger das Oasen-Orakel.

Bleiben wir noch einen Moment bei der Chemie. Wer annimmt, den ähnlich klingenden Salmiak (Ammoniumchlorid) verbinde mit dem Ammoniak neben der substanziellen auch eine sprachliche Verwandtschaft, der geht gewaltig in die Irre! Es handelt sich bei diesem Kunstwort gerade nicht um eine schlichte Zusammenziehung von „sal" und „ammoniacus" (oder „sale" und „ammoniacum"), sondern um eine komplizierte Verkürzung aus „Sal armeniacus" (= armenisches Salz). Über arabische und mittellateinische Zwischenstufen ist der Begriff um 1500 in den deutschen Wortschatz gelangt.

Der unsterbliche Herrscher aus dem Land der Pharaonen hat noch an ganz anderer Stelle seine Spuren in der Heilkunde hinterlassen, nämlich im Gehirn. Genauer: im Namen eines bestimmten Abschnitts einer bestimmten Struktur des Schläfenlappens, die selbst nach einem Fabelwesen benannt ist.

Als in der zweiten Hälfte des 16. Jahrhunderts systematische neuroanatomische Forschungen einsetzten, stieß ein italienischer Arzt namens Giuseppe Cesare Aranzi eines Tages auf eine merkwürdige Formation tief im Inneren der Hemisphären. Am Boden des Unterhorns der Seitenventrikel fand sich nahe der Mittellinie links wie rechts ein mächtiger, weißer und etwas eingerollter Wulst. Nach vorn nahm er an Breite zu und war durch nebeneinander liegende Furchen in zehenartige Erhebungen gegliedert. Der Bologneser Anatom favorisierte als Namenspatronin für die merkwürdige Windung zunächst die morphologisch vergleichbare Seidenraupe (De Smet 1999). 1587 entschied er sich jedoch zugunsten des mythischen **Hippokampos**, eines Pferdes, das von der Brust abwärts einem Walfisch oder Seeungeheuer gleicht (s. Abb. 14-2). Als Zugtier war das Mischwesen ein fester Bestandteil jenes Muschelwagens, mit dem der griechische Meeresgott Poseidon sein Reich durchpflügte – die antikebegeisterten Bildhauer der Renaissance stellten das chimärenhafte Ross gerne als Brunnenschmuck mit bogenförmig gekrümmtem Hinterleib dar (Hyrtl 1880; Barcia Goyanes 1982). Ganz unwahrscheinlich, doch nicht völlig auszuschließen ist, dass Aranzi auf das echte, aufrecht schwimmende Fischlein gleichen Namens Bezug nahm, welches man seit der Antike kannte.

Erst rund anderthalb Jahrhunderte später kam der altägyptische Götterkönig wieder zum Zuge. Für den spiralförmig gewundenen „Seepferdfuß" des zerebralen Hippocampus entstand 1732 zunächst der sehr treffende Ausdruck „Widderhorn" oder „Cornu arietis" – so gewählt von einem Dänen in Paris, dem Anatomen Jacob Winslow, in einem Lehrbuch mit dem Titel „Exposition anatomique". Dieses Vorgehen erschien wiederum dem französischen Chirurgen René Jacques Croissant de Garengeot zu profan, sodass er zehn Jahre darauf dieses „Cornu arietis" in Erinnerung an die weit bekannte gehörnte Gottheit des Altertums zum sakralen „Ammonshorn" oder „Cornu ammonis" überformte (Olry u. Haines 1998). Bis 1960 behielt dieses weihevolle Nomen anatomicum seine Gültigkeit. Dann kehrten die Nomenklatur-Kommissionen wieder zum nüchterneren „Pes hippocampi" aus den Zeiten des Aranzi zurück. Aus der Sicht der beschreibenden Zoologie erscheint dies höchst pro-

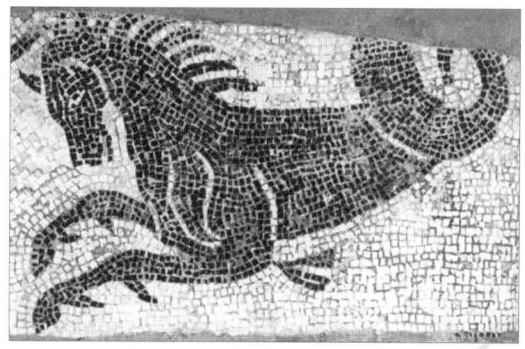

Abb. 14-2: Hippocampus. Mosaik, 2.–3. Jahrhundert n. Chr. (mit freundlicher Genehmigung des Museums von Navarra in Pamplona).

blematisch. Denn die kleinen maritimen Wirbeltiere haben natürlich keine Füßchen – ähnlich wie das Mischwesen der Mythologie, dessen gekrümmten Hinterleib man dann immer mitdenken müsste. Doch wer tut das noch! Immerhin wird „Ammon's horn" auch in der neuesten International Anatomical Terminology als gängiges Eponym aufgeführt (Terminologia Anatomica 1998). Für die Hirnforschung und die Epileptologie ist seit längerem eine „Ammonshornsklerose" von Bedeutung, denn pathologische Prozesse in dieser Hirnregion spielen bei der Entstehung von Krampfanfällen eine Rolle.

Schließlich profitieren auch die Geologen bis zum heutigen Tag vom gebogenen Kopfschmuck des widdergestaltigen Gottes. Recht bekannte Kopffüßler aus dem Erdmittelalter, deren spiralförmige Versteinerungen hervorragende Leitfossilien und beliebte Sammlerstücke darstellen, werden ihm zu Ehren „Ammonshörner" oder „Ammoniten" genannt. Diesen Namen schlug bereits Plinius der Ältere vor und setzte hinzu, der Besitz der sehr begehrten „cornua Hammonis" schenke Träume, die mit Bestimmtheit wahr würden (Naturkunde, Buch 12, 107). Mit diesen leblosen Ammoniten keinesfalls zu verwechseln sind die biblischen Ammoniter, die östlichen Nachbarn der Israeliten im 1. Buch Mose. An sie erinnert entfernt die jordanische Hauptstadt Amman.

Eine zweite wichtige Gottheit hat dagegen sehr viel mit der altägyptischen, doch rein gar nichts mit der modernen Heilkunde zu schaffen. Im Fall des falkenköpfigen **Horus** gilt es, ein Missverständnis und eine falsche Zuschreibung zu berichten, die in der angloamerikanischen Literatur seit nahezu 100 Jahren gebetsmühlenartig weitergegeben wird. Bis in Publikationen der allerjüngsten Zeit behaupten Autoren, das „Rp." auf den ärztlichen Rezepten stamme letztlich vom Zeichen des „Horusauges" ab. Die so genannte Anrufung oder Invokation „Recipe" („Empfange") leite sich, über das ähnlich gestaltete römische Jupiter-Signum vermittelt, von grafischen Darstellungen des göttlichen Sehorgans ab (zuletzt Shampo u. Kyle 1992; Walker 1992). Tatsächlich verwendete man früh einzelne Teile dieses Schriftbildes zur Bezeichnung von Bruchteilen einer Maßeinheit. Oder man nutzte das Zeichen als Substitutionssymbol für einzelne Drogen, stimmigerweise in ophthalmologischen Verschreibungen. Wie wiederholt nachgewiesen wurde, steht das Sinnbild des Licht- und Himmelsgottes jedoch an keiner einzigen Stelle als Einleitung einer Arzneimittelverordnung. Ebensowenig dient dazu das Kürzel für den römischen Göttervater Jupiter (Buchheim 1965).

Stattdessen verkörperte das Doppelorgan der orientalischen Himmelsgestalt, das in seiner äußeren Form einem menschlichen Auge mit Brauenbogen und am äußeren Winkel ansetzendem Lidstrich durchaus ähnelt, den Himmelskörper Mond oder die Gesamtheit Ober- und Unterägyptens (s. Abb. 14-3). Die „gesund machenden" und harmonisierenden Kräfte seines Besitzers kommen vor allem in zwei magisch geprägten Erzählungen zum Ausdruck. In einem älteren Kampfmythos von den „feindlichen Brüdern" streiten sich Horus, der Herr des Lichts,

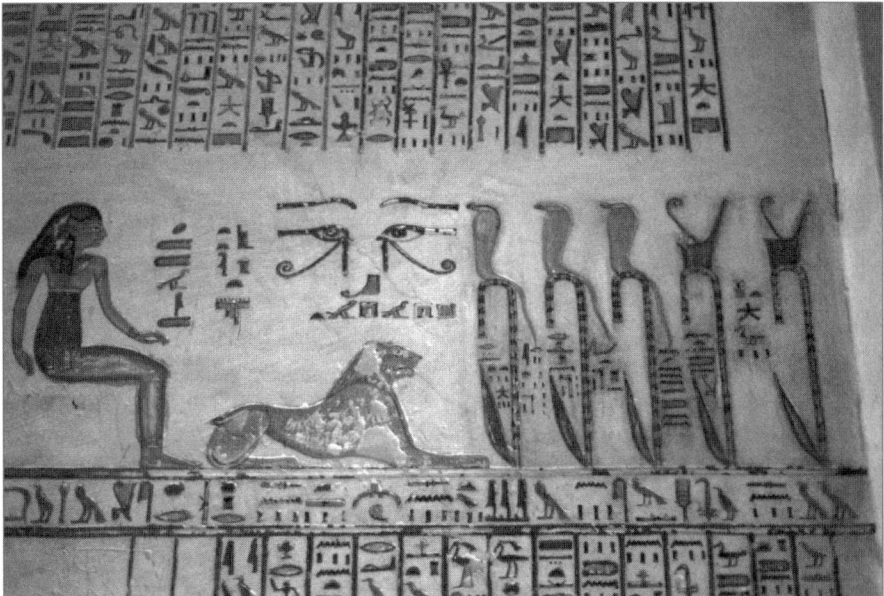

Abb. 14-3: Zwei Horusaugen über einem Löwen. Wandmalerei aus dem Tal der Könige bei Theben, um 1450 v. Chr. (Photographie aus Privatbesitz).

und Seth, die Kraft der Finsternis. Ersterer verliert dabei ein Auge, erhält es aber später zurück. Dieses „Wiederbringen des Horusauges" stand deshalb für Heilung, Genesung und Sicherung des Lebens schlechthin, sowohl im menschlich-alltäglichen als auch im politischen und göttlichen Bereich. Kein Wunder also, dass das okuläre Emblem eines der am häufigsten angefertigten und getragenen Amulette war. Schützen sollte es gegen Krankheit, Unheil und den bösen Blick. Einer jüngeren Legende zufolge wurde Horus als mythisches Abbild des regierenden Pharao zum Sohn des Götterpaares Osiris und Isis. Auch in dieser Version setzt sich der positiv besetzte Nachkomme erfolgreich mit dem Beherrscher des Dunkels auseinander. Besonders in der ägyptischen Spätzeit erfreuten sich deshalb Steinsäulen großer Beliebtheit, die das Horuskind stehend auf Krokodilen zeigten und mit magischen Texten gegen Schlangen- und Skorpionbisse beschriftet waren. Als „Patient" übergoss man die magischen Monumente mit Wasser und trank die dadurch wirksam gemachte Flüssigkeit als Zaubermittel (Leitz 2002).

Die Beschäftigung mit medizinischer Terminologie, so ist gelegentlich zu hören, sei eine öde und triste Angelegenheit – so wie eine Zugfahrt durch eine sterbenslangweilige Gegend, in der es absolut nichts Interessantes zu sehen gibt. Wer in unserem begriffsgeschichtlichen Express mit Abfahrt bei den Pyramiden, Zwischenaufenthalten im antiken Griechenland und Rom und Zielankunft im modernen Italien, Frankreich und Deutschland eingestiegen ist, der wird hoffentlich einen anderen Eindruck gewonnen haben. Eher ist wohl von einem sprachhistorischen Achterbahn-Erlebnis zu sprechen. Und dabei, das muss zum Schluss eingeräumt werden, haben wir in diesem Kapitel sogar einige Loopings ausgelassen...

Literatur

Barcia Goyanes JJ. Hippocampus. In: Onomatologia anatomica nova. Historia del lenguaje anatómico. Bd. 4. Valencia: Universidad, Secretariado de publicaciones 1982; 203 f.

Buchheim L. Geschichte der Rezepteinleitung. Horusauge – Jupiterzeichen – Recipe. Medizinische Dissertation Bonn 1965.

Des Pedanios Dioskurides aus Anazerbos Arzneimittellehre in fünf Büchern. Übs. von J. Berendes. Stuttgart: Enke 1902 (Nachdruck: Wiesbaden: Sändig 1970; hier: S. 322 f.).

De Smet Y. Hippocampe, ver à soie, bélier, hippopotame, dauphin. Le bestiaire de la corne d'Ammon. La Revue du Praticien 1999; 49: 2073–5.

Hyrtl J. Onomatologia anatomica. Geschichte und Kritik der anatomischen Sprache der Gegenwart. Wien 1880 (Nachdruck: Hildesheim, New York: Olms 1970; hier: S. 180–4).

Leitz C. Rabenblut und Schildkrötengalle. Zum vermeintlichen Gegensatz zwischen magisch-religiöser und empirisch-rationaler Medizin. In: Karenberg A, Leitz C (Hrsg). Heilkunde und Hochkultur. Bd. 2. Münster: LIT Verlag 2002; 49–73, hier: S. 58.

Marcovecchio E. Dizionario etimologico storico dei termini medici. Firenze: Festina Lente 1993; hier: S. 425.

Olry R, Haines DE. Cerebral mythology. A skull stuffed with gods. Journal of the History of the Neurosciences 1998; 7: 82–3.

Plinius Secundus d. Ä. Naturkunde. Hrsg. u. übs. von Roderich König in Zuammenarbeit mit Gerhard Winkler. München, Zürich: Artemis (Sammlung Tusculum) 1988.

Shampo MA, Robert AK. Medical Mythology. Horus. Mayo Clinic Proceedings 1992; 67: 36.

Terminologia Anatomica – International anatomical terminology. Ed.: Federative Committee on Anatomical Terminology. Stuttgart, New York: Thieme 1998; hier: S. 163.

Walker C. Rx – the Eye of Horus. Journal of the Royal College of Physicians of London 1992; 26: 102.

15 Rom, die Liebe, die Kunst und die Sprache der Wissenschaft: Venushügel, Amorbogen, Minervagips

Gerade die römischen Gottheiten führen in der medizinische Terminologie kein besonders eifriges Nachleben. Diese Abstinenz muss verwundern angesichts der landläufigen Auffassung vom „Ärztelatein", das quantitativ allerdings mehr ein „Ärztegriechisch" ist. Da wir etliche Kollegen des Jupiter wie Somnus, Sol oder Luna bereits in einem anderen Zusammenhang kennen gelernt haben, handeln wir den Rest bequem in zwei Kurzkapiteln ab. Der erste Abschnitt kommt auf die Liebe zurück und nimmt körperliche Schönheitsmerkmale wie weniger angenehme Begleiterscheinungen in den Blick.

Von besonderem Interesse ist zunächst die Liebesgöttin **Venus** samt lateinischem Genitiv *veneris*. Allgemein bekannt und im Bedeutungsumfang eindeutig festgelegt sind davon abgeleitete Begriffe wie „venerisch" (geschlechtskrank) oder „Venerologie" (Lehre von den Geschlechtskrankheiten) (Shampo u. Kyle 1992). Die mythologische Figur wie auch der antike Sprachgebrauch offerierten jedoch anfänglich ein sehr viel weiteres Assoziationsspektrum. Das ursprüngliche Nomen *venus* meinte so viel wie „Liebreiz" oder „Schönheit". Aus dem gleichen Wortfeld stammen *venia*, die „Gunst" oder „Erlaubnis" (deutsche Universitäten verleihen heute noch die „Venia legendi"), weiter *veneratio* (die „Verehrung"), aber auch *venenum* (das „Schönheits-, Heil- oder Giftmittel"). Als Personifikation der Anmut wie des geschlechtlichen Begehrens früh mit der griechischen Aphrodite gleichgesetzt, machte eine spätere Legende die einstige Vegetationsgottheit zur unsterblichen Mutter des aus Troja geflüchteten Rom-Gründers Aeneas. Diese Verknüpfung mit den mythischen Anfängen der Ewigen Stadt erhob die Venus zu einer Art Nationalgöttin, der nicht nur Caesar huldigte. Auf seinem Forum ließ der Politstratege der vermeintlichen Ahnherrin der julischen Dynastie einen Tempel mit einer Statue errichten, in der missgünstige Zeitgenossen die körperlichen Vorzüge seiner Geliebten Kleopatra zu erkennen glaubten.

Von solchen Darstellungen abgesehen machten erst Renaissance-Künstler die Göttin in Form des betörenden Frauenakts zum Bildthema. Berühmt geworden sind die „Geburt der Venus" von Botticelli, die „Ruhende Venus" des Giorgione und die „Venus von Urbino" des Tizian. Als 1820 auf der Kykladeninsel Melos eine originale Marmorstatue der Aphrodite mit idealen Proportionen gefunden wurde, glaubte man in dieser „Venus von Milo" den Inbegriff klassischer Schönheit vor Augen zu haben (s. Abb. 15-1). Seltsam deplatziert wirkt dagegen heute die gleich lautende Bezeichnung für knapp 100 Jahre später ausgegrabene Fruchtbarkeitsfetische und Muttergottheiten, die durch riesige Fettpolster an Bauch, Gesäß und Brüsten auffallen. Diesen bestenfalls beschönigend gemeinten, eher aber als spöttisch anzusehenden Vergleich zogen Kunst- und Medizinhistoriker. Sie prägten nach den jeweiligen Fundorten für die prähistorischen Figürchen Namen wie „Venus von Willendorf" (1906), „Venus von Laussel" (1908) oder „Venus von Lespugue" (1922).

Die im engeren Sinne medizinische Verwendung des Adjektivs *venereus* bereitete Cicero im 1. Jahrhundert v. Chr. vor. Zum Beispiel empfahl der große Diätetiker des Daseins in seinem viel zitierten gerontologischen Meisterwerk „Cato Maior über das Altern", im letzten Lebensabschnitt die „zur körperlichen Liebe gehörigen" Freuden und den „geschlechtlichen" Verkehr zu meiden. Verfestigt hat sich dieser Sprachgebrauch spätestens um 400 n. Chr. im Medizinlatein des Caelius Aurelianus. Entsprechende Belege für die Nutzung des Wortes finden sich sowohl in seiner Übersetzung der „Frauenkrankheiten" des Soranus als auch in den Büchern über akute und chronische Leiden.

In der Renaissance konnten neue Ausdrücke wie „Morbus venereus" und „Lues venerea" oder „Lustseuche" somit auf antike Sprachvorbilder zurückgeführt werden. Diese Sammelbezeichnungen fanden ursprünglich für alle durch den Koitus übertragenen Krankheiten Verwendung. Das „Ulcus venereum" war der begriffliche Vorläufer des Ulcus molle oder weichen Schankers, nicht zu verwechseln mit dem syphilitischen harten Schanker. Letzterem konnten im nächsten Stadium des Krankheitsprozesses kettenförmig gruppierte, weißliche Hautflecken am Halsansatz und im Nackenbereich folgen. Dann handelte es sich um das gefürchtete „Collier der Venus". Den jüngsten

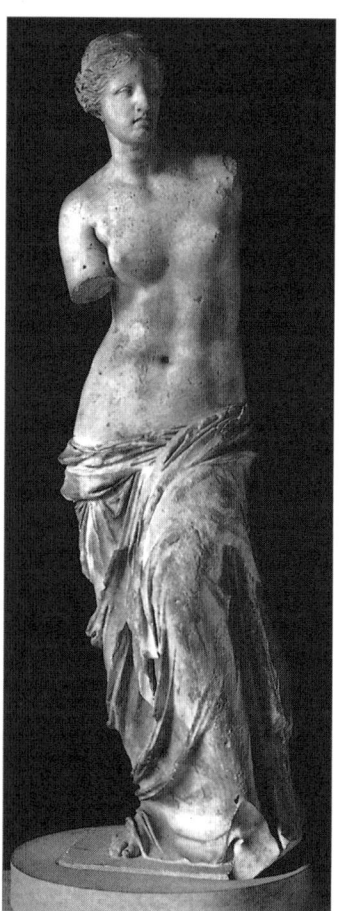

Abb. 15-1: Venus von Milo. Marmorstatue, 2. Jahrhundert v. Chr. (mit freundlicher Genehmigung des Musée du Louvre Paris).

heilkundlichen Spross aus dieser Wortfamilie bildet tatsächlich die Fachbezeichnung „Venerologie", die von der exakt im Jahre 1900 geprägten englischen Form „venereology" abstammt (Marcovecchio 1993). Zeitgemäß wird der Venerologe als Spezialist für sexuell übertragbare Erkrankungen oder „sexually transmitted diseases" definiert. Zuletzt schnitt sich auch die Allgemeinsprache ihre Scheibe ab: Wer nach akademischer Redensart „in Baccho et in Venere" übertrieben hatte, der war auf gut deutsch „früh verbraucht zwischen Bett und Becher".

Unbedingte terminologische Aufmerksamkeit verdient der „Mons Veneris". Für die Mediziner war er, spätestens seit dem 17. Jahrhundert, gleich bedeutend mit dem durch ein subkutanes Fettkissen gebildeten weiblichen „Schamberg". 1895 aber verdrängte der „Mons pubis" seinen traditionsreichen mythologischen Vorläufer aus dem offiziellen Kanon anatomischer Fachbegriffe (Barcia Goyanes 1982). Warum? Durch die langweilig-neutrale Benennung sollte möglicherweise der Verwechslung zweier Körperteile vorgebeugt werden. Bis heute nämlich kennt die Handlesekunst den Daumenballen als „Mons Veneris" und schließt aus dessen kräftiger Ausprägung auf eine besondere Neigung zu amourösen Abenteuern.

Auch als alte Bezeichnung für eine markante Anhöhe ist „Venusberg" geläufig. Diese Form mythischer Geografie findet sich besonders in Thüringen und Schwaben, ebenso westlich von Bonn, wo auf einem gleichnamigen Hügel seit dem Zweiten Weltkrieg die Universitätskliniken zu Hause sind. Diese Ortsnamen lauteten ursprünglich ganz anders und wurden alle erst nachträglich mit „Frau Venus" in Verbindung gebracht, die dort in einem Reich höchsten Sinnengenusses regieren sollte. Zwar liegt der Vorstellung vom unterirdisch-erotischen Zentrum ein alter germanischer Sagenkreis zugrunde, und literaturgeschichtlich lässt sich dieser Topos auch weit zurückverfolgen. Doch außer dem Namen hat die knackige Story nichts mit der römischen Liebesgöttin gemeinsam, denn erst im Hohen Mittelalter entstand das Motiv der geheimnisvollen Zauberin, die tief im Inneren eines „magic mountain" haust. Die Erzählung beginnt mit der Legende um die weise Sibylle und ihre Höhle im Appenin – anlässlich der Asklepios-Reise nach Rom ist uns die allwissende Prophetin bereits begegnet. Im deutschen Sprachraum verband sich die Geschichte der orakelnden Dame um 1300 mit dem Schicksal des höfischen Minnesängers Tannhäuser: Sibylle mutierte zur Venus, der italienische Gipfel zum teutonischen „Venusberg". An diesen Schicksalsort wird der Troubadour zunächst gelockt, entflieht ihm dann reuig, um schließlich verzweifelt dorthin zurückzukehren. Neben vielen anderen nahm Richard Wagner das viel versprechende Thema in seiner 1845 uraufgeführten Oper „Tannhäuser" wieder auf, deren Titel im Entwurf noch „Der Venusberg" hieß. Die dritte Szene des dritten Aufzugs bietet die markigen Zeilen:

> „Hast Du so böse Lust geteilt
> Dich an der Hölle Glut entflammt
> hast Du im Venusberg geweilt
> so bist Du ewig nun verdammt!"

Außerhalb des engen Gesichtskreises der Medizin kann man mühelos weitere Belege für die ungebrochene Anziehungskraft der schönsten Frau Roms beibringen. Die Astronomie kennt seit dem 1. Jahrhundert v. Chr. den zweiten Planeten unseres Sonnensystems als hell leuchtende „Stella Veneris" (Abend- bzw. Morgenstern). Die Alchemie nutzte das „Venuszeichen" als Symbol des Kupfers. Aus den unterschiedlichsten Gründen haben Biologen Schwämme, Korallen, Quallen, Farne, Kräuter, fleischfressende Pflanzen und Orchideen nach ihr benannt. Die Allgemeinsprache der romanischen Länder schließlich erinnert an den Wochentag Freitag, welcher der Göttin als „Dies Veneris" geweiht ist, in Form des italienischen venerdì oder des französischen vendredi (Navarro 1996a).

Die Venus und ihre Wortverbindungen sind also bestens bekannt. Selbst terminologiebegeisterte Ärztinnen und Ärzte werden dagegen die Fachbegriffe **Amorbogen** oder **Kupidobogen** nur selten gehört haben. Soweit sich der Sprachgebrauch halbwegs sicher zurückverfolgen lässt, sind beide Ausdrücke auch erst in den letzten 30 bis 40 Jahren häufiger benutzt worden. Bisher ist allerdings nicht zu erkennen, wer die Verwendung wann erstmals empfohlen hat (Taullard 1961). Heute findet man die Synonyma, teilweise noch mit der älteren Schreibweise „Cupidobogen", in gängigen Wörterbüchern der Medizin und Zahnmedizin (Lautenbach 1992; Lexikon Zahnmedizin Zahntechnik 2000). Damit dürfen wir einen erst kürzlich zum Club der mythologischen Namenspatrone hinzugestoßenen Vertreter begrüßen. Und vermutlich ist es gerade diese – nicht nur sprachgeschichtliche – Jugendlichkeit, die dem quirligen Kerlchen dazu verhilft, auch im Jargon der Kosmetik, der Astrologie und der Werbeagenturen Furore zu machen.

Doch eins nach dem anderen. Zunächst gaben im vorliegenden Fall weder eine äußerliche Auffälligkeit noch ein Verhaltensmuster oder gar ein „Komplex" des göttlichen Knaben Anlass zur Verbindung von Himmelswesen und Heilkunde. Sondern es war eines seiner unentbehrlichen Accessoires, die Kunsthistoriker gerne Attribute nennen. Seine Schusswaffe, eben der Amorbogen, eignete sich aufgrund der Strukturähnlichkeit in geradezu idealer Weise zur Bezeichnung des doppelt geschwungenen Oberlippenrots oder seiner bogenförmigen Grenzlinie (s. Abb. 15-2). Die Formanalogie kann noch genauer beschrieben werden. Dem „Griff" des Gerätes entspricht der schmale, unpaare und mittig gelegene Abschnitt, der sich in die vertikal zur Nase aufsteigende Rinne einwölbt; die nach links und rechts ausbiegenden Partien stellen die nach oben konvexen Bogenarme dar. Der „Rücken" des zur Stirn hin gerichteten Waffensymbols liegt also zum Mittelgesicht, der „Bauch" zeigt zur Mundöffnung hin. Eine überaus präzise Binnendifferenzierung dieser Körperregion benötigen vor allem Kiefer- und Gesichtschirurgen. Um ästhetisch ansprechende Lippen-Rekonstruktionen auch sprachlich angemessen darzustellen, existieren plastische Wendungen wie „V-förmige Kupidoschwinge" oder „U-förmiger Kupidobogen".

Abb. 15-2: Amor mit seinem Bogen. Marmorstatue, römisch (mit freundlicher Genehmigung der Kapitolinischen Museen Rom).

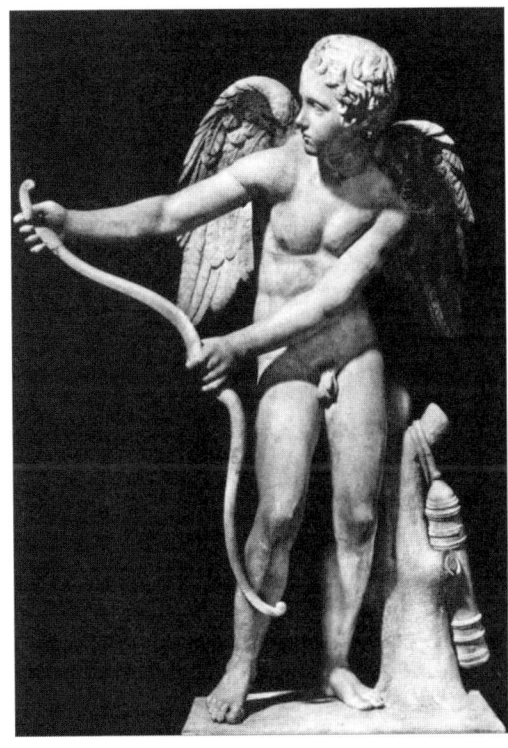

Dagegen bezeichnen Astrologen einen schwellenden und sinnlich geformten „Amorbogen" sehr anschaulich als kräftigen oberen Teil des „Lippenherzens". Zielsicher ordnen die Zukunftskundigen eine solche Formation Frauen zu, die im Zeichen des Stiers geboren sind. Dieser Tierkreistypus wird von der „Venus" beherrscht, und daher liegt die Erklärung für die physiognomische Akzentuierung ihrer „Töchter" selbstverständlich im stark ausgeprägten Einfluss des Gestirns auf deren irdische Reize. Unabhängig von sterndeuterischen Klassifikationen und Spekulationen sprechen Schönheitsbranche und kosmetische Industrie eine handfeste Empfehlung aus: Wenden Sie den Konturen des Kupidobogens beim Makeup höchste Aufmerksamkeit zu, um durch auffällig-unauffällige Betonungen Ihren Sexappeal noch zu steigern!

Die große Anteilnahme für unsere vergleichsweise kleine Oberlippe gibt Anlass, einige kultur- und sprachhistorische Überlegungen anzustellen. Seit wann ist diese Körperregion überhaupt mit zwischenmenschlicher Bewunderung assoziiert? Und auf welche Weise wurde dies sprachlich vermittelt? Phylogenetisch wie ontogenetisch wird der Mund mit diversen Formen der „Zu-Neigung" verbunden. Man denke zum Beispiel an den Kuss als Ausdruck von Verehrung oder körperlichem Begehren in fast allen Zivilisationen. Begriffsgeschichtlich stellt das so genannte „Philtrum" einen sehr alten Vorläufer des recht jungen Amorbogens dar. Vermutlich ist es vom griechischen Wort *phíltron* (Liebesmittel, Liebestrank oder Liebeszauber) abgeleitet. So jedenfalls bezeichneten schon Nomenklatur-Champions der Antike wie Rufus von Ephesos und Julius Pollux das Grübchen in der Oberlippe unterhalb der Nasenscheidewand (Hyrtl 1880). Am Ende des 17. Jahrhunderts kam dieses Wortelement in latinisierter Form wieder in Gebrauch. Zumindest erschien es im viel gelesenen „Lexicon medicum graeco-latinum" eines niederländischen Praktikers und blieb seither unverzichtbarer Bestandteil jeder Namensliste für Körperteile (Blankaart 1683).

Doch verlieren wir die Hauptperson nicht aus den Augen. Amor/Kupido verdankt die Schönheit seiner Mutter Venus und die Waffe seinem Vater Mars, dem Kriegsgott. Als Personifikation sinnlicher Liebe führte der Nachfolger des griechischen Eros in der römischen Antike eine weitgehend auf Literatur und Kunst beschränkte Existenz. Bekannt und berühmt machte ihn vor allem das zauberhafte und gottlob gut ausgehende Märchen von den Verliebten „Amor und Psyche". Diesen Traumstoff fügte um 170 n. Chr. der römische Schriftsteller und Rhetorik-Lehrer Apuleius in seinen Roman „Der goldene Esel" ein. Malerei und Plastik hingegen vervielfältigten die Figur des nackten und geflügelten, mit Pfeil und Bogen hantierenden Lausbuben am Ende zu den neckisch-pausbäckigen Liebesgöttern mit Schmollmund, die wir alle kennen. Als „Amoretten" und Putten bevölkerten sie in Renaissance und Barock dekorativ die Szene. Einen „Bogenschnitzenden Amor" malte Parmigianino 1531 im Geiste Raffaels. „Venus und Cupido" gestaltete kurz darauf Lukas Cranach der Jüngere, den von seiner Mutter entwaffneten Tunichtgut François Boucher um 1751.

Die anglisierte Spielart des Oberlippen-Bogens lautet „Cupid's bow". Doch es darf nicht verschwiegen werden, dass dieser englischen Form durch einen eklatanten sprachlichen Fehlgriff eine zweite, radiologische Bedeutung zugewachsen ist. Tatsächlich stellen sich bei fast der Hälfte aller gesunden Menschen die Grundplatten des dritten, vierten und fünften Lendenwirbelkörpers nicht horizontal und gerade dar. Auf einem Röntgenbild weisen diese Linien im anterior-posterioren Strahlengang eine leicht geschwungene, bogenförmige Kontur auf: Das ist der strahlendiagnostisch-röntgenanatomische „Cupid's bow" (Dietz u. Christensen 1976). Die Normvariante soll durch paarige parasagittale Knochenhohlräume verursacht sein, denen kein Krankheitswert zukommt. Doch taugt zur Benennung der ossären Anomalie wirklich der heute wehrlose Kupido samt seiner Schusswaffe? Der Name des Helfers aller Liebenden mag für eine „erogene Zone" und für den sichtbaren Ort einer sinnlich-zärtlichen Berührung ja noch angehen. Vielleicht auch für eine Geschlechtskrankheit (Cupid's disease = Syphilis), die durch „Amors vergiftete Pfeile" hervorgerufen wird (Rodin u. Key 1989). Im Zusammenhang mit einer Knochenkurvatur wirken Schütze und Waffe aber völlig fehl am Platz, zumal die Liebespfeile des Knaben üblicherweise ins Herz und nicht in die Lenden treffen. Woraus wir für die Zukunft lernen, falls wir nach lumbal luxierte Amorbögen und anderes pseudohumanistisches Blendwerk vermeiden wollen: Erst ins mythologische Lexikon schauen und dann in die terminologische Trickkiste greifen!

Von übertriebener Gelehrsamkeit zeugt auch der nächste Fachausdruck. Seit dem Ende des 19. Jahrhunderts vermag die Medizin Verletzten recht gut zu helfen, die sich eine dislozierte Wirbelkörperfraktur im Bereich der Halswirbelsäule zugezogen haben, genauso Kranken, die an einer entzündlich bedingten Instabilität dieses Segmentes leiden. In beiden Fällen können Chirurgen und Orthopäden der drohenden Schädigung des Rückenmarkes mit „hohem Querschnitt" vorbeugen, indem sie im Anschluss an eine oder statt einer Operation einen ausgedehnten Gipsverband anlegen. Durch die stabilisierende Stützung wird der zervikale und obere thorakale Abschnitt des Achsenorgans immobilisiert und entlastet. Die „kleine" Variante dieses Korsetts umfasst den Brustkorb einschließlich Brustbein, Schlüsselbeinen, Schulterhöhen und Schulterblättern, weiter den gesamten Hals, die Hinterhauptsschuppe und den Unterkiefer. Bei der „großen" Form sind zusätzlich die Schläfen sowie die Stirn einbezogen. Lediglich ein rechteckiges Fenster für das Gesicht bleibt frei.

Seit mehr als 100 Jahren trägt diese beeindruckende Apparatur nach der römischen Göttin des Handwerks, der schönen Künste und der Weisheit den Namen **Minervagips** (Marcovecchio 1993). Ihrer griechischen Vorläuferin Athene, mit der sie früh identifiziert wurde, haben wir uns schon beim „Caput Medusae" und beim Streit mit der Arachne genähert (s. Kap. 3). Um nun die Angemessenheit der sprachlichen Schirmherrschaft für die zementfeste Zwangsweste zu beurteilen, befassen wir uns genauer mit den modischen Vorlieben der Olympierin, speziell mit ihrer Rüstung.

Zum Waffenkleid der Kriegsgöttin, das in Hunderten von Variationen dargestellt ist, zählt auch ein tief in den Rücken fallender, fellähnlicher Überwurf. Hinzu kommen ein Brustschild aus Ziegenleder mit dem Gorgonenhaupt sowie ein imposanter Prunkhelm, der Kopf und Stirn bedeckt und auch den Nacken „behütet" (s. Abb. 15-3). Fügt man all dies zusammen und berücksichtigt insbesondere das Aussehen des Schädelschutzes, so kann mit viel Phantasie und gutem Willen von einer vagen Formähnlichkeit der göttlichen Montur mit der modernen therapeutischen Konstruktion gesprochen werden. Gemeinsam sind beiden „Oberbekleidungen" topographische Ausdehnung, Akzentuierung von Haupt und Hals sowie die protektive Funktion. Doch hätte sich Athene/Minerva selbstverständlich jede Einschränkung der Beweglichkeit verboten. Genauso wie manche Patienten heute vermutlich über die halbmilitärische Vorgeschichte des Terminus technicus für den kurativen Thorax-Hals-Verband wenig begeistert wären.

In anderer Hinsicht war die Heldenjungfrau wiederum eine Idealbesetzung für eine nomenklatorische Leerstelle. Denn sie empfing bereits als Teil der Kapitolinischen Trias Jupiter-Juno-Minerva auf dem ersten Hügel Roms höchste Verehrung. Gleichzeitig Schutzherrin der Hand-

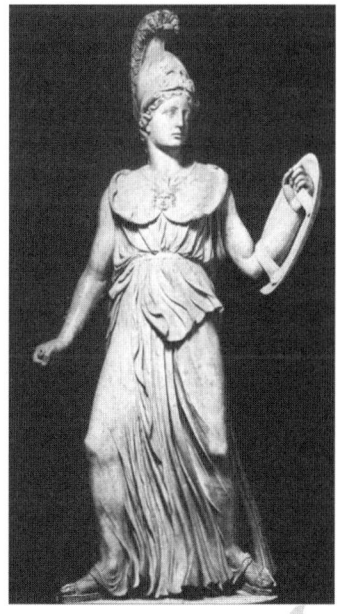

Abb. 15-3: Minerva. Marmorstatue, augusteische Epoche (mit freundlicher Genehmigung der Kapitolinischen Museen Rom).

werker (man denke an den Ursprung des Wortes „Chirurgie", s. auch Kap. 5), besaß sie auf dem Aventin ein weiteres Heiligtum. Und sie nannte als „Ärztin" (*medica*) und Beschützerin der Ärzte sogar einen dritten Tempel ihr Eigen, der irgendwo zwischen Caelius und Esquilin lag. An einer Gestalt mit einer solchen heilkundlichen Vergangenheit gab es kaum ein Vorbeikommen bei der Benennung eines kunstfertig angepassten Heilmittels – selbst in der naturwissenschaftlich aufgeklärten Zeit um 1900 nicht. Diese Tradition erklärt auch, warum zeitweise bis zu 40 medizinische Zeitschriften vor allem in Italien ihren Namen im Titel führten.

Ein Problem allerdings bleibt. Wenn in die Medizin ausgeliehene Götternamen durch „schmückende Beiwörter" ergänzt werden, löst dies bei Zeitgenossen mit noch einem Funken Sprachgefühl regelhaft tiefe Betrübnis aus. Oder empfindet die römische Stadtgöttin selbst Wortschöpfungen wie „Minerva Pneumatica" (Pavetto u. Zumaglini 1966) und „thermoplastic Minerva body jacket" (Benzel et al. 1992) als zeitgemäße Formen der Huldigung?

Literatur

Barcia Goyanes JJ. Mons. In: Onomatologia anatomica nova. Historia del lenguaje anatómico. Bd. 5. Valencia: Universidad, Secretariado de publicaciones 1982; 159–60.

Benzel EC, Larson SJ, Kerk JJ et al. The thermoplastic Minerva body jacket. Journal of Spinal Disorders 1992; 5: 311–9.

Blankaart S. Lexicon medicum. Jena 1683 (Nachdruck: Hildesheim, New York: Olms 1973; hier: S. 378).

Caelius Aurelianus. Akute Krankheiten. Buch I-III. Chronische Krankheiten. Buch I-V. Herausgegeben von Gerhard Bendz. Übersetzt von Ingeborg Pape. Berlin: Akademie-Verlag 1990.

Dietz GW, Christensen EE. Normal „Cupid's Bow" contour of the lower lumbar vertebral. Radiology 1976; 121: 577–9.

Hyrtl J. Onomatologia anatomica. Geschichte und Kritik der anatomischen Sprache der Gegenwart. Wien: Braumüller 1880 (Nachdruck: Hildesheim, New York: Georg Olms 1970; hier: S. 405–7).

Lautenbach E. Wörterbuch Zahnmedizin. Hanau: Verlag für Zahnmedizin 1992; hier: S. 56.

Lexikon Zahnmedizin Zahntechnik. München, Jena: Urban & Fischer 2000; hier: S. 35.

Marcovecchio E. Dizionario etimologico storico dei termini medici. Firenze: Festina Lente 1993; hier: S. 554 und 913.

Navarro FA. Afrodita, la venerología y el lenguaje médico (I). Actas dermo-sifilográficas 1996a; 87: 281–5.

Pavetto GC, Zumaglini G. Un nuovo tipo die apparecchio ortopedico per il rachide cervicale. La „minerva pneumatica". Minerva Ortopedica 1966; 17: 687–9.

Rodin AE, Key JD. Medicine, Literature & Eponyms. An encyclopedia of medical eponyms derived from literary characters. Malabar: Krieger 1989; hier: S. 243 f.

Shampo MA, Kyle RA. Medical mythology. Aphrodite (Venus). Mayo Clinic Proceedings 1992; 67: 477.

Taullard JC. „El arco de cupido" desde el punto di vista embriológico. La Semana Médica 1961; 118: 292–5.

16 Die Ewige Stadt und das mittelalterliche Firmament: Saturn und Merkur, der Januskopf und die Herkunft der Termini

In jeder Hinsicht mehr Bewegungsfreiheit als das Korsett der Minerva (vgl. Kap. 15) bieten die Ausdrücke für Quecksilber- und Bleivergiftung. Unser zweites „Römerkapitel" beginnt deshalb auch mit **Merkurialismus** und **Saturnismus**, zwei Begriffen, die frappierende Gemeinsamkeiten verbinden. Die lateinischen Eigennamen, von denen sie ausgehen, bezeichnen in chronologischer Reihenfolge eine römische Gottheit, einen Himmelskörper, ein Metall und einen Wochentag sowie eine amerikanische Raumkapsel bzw. Rakete. Die eben genannten medizinischen Fachbezeichnungen aus dieser Familie entstammen hingegen der Toxikologie. Beide haben ihre Glanzzeit längst hinter sich, und beide verdanken ihre Existenz eher astrologisch-alchemistischen Spekulationen als astronomischen Beobachtungen oder chemischen Experimenten. Grund genug also, die begriffshistorischen Epochen ausnahmsweise in einer Parallel-Präsentation zu durchlaufen und dabei Medizin-, Naturwissenschafts- und Umgangssprache gleichrangig zu berücksichtigen.

In einem früheren Kapitel konnten wir Hermes, den griechischen Prototypen des Götterboten, und seine terminologischen Laufwege ausführlich verfolgen (s. Kap. 5). Der römische „Mercurius" galt gleichermaßen als Verbindungsmann zwischen Himmel und Erde, ebenso als Schutzpatron der Händler und Kaufleute. Dem Stamm seines Namens verdanken wir Wörter wie „merkantil", „Kommerz", „Merchandising" und die für Geschäftsreisende gedachten „Mercure"-Hotels. Auf den „Merkurstab", den Caduceus, sind wir ebenfalls schon früher gestoßen (s. Kap. 11). Das lateinische Adjektiv *mercurialis* fand früh in der „Naturkunde" des älteren Plinius Verwendung, und zwar zur Bezeichnung einer Pflanze, die der Jupiter-Sohn entdeckt haben soll (Buch 25, 38). Auch einer der sieben im Altertum bekannten „Planeten" (Saturn, Jupiter und Mars, Sonne, Merkur, Mond und Venus) erhielt erst den griechischen Namen „Hermes", dann den römischen „Mercurius". Mit einer Umlaufzeit von nur 88 Tagen rauscht dieser Bewegungsstern nämlich ähnlich rasch über den Himmel wie der Schnellste unter den Unsterblichen.

„Saturnus" hingegen war der altrömische Gott des Ackerbaus und der Feldfrüchte. Der erdverbundene Herrscher hatte der Legende nach zu Anbeginn der Zeiten auf dem ehemals „Saturnberg" genannten Kapitolshügel über dem Tibertal seinen Sitz gehabt (s. Abb. 16-1). Dann jedoch verlor der Bodenständige die Regentschaft an seinen Sohn Jupiter und musste das Zentrum der Macht verlassen – ganz ähnlich wie in der griechischen Göttergeschichte Kronos, der von Zeus entthront wurde. Da dieser über das griechischen Wort *chrónos* mit der Zeit in Verbindung stand, galt auch sein lateinischer Nachfolger als „Entdecker der Langsamkeit". An das „Saturnische Zeitalter", die goldene, glückliche und von allen Standesunterschieden freie Ära seines Wirkens, erinnerte bis in die Spätantike hinein das heiter-ausgelassene Fest der Saturnalien. Bei diesem Treiben handelte es sich um eine Art volkstümlichen Karneval, den man in Rom Jahr für Jahr Ende Dezember zum Abschluss der Winteraussaat feierte. Ähnlich uralt wie sein Namengeber war auch der „Saturnier", ein Langvers aus den Anfängen der lateinischen Dichtkunst. „Saturn" als Bezeichnung für den am weitesten von der Sonne entfernten Planeten ist hingegen auf eine Überlegung zurückzuführen, die uns schon in einem anderen Zusammenhang beschäftigt hat. Die äußere, nach dem geozentrischen Bild vom Himmel jenseits der Sonne gelegene Planeten-Dreiheit war gemäß der Generationenfolge der Weltschöpfung benannt: Auf den Großvater Kronos/Saturnus folgten der Vater Zeus/Jupiter und schließlich der Sohn Ares/Mars.

Schon am Ende der Antike, besonders aber seit dem 14./15. Jahrhundert, wurde die Siebenzahl der Planeten in nähere Beziehung zu den ebenfalls in einer Siebener-Serie zusammengefassten Metallen gerückt (Rothschuh 1978). Dem Einfluss der Himmelskörper auf die Metallentstehung maß man nun besondere Bedeutung

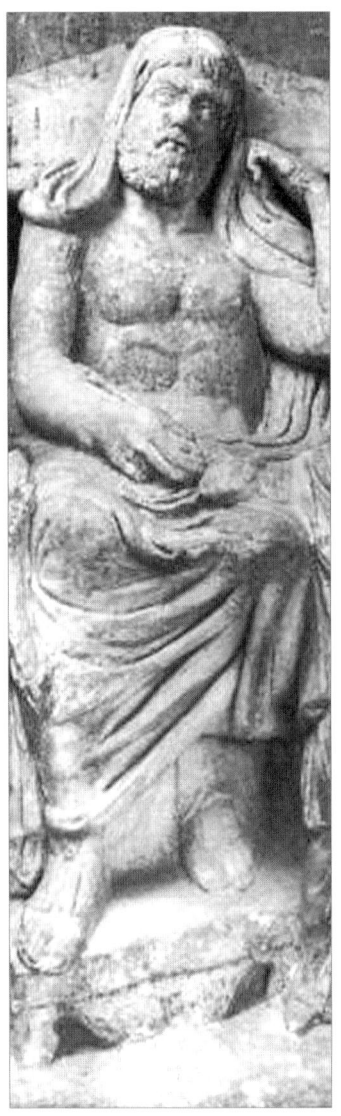

Abb. 16-1: Thronender Saturn. Marmorskulptur, 275–300 n. Chr. (mit freundlicher Genehmigung der Galleria Chiaramonti, Vatikanische Museen Rom).

zu. Solche Vorstellungen reichten von einer Substanzgleichheit bis hin zur Annahme eines geheimnisvollen Flusses oder Austausches von „Körperchen". Dem schweren Blei (lat. *plumbum*) wuchs so die symbolische Verbindung zum behäbigen und in seiner Bahn langsamsten Planeten Saturn zu, der für einen Umlauf ganze 29 Jahre benötigt. Hingegen trat das flüssige, bei normaler Temperatur „lebendige" oder „quecke" Silber (lat. *argentum vivum*, griech. *hydrargyrum*) in Beziehung zum sehr viel flotteren Merkurstern. Derlei spekulative Assoziationen fügten sich glänzend ein in die Entsprechungslehre von Mensch, Erde und Weltsphären, die als so genannte Mikrokosmos-Makrokosmos-Theorie die gesamte belebte und unbelebte Materie umfasste. In diesem universalen System von Korrespondenzen konnten ruhende und bewegte Himmelskörper auch bestimmte Wirkungen auf einzelne Körperteile ausüben. „Saturnus" etwa herrschte nach diesem Muster über den Schädel samt Inhalt. Daher war in altem Deutsch ein „saturnischer" Charakter ein störrischer und eigensinniger Mensch „mit eigenem Kopf". In der Astro-Psychiatrie galt der Planet als „Stern der Melancholie" (Klibansky et al. 1990). Merkur wiederum vermochte auf Schenkel und Knie, aber auch auf Zunge und Hals Einfluss zu nehmen. Deshalb hieß früher ein lebhaftes bis unruhiges Temperament „quecksilbrig". Eine solche Planetar-Melothesie (griech. *mélos* = Organ und *thesie* = Zuordnung) war allgemein akzeptiertes Medizinwissen noch bis ins frühe 17. Jahrhundert. Erst gegen dessen Ende verblassten diese Vorstellungen, um in esoterischen Bereichen wie Handlesekunst und Populär-Astrologie fortzuwirken. Genauso wurden die magisch-mantischen Verbindungen zwischen Sternen und Metallen mit Aufkommen der modernen Naturwissenschaften zwar obsolet, bestanden in sprachlicher Form jedoch fort.

Verglichen mit den Hauptrollen, die sie im Mittelalter und in der frühen Neuzeit auf der Theoriebühne der Heilkunde gespielt hatten, mussten sich die mythisch-astralen Namen im modernen Fachjargon mit einem kümmerlichen Statistendasein abfinden. Der „Fluch des Saturns" oder – nüchterner – der „Saturnismus" als Bezeichnung für die lange bekannte chronische Bleivergiftung markierte 1855 immerhin noch den Versuch einer Weiterführung der Tradition (s. Hernberg 2000). Doch die meisten mit dem Adjektiv *saturninus* gebildeten Ableitungen sind inzwischen vergessen. Nur die „Encephalopathia saturnina" fristet noch ihr Gnadenbrot, weil Neurologen und Psychiater bisher fürsorglich an ihr festhalten. Doch wer evoziert dabei noch den einst glanzvollen und weiten historischen Gedankenbogen – von der altrömischen Gottheit auf ihrem Herrscher-Hügel über den letzten Planeten des antiken und mittelalterlichen Firmaments bis hin zum geheimnisvollen alchemistischen Schwermetall? Immerhin: Nachdem auch die Bleilähmung der Hand zum Glück immer seltener wird, steht eine linguistisch hochinteressante Nachfolgerin bereit. Häufig am „Saturns-Tag" tritt die selten vergiftungsbedingte „Saturday night palsy" auf (Spinner et al. 2002). Durch zeitgemäß-cooles Sprach-Outfit wie durch vielfältige Assoziationsmöglichkeiten gibt diese Paralyse des Nervus radialis Anlass zu vagem terminologischem Optimismus. Begriffsästhetisch übertrifft sie ihre lahme deutsche Namensvetterin, die Parkbanklähmung, tatsächlich um Längen.

Kaum besser als Saturnus geht es Mercurius. Im 16. Jahrhundert wurde er, etwa von Paracelsus, noch als eines der drei Lebensprinzipien verehrt. Seit der Renaissance schätzte die rationale Therapeutik das Flüssigmetall als – wenn auch nebenwirkungsreiches – Syphilis-Mittel. Und obwohl Quecksilber einen unentbehrlichen Bestandteil von Fieberthermometern und physiologischen Messinstrumenten darstellte, lebte der flinke Merkur im Medizintechnolekt während der letzten 200 Jahre bloß schlecht und recht weiter, zum Beispiel als toxikologisches Agens in der „Mercurialkrankheit" oder im „Merkurialismus". Mit diesem Leiden können, wie schon ein Erlanger Kliniker in seinen „Untersuchungen über den constitutionellen Mercurialismus" feststellte, „Tremor mercurialis" und „Erethismus mercurialis" einhergehen, quecksilberbedingte Muskelzuckungen und Erregungszustände also (Kussmaul 1861). Anständiger als die Mediziner behandeln die Chemiker den römischen Götterboten. In ihrem Wirkungsbereich kennzeichnet er mit den Wortkomponenten merkuro- und merkuri- ein- und zweiwertige Quecksilber-Verbindungen. An seine besseren Tage in Alchemisten-Küchen erinnert noch das Kunstwort „Mercaptan" aus dem Jahr 1834 (Marcovecchio 1993). Die Fügung wird zusammengesetzt aus „(Corpus) Mer(curium) captan(s)" und bedeutet wörtlich „Stoff, der das Quecksilber ergreift", d.h. eine Verbindung mit ihm eingeht. Doch auch dieser traditionsbewahrende Ausdruck ist mittlerweile verschwunden. Außer dem französischen mercredi und dem italienischen mercoledì sowie den weiteren romanischen Bezeichnungen für Mittwoch und den Planetennamen bleiben nur noch die „Saturn-Raketen" und die Hoffnung auf ein neues „Mercury-Programm".

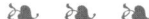

In Kürze werden wir uns mit einem leisen Servus endgültig vom griechisch-römischen Götterhimmel verabschieden. Zuvor aber werfen wir noch einen kurzen Blick auf zwei Gottheiten, die beide in unterschiedlicher Weise mit der Saturn-Sage verknüpft sind. Da ist zunächst **Ianus**, ein mythischer Urkönig der italischen Landschaft Latium. Er nimmt Saturn nach dessen Vertreibung durch Jupiter freundlich in sein Reich auf. Später stellt der Alt-Herrscher in Rom den göttlichen Beschützer der „Durchgänge" dar, und zwar auf dreifache Weise. Im örtlichen Sinn als Schirmherr über die öffentlichen Türen und Tore mit ihren zwei Seiten, Eingang und Ausgang. In zeitlicher Dimension als Patron des Tages- und Jahreslaufs mit Anfang und Ende – daher kennen wir ihn als Namenspaten des Jahres-Eingangs-Monats Januar. Und in übertragener Bedeutung als zuständige Instanz für Dinge, die aus zwei Blickwinkeln betrachtet werden können:

> „Du, zweiköpfiger Janus, des still verstreichenden Jahres
> Ursprung, der Gott, der allein selbst seinen Rücken kann sehn"

So rühmt Ovid ihn im „Festkalender" (Buch 1, 65–66). Die entsprechende Symbolik kommt auch in künstlerischen Darstellungen auf Münzen zum Ausdruck (s. Abb. 16-2).

Abb. 16-2: Ianus. Medaillon aus Rom, 187 n.Chr. (aus Ovids „Festkalender" [Ovid, Ausgabe 1995]).

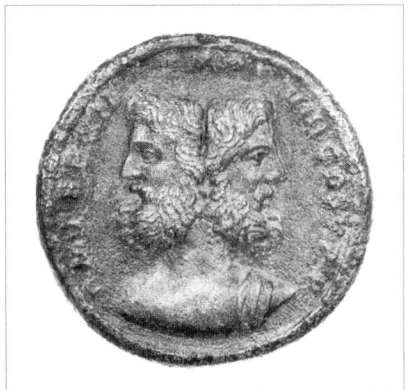

Die Medizinsprache entdeckte den kranial Duplizierten mit den Fügungen „Janus leporinus" (1680) und „janiformis" (1701). Später komponierte der französische Wissenschaftler Isidore Geoffroy St. Hilaire, dem wir schon den Hermaphroditismus und die Sirenengliedrigkeit als terminologische Importe verdanken (s. die Kapitel 5 und 6), den anatomischen „Janiceps". Aus dem lateinischen Wortstamm ian-, dem Bindevokal i und dem Wortelement -ceps (von lat. *caput* = Haupt) schuf der Mitbegründer der Teratologie einen mythisch angehauchten Neologismus – ganz nach dem Vorbild von „Princeps" (erster Kopf) oder „Bi-, Tri-, Quadriceps" (Zwei-, Drei-, Vierköpfiger). Diese Neuschöpfung bezeichnete eine im Uterus herangewachsene Doppelfehlbildung: Zwillinge können nämlich infolge einer unvollständigen Durchschnürung der Keimblase in einem frühen Entwicklungsstadium an den Köpfen, zum Teil auch am Brustkorb, miteinander verwachsen bleiben (Geoffroy St. Hilaire 1836). Ohne in Haarspaltereien zu verfallen, können wir gewisse Unterschiede zwischen dem älteren literarisch-künstlerischen und dem neueren medizinischen Janiceps herausstellen. Während Ovid klar von einem „Zweiköpfigen" sprach, meint der teratologische Begriff zwei miteinander zu einem einzigen Schädel verschmolzene Hälften. Weiter sieht die menschliche Monstrosität mit ihren Gesichtern wohl nicht im Richtungssinn des Achsenskeletts nach vorn und hinten, sondern sie blickt über die je doppelten Schultern nach links und rechts, was die Stimmigkeit der antiken Metapher vom gleichzeitigen Voraus- und Rückwärtsschauenden empfindlich einschränkt. Schließlich ist auf antiken Abbildungen entweder der Kopf des Gottes allein oder in Verbindung mit einem einzigen Leib zu sehen – aber nie mit dem in natura meist vorhandenen doppelten Oberkörper. Eine genaue Betrachtung lässt die Annahme einer in der Gottesfigur nachgeahmten Missbildung somit fraglich, wenn auch nicht unmöglich erscheinen.

Außerhalb der Embryologie fielen solche Unstimmigkeiten nicht ins Gewicht. Ganz im Gegenteil: Gerade auf anderen Feldern entfaltete der maskuline Doppelkopf der Legende große Wirkung. Eine anspruchsvoll formulierte Kritik kommt seit langem kaum mehr umhin, die Zwiespältigkeit des Fortschritts, der Technik, der Medizin, unseres Denkens oder wessen auch immer als „Janusköpfigkeit" zu apostrophieren. Und die einmalige Fähigkeit, Vergangenheit und Zukunft gleichzeitig wahrzunehmen, machte den in diametrale Richtungen Blickenden zum Titelhelden gleich mehrerer medizinhistorischer Zeitschriften. Dass sein einstiger römischer Wohnort heute „Janushügel" oder – italienisch – „gianicolo" heißt und seine Unterstützung für Saturn ihm die Patenschaft für irgendeinen Mond eingetragen hat, ist dabei noch gar nicht berücksichtigt.

※ ※ ※

Abschließend noch ein kurzes Wort in eigener Sache. Es geht um **Terminus**, den Beschützer der Grenzen und des (nicht nur sprachlichen) Eigentums. Der Sage nach kam diese Gestalt auf wahrhaft verwegene Weise in die Welt. Um für immer ungefährdet herrschen zu können, verspeiste Saturn bekanntlich nacheinander seine fünf Kinder. Als der Gierige den jüngsten Sohn Jupiter auch noch vertilgen wollte, schob ihm die Gemahlin stattdessen heimlich einen Stein unter. Die Geschichte geht aber noch weiter: Der verschlungene und später wie die übrige Nachkommenschaft wieder ausgespiene Brocken blieb auf dem römischen Kapitolshügel liegen und erhielt als Vergöttlichung aller Grenzsteine Kultbild, Altar, Opfer und sogar ein eigenes Fest, die „Terminalien". Der auf diese Weise verehrte Fixpunkt behauptete seinen Platz auch, als man um ihn herum das Heiligtum des Saturn-Bezwingers Jupiter errichtete. Glaubt man Ovid, so wurde im Dach sogar eine Öffnung ausgespart, damit der naturgewohnte Hüter des römischen Ackerlandes den freien Himmel über sich spüren konnte:

> „*Terminus aber verblieb, wie die Alten erzählen, im Hause*
> *Wohnt mit dem mächtigen Gott heut noch im Tempel allein.*
> *Nur damit über sich er gar nichts sieht außer Sternen,*
> *Hat seines Tempels Dach heut noch ein winziges Loch.*"
> (Festkalender, Buch 2, 669–672)

Das klassische Substantiv *terminus* für „Grenzzeichen", „Markierung" und „Grenze" entwickelte im Mittellatein die übertragene Bedeutung „inhaltlich abgegrenzter, fest umrissener Begriff". Darauf beruhen die ins Deutsche entlehnten Ausdrücke „Termin" und „Terminus", letzterer für „Fachausdruck" oder „Fachbegriff". Die davon wiederum abgeleitete Neubildung „Terminologie" fällt sprachlich gesehen gleich in doppelter Weise aus dem Rahmen. Einmal als so genannte Hybride, Sprachchimäre oder Bastardwort – denn in ein und demselben Gebilde ist eine Bindeform lateinischer Herkunft (Termino-) mit einer aus dem Griechischen abgeleiteten Nachsilbe (-logie) gekreuzt. Und zum anderen, weil mit diesem „umbrella term" in unlogischer Weise sowohl die reflektierende „Lehre von den Fachbegriffen" als auch die „Gesamtheit der in einem Fachgebiet üblichen Fachwörter und Fachausdrücke" bezeichnet wird. Wie geduldig Definitionen doch sein können!

Die heutigen Termini technici der lebenden Sprachen sind trotz ihrer indirekt göttlichen Herkunft lange nicht so unverrückbar und heilig wie einst die steinernen *termini* des Imperium romanum. Und das ist gut so. Wer bräuchte sonst noch Terminologen? Endgültig vorbei ist auch die Chance, den alten Terminus auf seinem Hügel zum Gott der Fachsprachen zu stilisieren. Die Aufgabe, angemessene

Grenzen zu ziehen, übernehmen in der Medizin heute bisweilen Nomenklatur-Kommissionen.

Literatur

Geoffroy Saint-Hilaire I. Histoire générale et particulière des anomalies de l'organisation chez l'homme et les animaux. Bd. 3. Paris: Baillière 1836; 115–8.

Hernberg S. Lead poisoning in a historical perspective. Am J Industr Health 2000; 38: 244–54.

Klibansky R, Panofsky E, Saxl F. Saturn und Melancholie. Frankfurt/M.: Suhrkamp 1990.

Kussmaul A. Untersuchungen über den constitutionellen Mercurialismus und sein Verhältniss zur constitutionellen Syphilis. Würzburg: Stahel'sche Buch- und Kunsthandlung 1861.

Marcovecchio E. Dizionario etimologico storico dei termini medici. Firenze: Festina Lente 1993; hier: S. 440, 544f. und 765.

Ovid. Festkalender. Übs. und hrsg. von Niklas Holzberg. München: Artemis & Winkler (Sammlung Tusculum) 1995.

Plinius Secundus d. Ä. Naturkunde. Hrsg. u. übers. von Roderich König in Zuammenarbeit mit Gerhard Winkler. München und Zürich: Artemis (Sammlung Tusculum) 1988.

Rothschuh KE. Konzepte der Medizin in Vergangenheit und Gegenwart. Stuttgart: Hippokrates 1978; hier: S. 89–91.

Spinner RJ, Poliakoff MB, Thiel RL. The origin of „Saturday night palsy"? Neurosurgery 2002; 51: 737–41.

17 Dichter, Denker und Despoten: Sappho, das Diogenes-Syndrom und die Sectio caesarea

Wie im Prolog angekündigt, verlassen wir kurz das Reich des Fiktionalen und wenden uns drei realen historischen Persönlichkeiten zu. Wer allerdings hofft, auf diese Weise bei der nomenklatorischen Nachlese auf den „Boden der Tatsachen" zurückzukehren, sieht sich getäuscht. Die begriffshistorischen Schicksale von Poetin, Philosoph und Politiker sind auf Schritt und Tritt von Legenden und Halbwahrheiten umrankt, Sein und Schein können rückblickend kaum auseinandergehalten werden. Unkenntlichkeit und Ausdeutbarkeit der geschichtlichen Wirklichkeit waren zwar Voraussetzung, die Gestalten überhaupt als Modelle für heilkundliche Begriffe heranzuziehen. Jedoch erscheint die Unschärfe für ein durchgängiges Missverhältnis zwischen historischen Vorbildern und medizinischen Abbildern verantwortlich. Anders gesagt: Nicht ein einziger der in diesem Kapitel näher beleuchteten Ausdrücke wird voll überzeugen. Nur einer wird noch gebraucht, ein zweiter kaum mehr benutzt und der dritte wurde bereits durch halbwegs angemessene Synonyme ersetzt.

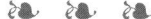

Von etwa 1880 bis zum Zweiten Weltkrieg, für kaum mehr als 50 Jahre also, kamen „Sapphismus" oder „sapphische Liebe" als Bezeichnungen für die weibliche Homosexualität im ärztlichen Sprachgebrauch häufiger vor. Schon damals bevorzugte man den Begriff **lesbische Liebe**, im Englischen auch substantiviert als „lesbianism". Infolge der gesellschaftlichen Entwicklung wird dieses Wortfeld seit mehr als zwei Jahrzehnten ausschließlich der Allgemeinsprache zugeordnet, und entsprechende Einträge sind aus gängigen medizinischen Lexika längst verschwunden. Unter linguistischen Gesichtspunkten allerdings wecken die Begriffe durchaus Interesse. Denn nach Anthroponymen und Mythonymen repräsentieren sie eine weitere Variante des Benennens: Ableitungen von Ortsnamen werden sprachwissenschaftlich „Toponyme" genannt (von griech. *tópos* [Ort] und *ónoma* [Name]). „Merseburger Trias", „Philadelphia-Chromosom" und „Malta-Fieber" stellen bekannte Beispiele aus dem medizinischen Fachwortschatz dar. Und genau darum handelt es sich in diesem Fall: Vom griechischen Namen „Lesbos" für die nördlichste und größte Insel vor der Westküste Kleinasiens sind durch Anhängen der entsprechenden Nachsilben an den Wortstamm die eingedeutschten und anglisierten Nomina entstanden. Als Adjektive sind die Fremdwörter seit 1600 in den europäischen Nationalsprachen nachweisbar. Sie bedeuteten zunächst nichts anderes als „zur Insel Lesbos gehörig". In diesem Sinn sprach man um 1800 vom berühmten „lesbischen Wein", und noch heute schreiben Altphilologen und Geographen über „lesbische Städte". Erst gegen Ende des 19. Jahrhunderts kam es, zum Beispiel durch die Wendung „Amor lesbicus", zu einer semantischen Erweiterung im Sinn einer „verbotenen Freundschaft unter Frauen" (Krafft-Ebing 1886). Um den historischen Hintergrund dieser Bedeutungsverschiebung verfolgen zu können, müssen wir allerdings einen kurzen Umweg über die vergessene „sapphische Liebe" nehmen.

Natürlich hat das Eiland in der Ägäis sprachgeschichtlich nur deshalb Furore gemacht, weil um 600 v. Chr. mit **Sappho** die bekannteste und bedeutendste Lyrikerin der klassischen Antike dort beheimatet war (s. Abb. 17-1). Ihre zarten Liebesgedichte voll verhaltener Leidenschaft und Hingebung an den „süßbitteren Eros", ihre gefühlvollen Götterhymnen und empfindungsreichen Hochzeitslieder begeisterten schon Leser und Dichter des Altertums. Nur Weniges blieb, lange nach ihrem Tod in mehreren „Büchern" zusammengefasst, erhalten. Im 1. Jahrhundert v. Chr. machte Catull ihre Werke in Rom bekannt. Horaz nahm das Versmaß des Ersten Buches als „sapphische Strophe" zum Vorbild für seine Oden.

Sehr viel mehr lässt sich mit Gewissheit nicht sagen. Vermutlich wirkte die Dichterin auch als eine Art adlige Erzieherin. Die kunstsinnige Lehrerin nahm Mädchen zwischen Kindheit und Hochzeit für einige Jahre in Obhut und vermittelte ihren Schülerinnen eine poetische und musische Ausbildung, um sie so auf spätere Aufgaben in Haus und

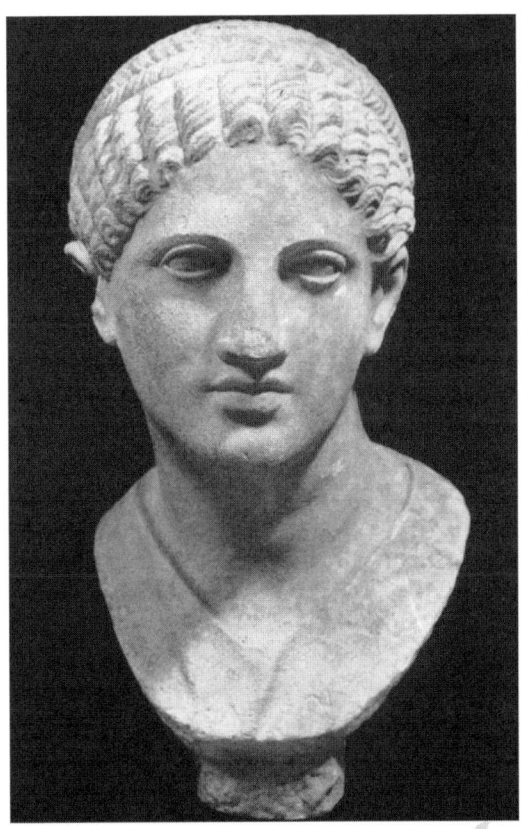

Abb. 17-1: Imitation einer Büste von Sappho (mit freundlicher Genehmigung des Getty Museum Los Angeles).

Gesellschaft vorzubereiten. Dass sich zwischen der reifen Frau und ihren heranwachsenden Gefährtinnen leidenschaftliche Beziehungen ergeben haben könnten, mag an manchen Stellen ihres literarischen Schaffens durchscheinen. Bewiesen ist es keinesfalls (Scarborough 1992). Im Übrigen gehörten im frühen Griechenland homoerotische Verbindungen zur Bildung junger Frauen wie Männer und waren auf jener Insel offensichtlich völlig konventionell.

Immerhin existierte bereits zu antiken Zeiten das Verbum *lesbiázein* mit der Bedeutung „sich wie die Frauen von Lesbos verhalten". Angesprochen waren damit auch sinnlich-erotische Kontakte. In Fortführung bzw. Wiederaufnahme dieser semantischen Tradition wurde die Zuneigung der Sappho zu jungen Mädchen zweieinhalb Jahrtausende später als normverletzende sexuelle Perversion gedeutet und ihr Name zum entsprechenden Terminus der Krankheitslehre erweitert. Zwar gibt es schon aus der italienischen Renaissance spärliche Hinweise auf sonst historisch schwer fassbare „Donna-con-donna-Beziehungen" (Simons 1994). Soweit zu erkennen, kam dieser Verhaltensdisposition allerdings nie eine abstrahierende Benennung zu. Erst nach 1800 wurde die unvergessene Dichterin zunächst im literarischen, dann im medizinischen Diskurs zur Verkörperung einer vermeintlich verirrten und widernatürlichen weiblichen Sexualität. Während Lord Byrons überschwengliche Worte „Where burning Sappho loved and sung" einen künstlerischen Anfangspunkt dieser Entwicklung markieren, war am Beginn des 20. Jahrhunderts die Umwandlung zum wissenschaftlichen „Standardfall" femininer Sexualpathologie weit fortgeschritten (Wain 1958; Albert 1993). Sprachschöpfungen wie die französischen Wörter „sapphiste" und „sapphiser" speisten sich, genau wie die deutschen und englischen Begriffe, aus ganz unterschiedlichen Quellen: aus der Griechenland-Begeisterung jener Tage, der Prüderie des Fin de siècle und auch aus dem Bedürfnis der sich gerade als eigenständiges Fach konstituierenden Sexualwissenschaft, nomenklatorisch mit anderen Disziplinen mitzuhalten. Zwar zählt diese Episode mittlerweile zur Geschichte der medizinischen Terminologie. Doch belegen ihr Anfang und ihr Ende exemplarisch und eindrücklich, wie eine vermeintlich „objektive" Fachsprache durch kulturelle Milieus und soziale Entwicklungen geprägt wird. Die Auswahl eines bestimmten Begriffs sagt oft mehr über den ärztlichen Namenverwender und seine Zeit aus als über die zugrunde liegende historische Figur.

Weder Kant noch Heidegger haben es bislang zu einem Eintrag in medizinischen Wörterbüchern gebracht. Auch nach Platon, Aristoteles oder einem anderen der bekannten antiken Philosophen hat bisher niemand eine heilkundliche Entdeckung oder ein Krankheitsbild benannt. Mit einer Ausnahme: Unter dem Titel **Diogenes syndrome** veröffentlichten drei Autoren, die an einem geriatrischen Zentrum in Birmingham tätig waren, in der angesehen britischen Zeitschrift „Lancet" eine Studie (Clark et al. 1975). Die einprägsame Benennung für Selbstvernachlässigungstendenzen im höheren Lebensalter erfuhr allerdings keine eingehende Begründung. In einer Fußnote zur Überschrift erschien eine dürre Kurz-Charakteristik des historischen Diogenes, die einer Enzyklopädie entnommen war. Nachfolgende Arbeiten akzentuierten einzelne Facetten des vielgestaltigen Erscheinungsbildes: extreme Verwahrlosung des persönlichen Lebensraumes, ausgeprägter Sammeltrieb, Vernachlässigung der Körperpflege, soziale Isolation, Abwehr hilfreich gemeinter Interventionen. Letztlich handelte es sich um eine Art soziokultureller Totalverweigerung vormals aktiver und erfolgreicher Menschen. Die Rückwendung konnte auf dem Boden seelischer und somatisch-medizinischer Krankheiten, gelegentlich auch ohne begleitende Störungen, vorkommen. Mit der weiteren Erforschung des Phänomens äußerten vor allem die Psychiater selbst Zweifel an der Angemessenheit der Bezeichnung. Schicksalhafte Lebenseinbrüche älterer Menschen in modernen westlichen Gesellschaften ließen sich, so hieß es, schwer mit der absichtlich-provozierenden und kritischen Demonstration eines besonderen Freiheitsbegriffs in der Antike zur Deckung bringen (Klosterkötter u. Peters 1985).

Bei oberflächlicher Betrachtung bieten Leben und Werk des griechischen Denkers aus dem 4. Jahrhundert v. Chr. tatsächlich einige Anknüpfungspunkte. Freilich sind historische Fakten und spätere Hinzufügungen durch die Überlieferung kaum zu unterscheiden. Der Legende nach führte Diogenes aus Sinope, ausgerüstet mit Bettelsack, Stock und verschlissenem Mantel, in Athen ein Leben von äußerster Genügsamkeit und Anspruchslosigkeit. Er soll in der berühmten Tonne geschlafen, nur das Notwendigste gegessen sowie alle Ess- und Trinkgeräte verschmäht haben. Auch verweigerte er die Ehe, trug sommers wie winters dasselbe eine Kleidungsstück und befriedigte alle seine Bedürfnisse in voller Öffentlichkeit. Einfachheit und Schamlosigkeit des Lebenswandels trugen dem Außenseiter den Spitznamen „der Hund" (griech. *kýōn*) ein. Danach wurde die Denkrichtung der „Kyniker" oder „Zyniker" gerufen, die allen Konventionen den Kampf ansagte und mit zersetzendem Spott alle gekünstelten Begriffe von Kultur und Moral attackierte. Die Prinzipien von Autarkie, Askese, Armut und völliger Freiheit als Voraussetzungen persönlichen Glücks spiegeln sich in der berühmten anekdotischen Begegnung von Diogenes und Alexander dem Großen, die so wahrscheinlich nie stattgefunden hat: Als der Makedonier zum Feldherrn gegen die Perser gewählt worden war, beglückwünschten ihn alle Athener – bis auf Diogenes. Da ging Alexander zu ihm, fand ihn auf der faulen Haut liegend und stellte ihm einen Wunsch frei. „Geh mir ein bisschen aus der Sonne", lautete die berühmte Antwort, und der mächtigste Mann Griechenlands erwiderte nachdenklich: „Wenn ich nicht Alexander wäre, möchte ich wohl Diogenes sein."

Es erscheint klar, dass die Beweggründe für den auffälligen Lebensstil beim ersten Zyniker und bei den „Diogenesfällen" des 20. Jahrhunderts völlig unterschiedlich lagen. Auch auf der „Symptomebene" zeigen sich nur begrenzte Analogien: Selbstgenügsamkeit, Mangel an Schamgefühl, ungeschminkte Offenheit sowie ein von der Umgebung als antisozial empfundenes Verhalten mögen bei antikem Sturkopf und modernem Störungsbild übereinstimmen. Ansonsten kontrastierten proklamierte Besitzlosigkeit mit sichtbarem Sammeltrieb, prononcierte Suche nach

Gleichgesinnten mit symbolischem Rückzug und rhetorisch geschicktes Missionieren der eigenen Gedanken mit sozialer Sprachlosigkeit. Aufgrund solch deutlicher Differenzen wird die anfänglich gewählte Bezeichnung heute zwar als eindrucksvoll und eingängig, aber inhaltlich unzutreffend angesehen. Das für den „sozialen Neglect" kennzeichnende Müll-Horten und Unrat-Sammeln hat inzwischen zu neutralen Ausdrücken wie „Vermüllungssyndrom" oder „Messie-Syndrom" geführt (von engl. mess = Unordnung, Durcheinander, Chaos). Damit hat der um Mäßigung ringende Spötter des Altertums Gerechtigkeit erfahren. Ob die Medizin auf diese Weise um zwei sprachliche Preziosen reicher ist, mag dahingestellt bleiben.

Während die Bedeutungsanalyse der bislang betrachteten Begriffe zu den sprachhistorischen Peanuts zählte, gilt es nun eine wirklich harte Nuss zu knacken. Dazu geht es um einen Ausdruck, der tagtäglich tausendfach im Munde geführt wird und über den viel – leider auch viel Falsches – geschrieben worden ist. **Sectio caesarea** oder „Kaiserschnitt" dürfte nach Ödipus-Komplex und Achillesferse der dritte jener Termini „mit Antikebezug" sein, der weit über die Grenzen der Heilkunde hinaus bekannt geworden ist. Damit wir uns bei der Spurensuche nicht im Dickicht der Begriffsgeschichte verirren, erwägen wir zunächst eine zeitliche Zuordnung und erörtern dann verschiedene Vermutungen hinsichtlich der Herkunft.

Das Adjektiv „caesarisch" taucht im Zusammenhang mit der Schnittentbindung an der lebenden Frau nach derzeitigem Kenntnisstand erstmals in der zweiten Hälfte des 16. Jahrhunderts auf. Genau 1581 publizierte der französische Arzt François Rousset in Paris einen „Traitté nouveau de l'hysterotomotokie, ou enfentement caesarien". Zwei Jahre darauf folgte eine deutsche Ausgabe mit dem teilweise latinisierten Titel „De partu caesareo. Von … nie erhörter noch bewuster künstlicher Lösung, Cedierung, und Scheydung eynes Kinds auss und vom Mutterleib". 1586, wiederum drei Jahre später also, legte der Basler Anatom und Arzt Caspar Bauhin eine lateinische Fassung der Abhandlung von Rousset vor, die mehrere Auflagen erfuhr. Darin prägte der Schweizer Wissenschaftler die bis heute gängige Fügung „Sectio caesarea". Die französische Variante „section césarienne" erschien 1609 in einem Lehrbuch des bekannten Geburtshelfers Jacques Guillemeau, die „caesarian section" 1612 in der Übertragung dieser Schrift ins Englische. Die deutsche Version „Kaiserschnitt" schließlich ist erst 1652 in der Übersetzung der lateinischen „Gesammelten Werke" des Wundarztes Wilhelm Fabry von Hilden nachweisbar. Nochmals wurde die Eindeutschung 1679 in der „Neu eröffnete(n) Hebammen-Schuhl" des württembergischen Leibchirurgus Christoph Voelter gedruckt, gleichzeitig auch im „Wund-artzneyischen Zeug-Hauss", einer landessprachlichen Fassung des Chirurgie-Buchs von Johannes Scultetus. Damit war 100 Jahre nach der Premiere die Verbreitung des Begriffs sowohl im medizinischen Latein wie den modernen Nationalsprachen abgeschlossen. Sichtet man nun die umfängliche Sekundärliteratur, so werden vier Ableitungen der „Sectio caesarea" diskutiert (Wright-St. Clair 1963):

- Das Sprachetikett geht auf Gaius Julius Caesar zurück, weil dieser angeblich per Schnittentbindung zur Welt gekommen ist.
- Der medizinische Zwei-Wort-Ausdruck verdankt sich dem juristischen Terminus „Lex Caesarea". Dieses „Gesetz der Caesaren" soll im kaiserzeitlichen Rom gefordert haben, an solchen Frauen, die am Ende der Schwangerschaft oder unter der Geburt starben, nach ihrem Tod eine abdominale Entbindung vorzunehmen.
- Die Bezeichnung rührt vom lateinischen Verb für „schneiden" (caedere-caedocecidi-caesum) her. Von diesem wiederum ist die Substantivierung „der Caeso" (im Plural „die Caesones") für das durch Bauchschnitt entbundene Kind hergeleitet.
- Die Operation als solche war zu großartig, um an gewöhnlichen Sterblichen durchgeführt zu werden. Deshalb wurde sie nach „den Cäsaren" benannt.

Um der Sache weiter auf den Grund zu gehen, stellen wir zwei entscheidende Fragen. Erstens: Wurde in einer bestimmten Epoche der Kaiserschnitt überhaupt durchgeführt? Falls ja, in welcher Form? Zweitens: Wie wurde die dafür gewählte Bezeichnung begründet? Damit ist das Ganze aber nicht kompliziert genug. Wir unterscheiden zusätzlich eine bloß in der Phantasie vorgestellte Intervention von einem Eingriff, der tatsächlich stattgefunden hat. Dieselbe Zweiteilung wenden wir auf Überlegungen zu historischen Herleitungen des Wortes an und differenzieren auf reinen Vermutungen beruhende und wirklich überprüfte Ableitungen. Nach dieser Vorbereitung begeben wir uns an den Startpunkt der historischen Entwicklung.
Den zeitlichen Anfang machte ohne Zweifel die imaginierte Praxis in mythologischen Erzählungen. Asklepios wurde von Apoll „dem Schoß der (toten) Mutter" Koronis entrissen (s. Abb. 17-2). Nicht nur die klassische Antike, sondern auch viele Sagen anderer Völker kennen ähnliche Geburtslegenden. Ob solchen mythischen Motiven handfeste operativ-geburtshilfliche Verrichtungen gegenüberstanden, ist außerordentlich fraglich. Für das Altertum und fast das gesamte Mittelalter ist kein einziger Fall eines Kaiserschnittes an einer lebenden Frau sicher bezeugt (Schäfer 1999). Nicht einmal die theoretische Möglichkeit wird in irgendeinem erhaltenen Text der rationalen Medizin erwähnt. Da Caesars Mutter Aurelia erst viele Jahre nach seiner Geburt, die um 100 v. Chr. stattfand, starb, ist die Vorstellung einer Niederkunft des späteren Staatsmannes und Schriftstellers per Exzision (die für die Frau tödlich gewesen wäre) völlig ausgeschlossen – ebenso eine auf diese direkte Weise konstruierte Herleitung der cäsarischen Geburt von der Person Caesars.
Ähnlich wie der Asklepios-Mythos erwähnen byzantinische Gesetzestexte aus dem 6. Jahrhundert n. Chr. das Herausschneiden eines Kindes aus dem Leib seiner toten Mutter. Dahinter stand die Absicht, bei der Bestattung die mögliche Vernichtung eines beseelten Wesens zu vermeiden. Ob dieser später „Sectio in mortua" genannte Eingriff in früherer Zeit tatsächlich jemals vorgenommen worden ist,

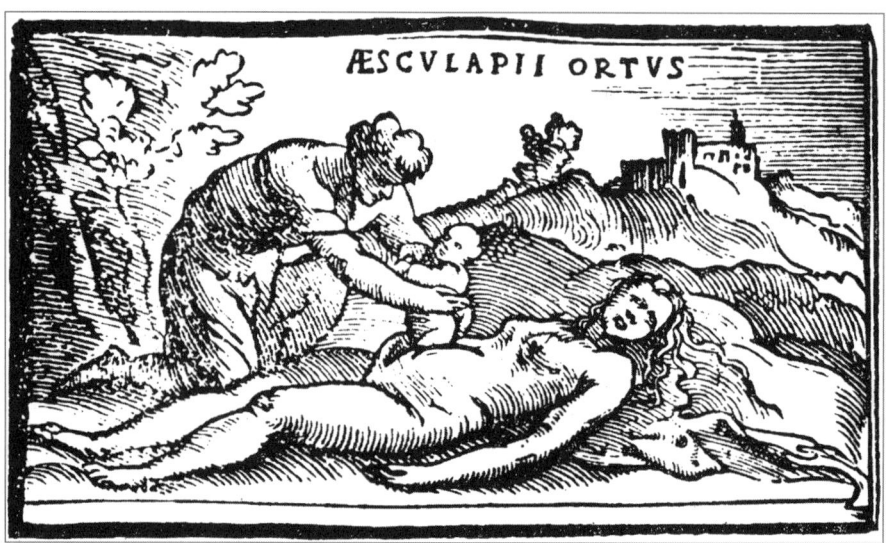

Abb. 17-2: Geburt des Asklepios. Holzschnitt (aus Benedetti 1549).

erscheint gleichfalls völlig offen. Zumindest gibt es keine Belege dafür. Eine der ersten Schnittentbindungen „an der Toten" kann urkundlich für das Jahr 1360 nachgewiesen werden (Schäfer 1999). Vorher lagen ihrer theoretischen Berücksichtigung in einem juristischen Kanon religiöse und vielleicht erbrechtliche Motive zugrunde, jedoch keine geburtshilflichen Indikationen. Die Rechtstexte aus der Spätantike überliefern zwar in der Tat altrömische, über 1000 Jahre ältere Vorschriften. Diese wurden auch wirklich unter dem Namen „Königliches Gesetz" oder „Lex Regia" bekannt. Erst in der Neuzeit aber kamen fragwürdige Nebenbezeichnungen wie „Lex Julia" oder „Lex Caesarea" zustande. Unter Würdigung des medizinischen Alltags und der Sprachgeschichte klingt eine Herleitung des Eingriffs aus einem solchen Gesetzesnamen deswegen mehr als unwahrscheinlich.

Aus mehreren Gründen erweist sich die dritte Möglichkeit, eine unmittelbare Abstammung vom lateinischen Tätigkeitswort *caedere* für „schlagen", „hauen", „herausschneiden" oder „schlachten", als ebenso unzutreffend. Das zugehörige Eigenschaftswort müsste dann entweder *caesus* oder *caeseus*, höchstens noch *caesoneus* lauten, aber nicht *caesareus*. Da zudem *sectio* bereits „Schnitt" bedeutet, käme es zu einer überflüssigen Häufung sinngleicher Wörter, einer Tautologie, wie Linguisten sagen. Weiter kann eingewandt werden, dass bereits im klassischen Latein die Adjektivform *caesareus* (-a, -um) („zu Caesar gehörig") vorkommt. Und schließlich geht das erste Element im deutschen „Kaiserschnitt" eindeutig auf den Familiennamen des römischen Diktators zurück. Ja, Kaiser ist vermutlich sogar das älteste lateinische Lehnwort im Germanischen überhaupt! Damit führt kein Weg an Gaius Julius vorbei. Denn auch die letzte Hypothese, die Operation sei für jemand anders als die Cäsaren zu großartig, erscheint so wenig plausibel, dass wir ihr nicht weiter nachgehen müssen.

Sappho, das Diogenes-Syndrom und die Sectio caesarea

Auf diese Weise haben wir alle vier eingangs aufgeführten Annahmen erfolgreich widerlegt. Nur in der Phantasie bestehende oder tatsächlich vorgenommene Eingriffe sind uns inzwischen genauso vertraut wie deren Benennungsversuche. Einen Trumpf können wir allerdings noch aus dem Ärmel ziehen: die imaginierte Etymologie. Und hier werden wir in der Tat mit folgender Passage beim älteren Plinius fündig.

> *„Es ist ein günstigeres Vorzeichen, wenn die Geburt der Mutter das Leben kostet. So ist (…) der erste der Caesares nach dem aufgeschnittenen Mutterleib benannt (primusque Caesarum a caeso matris utero dictus), daher auch der Ursprung des Namens Caeso."* (Naturkunde, Buch 7, 9)

In diesem legendenbildenden Abschnitt spielte der römische Enzyklopädist um 70 n. Chr. auf einen spekulativen Stammvater des Cäsarengeschlechts aus dem dritten Jahrhundert v. Chr. an. Plinius behauptete in einer Art Wortspiel, der Name dieses Vorfahren des Gaius Julius leite sich von *caedere* (schneiden) bzw. einer erfolgreich durchgeführten Schnittentbindung an seiner verstorbenen „Erzeugerin" ab. Für die weitere Entwicklung sind nun zwei Umstände von entscheidender Bedeutung. Einige Zeit nach dem Tod Caesars im Jahr 44 v. Chr. ging jener Teil seiner Biografie verloren, der Geburt und Kindheit betraf. Diese Lücke im Lebenslauf wiederum eröffnete späteren Geschichtsschreibern eine einzigartige Chance: Sie konnten das bei Plinius erwähnte nichtnatürliche Zur-Welt-Kommen und das damit verknüpfte positive Omen unverhüllt auf Gaius Julius umdeuten. Als „erster der Caesares" hatte er den regierenden „Kaisern" ja tatsächlich den Titel und die Grundlage ihrer Macht gegeben. Dass die chirurgische Prozedur nur in der Phantasie existierte, störte niemanden. Viele Jahrhunderte nach ihrer Abfassung, etwa um das Jahr 1000, gewann die von Plinius ohne weitreichende Absicht, doch trickreich konstruierte Etymologie im Heiligen Römischen Reich einen besonderen Nimbus. Der höfischen Poesie des Spätmittelalters galt es als besonderes Zeichen von Herrscherkraft und Durchsetzungsfähigkeit, auf eine solche Weise zur Welt gekommen zu sein. Das Privileg einer „Geburt nach Art des Caesar" wurde damals von vielen in Anspruch genommen, ohne dass – um es nochmals zu betonen – der literarischen Fiktion eine reale geburtshilfliche Praxis gegenübergestanden hätte.

Rousset und seine Zeitgenossen haben im 16. Jahrhundert die neulateinische Wendung „Sectio caesarea" für einen Eingriff eingeführt, der in der damaligen Zeit höchst gefahrvoll war und von Mutter und Kind selten überlebt wurde. Fassen wir unseren Überblick zusammen, so entstand der neue Terminus im Schnittpunkt von mindestens drei historischen Kraftlinien:

- Erstens hatte das uralte dramatische Motiv von der Rettung des Lebens aus dem Tod Einfluss, welches in der abendländischen Tradition namentlich verkettet war mit Herkunft und Macht der viel bewunderten römischen Herrschergestalt.

- Zweitens spielten praktische Kenntnisse aus Schnittentbindungen an verstorbenen Schwangeren eine wichtige Rolle, ergänzt seit 1500 um erste Versuche auch an lebenden bzw. sterbenden Frauen.
- Drittens war das erweiterte Wissen über Strukturen und Bauplan des menschlichen Körpers von entscheidender Bedeutung, gewonnen aus den in der Renaissance immer häufiger stattfindenden anatomischen „Sektionen".

Genau zu jenem Zeitpunkt also, da sich aus diesen Wurzeln vor allem in der französischen Geburtshilfe die Anfänge einer chirurgischen Routine formten, trat auch der neue Begriff in Erscheinung. Doch auch nach 1600 blieb das nunmehr etikettierte Operationsverfahren mit einem hohen Risiko belegt. Erst am Ende des 19. Jahrhunderts, vor nicht einmal sechs Generationen, konnte dem „kaiserlichen Schnitt" durch reissfeste Nahtmaterialien und eine verbesserte Technik der Schrecken genommen werden.

Für die Sectio caesarea stimmt sie wirklich, die abgegriffene Floskel vom „weiten Feld". Am einprägsamsten ist folgende Kurzformel: Sprachlich und sprachhistorisch hängt der Terminus mit Julius Caesar zusammen, historisch-faktisch nicht. Es handelt sich eben um eine, wie eine Kollegin treffend formuliert hat, „kreative Etymologie". Und damit ist wirklich alles gesagt!

Ganz simpel und daher geradezu erholsam kann die Herkunft des „Cäsarenhalses" erklärt werden, den fast alle medizinischen Wörterbücher immer noch anführen. Die Diphtherie, eine heute seltene Infektion vorwiegend des Nasen- und Rachenraums, führt häufig zu einem entzündlichen Ödem. Die lokale Einlagerung von Flüssigkeit kann eine starke, auch äußerlich sichtbare Schwellung im Bereich des „Kragens" verursachen. Nun zeigen zahlreiche antike Büsten von Gaius Julius Caesar ebenfalls eine breite, fast säulenförmige Halspartie. An dieser Formähnlichkeit konnte der bis heute unbekannte Schöpfer des wohlklingenden Wortes „Cäsarenhals" offensichtlich nicht vorbeigehen. Und: Mit „Collum proconsulare" gibt es dafür sogar noch ein exquisites und nicht minder gelehrtes Synonym.

Literatur

Albert N. Sappho mythified, Sappho mystified or the metamorphoses of Sappho in Fin de siècle France. Journal of Homosexuality 1993; 25: 87–104.
Benedetti A. De re medica opus insigne. Basel 1549.
Clark ANG, Mankikar GD, Gray I. Diogenes syndrome. A clinical study of gross neglect in old age. Lancet 1975; 1: 366–8.
Klosterkötter J, Peters UH. Das Diogenes-Syndrom. Fortschritte der Neurologie und Psychiatrie 1985; 53: 427–34.
Krafft-Ebing R v. Psychopathia sexualis. Stuttgart: Enke 1886.

Plinius Secundus d. Ä.: Naturkunde. Hrsg. u. übs. von Roderich König in Zuammenarbeit mit Gerhard Winkler. München, Zürich: Artemis (Sammlung Tusculum) 1988.

Rousset F. Traitté nouveau de l'hysterotomotokie, ou enfantement caesarien. Paris: Denys Du Val 1581.

Scarborough J. Medical terminologies. Classical origins. Norman, London: University of Oklahoma Press 1992; hier: S. 209.

Schäfer D. Geburt aus dem Tod. Der Kaiserschnitt an Verstorbenen in der abendländischen Kultur. Hürtgenwald: Guido Pressler Verlag 1999.

Simons P. Lesbian (in)visibility in Italian Renaissance culture. Journal of Homosexuality 1994; 27: 81–122.

Wain H. The story behind the word. Springfield: Charles C. Thomas 1958; hier: S. 184 und 281.

Wright-St. Clair RE. The etymology of „caesarean section". New Zealand Medical Journal 1963; 8: 363–5 (dt.: Die Etymologie des Wortes „Kaiserschnitt". Orbis Iuris Romani. Journal of Ancient Law Studies 2000: 240–5).

18 Biblische Erzählungen, erster Teil: Sodom und Gomorrha, die wahre Geschichte des Onan und der Adamsapfel

Geschichten und Gestalten aus der Heiligen Schrift sind in weitaus geringerem Maß zur Namenbildung in den Wissenschaften herangezogen worden als die Legenden um griechisch-römische Götter und Heroen. Denn während deren Taten und Erlebnisse schon zu antiken Zeiten als hübsche Anekdoten galten, an die niemand mehr glaubte, bestand bei der Verwendung biblischer Figuren stets die Gefahr, das Heilige zu entweihen. Nichtsdestoweniger beschäftigen wir uns in diesem Kapitel mit einem Toponym und zwei legendenhaften Bezeichnungen, die auch der gehobenen Allgemeinsprache gut bekannt sind. Und damit wäre bereits die Hälfte derjenigen Benennungen abgehandelt, die auf das „Buch der Bücher" zurückgehen.

Umgangssprachlich beschreibt man „lasterhafte Zustände" gerne durch die Floskel „wie in Sodom und Gomorrha" und glaubt mehr oder weniger genau zu wissen, was gemeint ist. Dem Fachwort **Sodomie** hingegen kommen in diversen Nationalsprachen denkbar unterschiedliche Sinngehalte zu. Das Deutsche versteht darunter die seltene Vollführung sexueller Handlungen von Menschen mit Tieren, in der Regel im Sinn von Geschlechtsverkehr. Hiervon abweichend werden mit dem gleichen Ausdruck im angelsächsischen Sprachraum homophile Praktiken verschiedener Art gekennzeichnet, im Französischen dagegen ausschließlich homosexueller Analverkehr (Bargues 1974). Das weiteste Bedeutungsspektrum scheint dem Italienischen zuzukommen, das heute noch den gesamten Katalog der mittelalterlichen „Unzuchtssünden" des Thomas von Aquin unter dieser Bezeichnung zusammenfasst. Und umgekehrt: Während wir mit dem Wort „Bestialität" ein unmenschlich-grausames Verhalten charakterisieren, beschreibt dieser Terminus in vielen anderen Sprachen unsittliche Handlungen mit unseren tierischen Mitgeschöpfen. Die Unschärfe der begrifflichen Kategorien, zumindest im Vergleich zwischen den modernen Nationalsprachen, lädt somit ein, *ad fontes* zu gehen und entscheidende Szenen im Einzelnen Revue passieren zu lassen.

Die biblische Erzählung beginnt damit, dass Abraham, der Stammvater der Israeliten, gemeinsam mit geheimnisvollen Männern, die seiner Frau Sara trotz ihres hohen Alters einen Sohn verheißen haben, nach Sodom aufbricht. Der Ort war, zusammen mit der Nachbarstadt, bereits in Verruf geraten: „Das Klagegeschrei über Sodom und Gomorrha, ja, das ist laut geworden, und ihre Sünde, ja, die ist schwer" (Genesis 18,20). Anschließend führt Abraham das berühmte Zwiegespräch mit Gott, wie viele gute Menschen sich finden müssten, um die vorgesehene Vernichtung abzuwenden. Dann kehrt er um.

Am Ziel der Reise angelangt, werden die Boten von Abrahams Neffen Lot in dessen Haus aufgenommen. Seine Nachbarn, die Bürger der Stadt Sodom, betragen sich jedoch feindselig gegenüber den Fremden und umstellen das Haus (s. Abb. 18-1). Jetzt folgt im Ersten Buch Mose die bezeichnende Stelle:

> *„Sie (die Nachbarn) riefen nach Lot und fragten ihn: Wo sind die Männer, die heute zu dir gekommen sind? Heraus mit ihnen, wir wollen mit ihnen verkehren."*
> *(Genesis 19,5)*

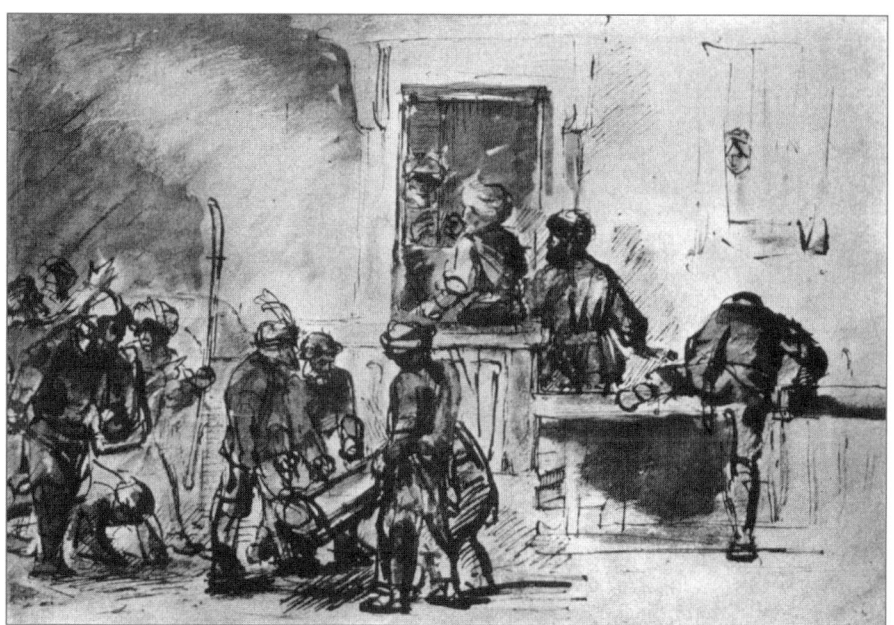

Abb. 18-1: Rembrandt: Die Männer aus Sodom vor Lots Haus. Larvierte Federzeichnung, 1655 (Privatbesitz).

Im Wissen um die Bedrohung der Stadt versucht Lot zu verhandeln:

> *„Aber meine Brüder, begeht doch nicht ein solches Verbrechen! Seht, ich habe zwei Töchter, die noch keinen Mann erkannt haben. Ich will sie euch herausbringen. Dann tut mit ihnen, was euch gefällt."*
> *(Genesis 19,7–8)*

Selbst dieser gewagte Vermittlungsversuch scheitert, denn die Eiferer drängen: „Nun wollen wir es mit dir noch schlimmer treiben!" (19,9) Um der Belagerung ein Ende zu machen, schlagen die Unbekannten (die sich später als Engel entpuppen) die Angreifer mit Blindheit, sodass diese im wahrsten Sinne des Wortes das Gesicht verlieren. Mit dem erneuten Versuch einer Missetat ist deren „Verderbtheit" endgültig bewiesen und der Untergang besiegelt. Schon am nächsten Morgen beginnt das göttliche Strafgericht, bei dem nur Lot und seine Familie verschont werden:

> *„Als die Sonne über dem Land aufgegangen (…) war, ließ der Herr auf Sodom und Gomorrha Schwefel und Feuer regnen (…)*
> *Er vernichtete von Grund auf jene Städte und die ganze Gegend (…).*
> *Als Lots Frau (entgegen dem Verbot) zurückblickte, erstarrte sie zur Salzsäule."*
> *(Genesis 19,23–26)*

Das Alte Testament erklärt am Anfang der Geschichte nicht eindeutig, welche „himmelschreiende Sünde" die Einwohner begangen haben. Erst im weiteren erscheint der (versuchte) homosexuelle Kontakt unter Männern. Von Tieren jedenfalls ist in der Erzählung nicht die Rede. Mit dem späteren Aufstieg des Christentums entwickelte sich der plötzliche und vollständige Untergang von Sodom und Gomorrha, dem höchstwahrscheinlich eine auch außerbiblisch bezeugte Naturkatastrophe zugrunde lag, zum warnenden Beispiel für menschliche Schuld und göttliche Strafe, aber auch für die Verschonung des Gerechten inmitten der Sünder. Zudem bildeten sich schon in der Antike verschiedene Traditionen heraus, welches Vergehen der Bewohner genau Anlass für die Verwüstung gegeben hatte: ihr Bruch des Gastrechts und die Fremdenfeindlichkeit, die nicht näher bestimmten „Ausschweifungen" oder ihr homophiles Begehren.

Vor diesem Hintergrund dienten vom Wort „Sodom" abgeleitete Bezeichnungen über viele Jahrhunderte als eine Art sprachliche Versiegelung unerlaubter Intimitäten. Stets kam ihnen die Funktion zu, „widernatürlich" empfundene Varianten des recht plastischen menschlichen Geschlechtstriebs aufzunehmen und Sexualität damit auf „natürlich"-legitime, der Zeugung dienliche Ausdrucksformen einzugrenzen. Während die Zuneigung von Frauen untereinander lange keine eigene Benennung erfuhr, stand der hebräische Ortsname früh Pate für das „peccatum Sodomiticum", die „Sünde von Sodom", im Sinne männlicher Homoerotik. Über spätlateinisch *sodomia* entwickelte sich daraus im Altfranzösischen "sodomie", im älteren Englisch um 1280 "sodomy" und nach 1500 das deutsche Wort "Sodomie". Rund 100 Jahre früher schon soll das gelehrte Lehnwort "Sodomit", abgeleitet von "sodomita" ("Einwohner von Sodom"), gebräuchlich gewesen sein. Moraltheologen allerdings unterschieden immer strikt nach den Buchstaben der Bibel die "sodomia" als "Beischlaf mit einer Person gleichen Geschlechts" von der "bestialitas" als "artfremder Paarung". Dabei kam ihnen ein Verdikt aus dem Fünften Buch Mose zu Hilfe: "Verflucht, wer sich mit irgendeinem Tier hinlegt" (Deuteronomium 27,21). Terminologische Verwirrung stifteten bloß die deutschen Juristen, indem sie eine "Unzucht hinsichtlich des Geschlechtes" (sodomia ratione sexus) von einer solchen in Bezug auf die "Art" (sodomia ratione genus) trennten. Aus dieser zweiten Wendung hat sich wohl der eingangs erwähnte, etymologisch fragwürdige Sonderweg in der Bedeutungszuweisung ergeben.

Obwohl sexuelle Beziehungen mit Tieren vermutlich so alt sind wie die Menschheit, wurden sie erst im 16. und 17. Jahrhundert besonders nachhaltig angeprangert (Dekkers 1994). Der Höhepunkt der Sodomieprozesse fällt zeitlich ziemlich genau mit den Hexenverfolgungen zusammen. Im Rahmen einer späteren Säkularisierung und Verwissenschaftlichung bemühte sich der schon öfters zitierte Richard von Krafft-Ebing vergeblich darum, den Begriff zurückzudrängen. In späteren Auflagen seiner "Psychopathia sexualis" firmierten sinnliche Mensch-Tier-Kontakte unter "Zoophilie" (ohne Verkehr) oder "Tierschändung" (mit Verkehr), letztere nochmals unterteilt in "Zooerastie" (krankhaft) und "Bestialität" (nichtpathologisch) (Krafft-Ebing 1918).

Die Erzählung um das göttlich verursache Desaster in der Nähe des Toten Meeres hat darüber hinaus einen sprachlichen Ableger in der Pflanzenwelt hervorgebracht. Allerdings knüpft diese Verwendung an eine ganz andere Assoziation an (Adler u. Kohler 2000). Schon antike Autoren wie Tacitus beschrieben einen in Judäa anzutreffenden "Sodomsapfel", der trotz appetitlichen Aussehens bei Berührung zu Staub und Asche zerfiel. Später wurde das mirakulöse Gewächs als Beweis für den andauernden Zorn des Herrn gedeutet. Die merkwürdige Frucht galt als ständige Mahnung für dürstende Wüstenreisende, an dieser Stätte der Vergeltung selbst die kleinste sinnliche Versuchung zu meiden. Eine völlig andere Pflanze verbirgt sich hingegen hinter dem realen naturwissenschaftlichen Namensvetter "Solanum sodomaeum". Dabei handelt es sich um eine Spezies aus der Gattung der Nachtschattengewächse mit giftigen Beeren, die einer gelben Mini-Tomate ähneln.

War "Sodomie" ein sehr altes Wort, so ist der nächste zu besprechende Begriff nur gut 300 Jahre "jung". Und wohingegen in der gerade erörterten Entwicklung allein der deutsche Sprachgebrauch seit geraumer Zeit eine fälschliche Herleitung aufrechterhält, gilt dies im Fall der gelehrten Neubildung **Onanie** für etliche europäische Sprachfamilien. Denn mit einer geschlechtlichen Selbstbefriedigung und der Herbeiführung eines Höhepunkts durch äußere Reizung und anregende

Phantasien hat das Verhängnis des alttestamentarischen Onan zunächst nicht das Geringste zu tun.

Der Sohn des Juda, dessen hebräischer Name wörtlich „der Potente" bedeutet, wurde in der biblischen Geschichte das Opfer schicksalhaft zusammentreffender Umstände. Zum einen war er selbst unverheiratet. Dann starb sein älterer Bruder Er, der Erstgeborene, einige Zeit nach der Eheschließung. Aus dessen Verbindung mit seiner Ehefrau Tamar waren bis zum Moment des Ablebens keine Kinder hervorgegangen. In einer solchen Lage übten die Isreliten wie andere altorientalische Völker den Brauch der Schwager- oder Leviratsehe: Die Brüder des Verstorbenen waren verpflichtet, zum Zweck der Kinderzeugung als „Ersatz-Ehemänner" einzuspringen. Ein so zustande kommender männlicher Spross stellte dann den gesetzlichen Sohn und Erben nicht des biologischen Erzeugers, sondern seines längst verschiedenen Blutsverwandten dar. Nur in diesem, leider oft weggelassenen Kontext wird die Handlungsweise der Hauptakteure im Ersten Buch Mose überhaupt verständlich:

> „Da sagte Juda zu Onan: Geh mit der Frau deines (verstorbenen)
> Bruders die Ehe ein, und verschaff (so) deinem Bruder Nachkommen!
> Onan wußte also, daß die Nachkommen nicht ihm gehören würden.
> Sooft er zur Frau seines Bruders ging, ließ er den Samen zur Erde fallen
> und verderben, um seinem Bruder Nachkommen vorzuenthalten.
> Was er tat, mißfiel dem Herrn, und so ließ er auch ihn sterben."
> (Genesis 38,8–10)

Onans Vergehen bestand also darin, seinen Namen zu pervertieren. Er praktizierte beim unvermeidlichen Zusammensein mit der Witwe den Coitus interruptus zwecks Empfängnisverhütung. Auf diese Weise verweigerte er der Frau des Bruders die volle Zugehörigkeit zur Familie. Von Selbstbefriedigung, Masturbation oder „Onanie" im heutigen Sinn keine Spur! Völlig folgerichtig deutete das theologische Schrifttum über Jahrhunderte diese Geschichte als sündhafte Verhinderung der Konzeption beim „normalen" Geschlechtsverkehr zwischen Mann und Frau.

Erst in der Zeit um 1700 kam es zusammen mit der Neuprägung des Ausdrucks „Onanie" zu einer Umdeutung des biblischen Vorfalls. Die genaue Chronologie dieser Ableitung ist bis heute allerdings nur mühsam zu rekonstruieren. Das „Deutsche Wörterbuch" der Gebrüder Grimm weist nach, dass „Onaniterey" bzw. „Onanie" für das „Laster der Selbstbefleckung" bereits 1677 in einem nichtmedizinischen Werk erschienen ist. Nur wenig später, um 1712, verließ in London ein anonymes Büchlein mit dem Titel „Onania, or, The heinous sin of self-pollution" die Druckerpresse. Über die nächsten 100 Jahre erlebte dieses Heftchen zahlreiche Neuauflagen (Laqueur 2003). Nahezu gleichzeitig erschien, ebenfalls in England, eine Abhandlung mit dem Titel „Onanism display'd", die möglicherweise auf ein französisches Vorbild zurückging. Damit wird deutlich, dass der Begriff um 1760 längst in den Fachdiskurs eingeführt war. Genau in jenem Jahr verhalf der prominente Schweizer Arzt und Volksaufklärer Simon-André Tissot dem gelehrten

Sodom und Gomorrha, die wahre Geschichte des Onan und der Adamsapfel

Terminus zum endgültigen Durchbruch mit der enorm einflussreichen Schrift „Von der Onanie, oder Abhandlung über die Krankheiten, die von der Selbstbesteckung (sic!) herrühren". Sowohl der französischen als auch der deutschen Fassung dieses frühen Medizin-Bestsellers lag übrigens eine zwei Jahre zuvor publizierte lateinische Ur-Version zugrunde (Tissot 1758): „Tentamen de morbis ex manustupratione" (von lat. *manus* [Hand] und *stuprare* [Unzucht treiben]).

Warum aber, so ist jenseits begriffsgeschichtlicher Details zu fragen, kam es im 18. Jahrhundert überhaupt zur Entstehung des neuen Fachworts? Und dann noch mit einer so gravierenden und in die Irre führenden Bedeutungsverschiebung? Was trieb Autoren und Leserschaft um, sich plötzlich mit diesem Thema zu beschäftigen?

Zunächst gehörten alle diese Bücher zur populären Ratgeber-Literatur der Aufklärung (Jordanova 1987). Derartige Traktate wollten „gebildeten Ständen" den Zusammenhang zwischen individuellem Lebensstil und Gesundheit darlegen und so die persönliche Verantwortung für das eigene Wohlergehen stärken. Auf dem Gebiet der Sexualmoral hieß das: Mäßigung und Selbstkontrolle, auch durch die präventiv-abschreckende Demonstration einer seitenlangen Liste psychischer und physischer Leiden, die von Ausschweifungen verursacht sein sollten. Eine solche Zielvorstellung implizierte auch ein Überwachen derjenigen, die alleine dazu noch nicht fähig waren. Die kindliche Sexualität und ihre Zensur wurden lange vor Freud zu einem wichtigen Anliegen. Besonders beim kalvinistisch geprägten Tissot vermischten sich naturwissenschaftliche Argumente wie die „Vergeudung der Seminalflüssigkeit" mit einer alttestamentarisch grundierten Auffassung vom Bösen und von der Sünde. Und an diesem Punkt kam die Figur des Onan als idealer Namenspatron ins Spiel: als ein warnendes Negativ-Beispiel für egoistisches und „abscheuliches", weder dem sozialen Kodex noch der Arterhaltung angepasstes Sexualverhalten, das schwer geahndet werden musste. Im Vergleich zwischen biblischer Erzählung und Alltag des 18. Jahrhunderts waren nicht die erotischen Praktiken an sich, wohl aber ihre fatalen Motivationen und Folgen identisch. Und obschon die biblische tödliche Bestrafung in der Moderne durch langwierige Leiden wie Gonorrhö, Rückenmarksdarre (Tabes dorsalis) oder Wahnsinn abgelöst wurde, sollte die Drohung doch ähnlich einschüchternd wirken. Fast die gesamte medizinische und pädagogische Literatur des 19. Jahrhunderts, besonders in puritanischem Umfeld, bewahrte und pflegte folglich den Topos von geistigen und körperlichen Schäden bei „Onanisten".

Stimmen, die sich dem wissenschaftlichen Mainstream entgegensetzten, waren selten. Doch es gab sie, wenn auch vorwiegend außerhalb der scientific community. Beispielsweise hielt Mark Twain, der Meister amerikanischen Humors, in Paris 1879 bei einem Dinner im Stomach Club einen geistreichen Vortrag mit dem herrlichen Titel „Some Thoughts on the Science of Onanism or Mark Twain in Erection". Kurt Tucholsky kreierte in seinem berühmten Gedicht „Psychoanalyse" die bajuwarisch-verneinende Wortfolge „O na nie!" („Oh nein, niemals!"). Nach dem Ersten Weltkrieg trat die „Onanie-Lehre" auch durch psychoanalytische und entwicklungspsychologische Forschung allmählich in den Hintergrund. Ob im

21. Jahrhundert damit auch das Wort aus den medizinischen Lexika verschwinden wird?

≥● ≥● ≥●

Nach zwei früher „stumm" genannten Sünden kommen wir nun zu einem Vergehen, das angeblich dauerhafte Spuren am Sprechapparat hinterlassen hat – zumindest oberflächenanatomisch und terminologisch. Unter der Bezeichnung **Adamsapfel** kennt der Volksmund seit 1700 einen vorn oben am Hals des Mannes vorspringenden Höcker, der vom Schildknorpel des Kehlkopfes gebildet wird. Bei diesem Ausdruck handelt es sich um eine wörtliche Übersetzung der hebräischen Wendung „tappūach ha ādām". „Tappūach" bedeutet dabei sowohl „Erhebung am Körper" wie „Apfel", „ādām" kann mit „Mann" oder „Mensch" im Sinne der Gattungsbezeichnung wiedergegeben werden. Nicht die Bibel allerdings, sondern erst die fromme Sagenwelt des Mittelalters deutete, möglicherweise nach arabischen Vorbildern, die unbeträchtliche Erhabenheit am menschlichen Leib zum hochsymbolischen „Mannesapfel" oder „Pomum Adami" um. Eine sonderbare Mischung aus Glauben und Aberglauben führte nämlich die sichtbare Vorwölbung auf Höhe der Stimmritze auf die Vorstellung zurück, dem ersten Menschen sei beim kraftvollen Apfelbiss im Paradies ein Stück der verbotenen Frucht in der Kehle steckengeblieben. Dagegen kennt die biblische Legende um Adam und Eva weder diesen Zwischenfall noch die botanische Spezifikation. Dort heißt es nur:

> *„Die Frau (…) nahm von seinen (des Baumes) Früchten und aß;*
> *sie gab auch ihrem Mann, der bei ihr war, und auch er aß. Da gingen*
> *beiden die Augen auf, und sie erkannten, daß sie nackt waren. (…)*
> *Gott, der Herr, rief Adam zu sich und sprach: ‚Wo bist du?'*
> *Er antwortete: ‚Dein Geräusch hörte ich im Garten; ich hatte Scheu;*
> *denn nackt bin ich ja; daher verstecke ich mich.'"*
> *(Genesis 3,6–10)*

Im Unterschied zu dieser schlichten Urfassung bot die spätere Ausschmückung einen ganz entscheidenden Vorteil: Der rundliche Knorpelvorsprung ließ sich nun glänzend als stets erkennbare Erinnerung an die Erbsünde verstehen, als gewissermaßen augenfälliger Restbestand jenes „alten Adam", den jeder Christenmensch in sich trug (s. Abb. 18-2).

Exakt diese Erklärung führte auch der niederländische Arzt Gerard Blaes an, als er um 1660 in einem Kommentar die Herkunft des „Pomum Adami" als „Zeichen jener Übeltat" (istius maleficii signum) erläuterte (Hyrtl 1880). Sein Debüt freilich hatte das lateinische Bibel-Eponym mindestens ein dreiviertel Jahrhundert früher gefeiert. Schon 1586 hatte Caspar Bauhin im Lehrwerk „Über die Struktur des menschlichen Körpers" den Begriff erstmals auf den Kehlkopf bezogen (vgl. Barcia Goyanes 1985). Andere Kollegen folgten seinem Beispiel, unter ihnen Adriaan van de Spiegel in der „Anatomischen Zusammenstellung" von 1627 und

Sodom und Gomorrha, die wahre Geschichte des Onan und der Adamsapfel

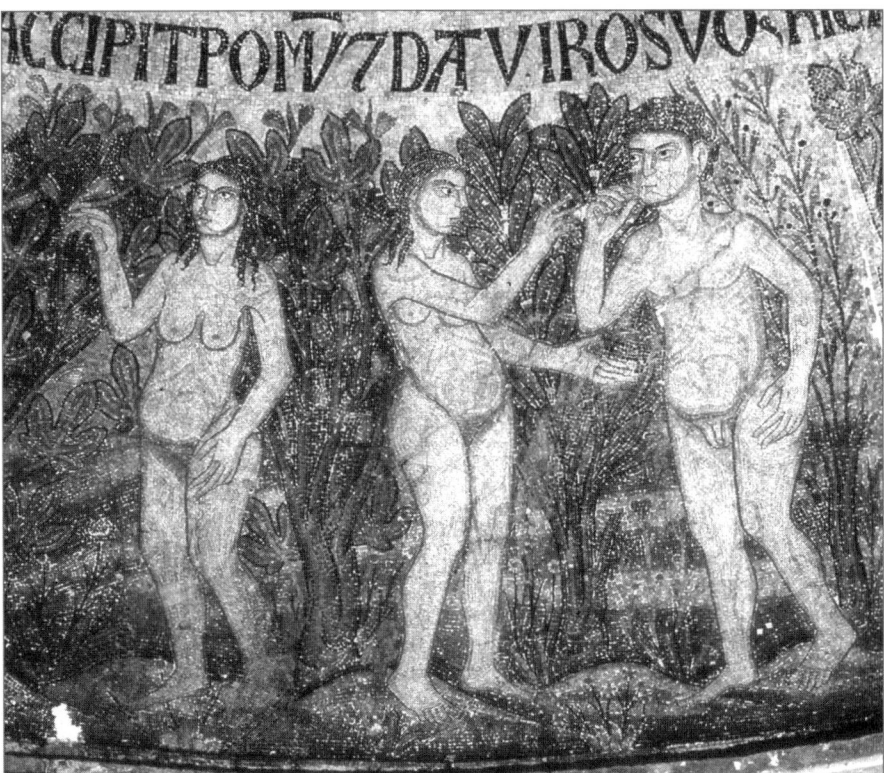

Abb. 18-2: Der Sündenfall. Mosaik aus San Marco in Venedig, 13. Jahrhundert (mit freundlicher Genehmigung der Procuratura di San Marco Venedig).

Philipp Verheyen in seiner „Zergliederung des menschlichen Körpers" von 1693. Um diese Zeit wanderte das Wort mit zahlreichen Variationen in alle westlichen Sprachen ein. Im Deutschen war zuerst „Adamsbisz" geläufig, seit 1716 auch „Adamsapfel", weiter Adamsbrocken, -butzen, -gerte, -griebs, -kröbs und Adamszäpflein. Erst in der offiziellen Anatomie-Nomenklatur von 1895 setzte sich die „Prominentia laryngea" endgültig durch und verwies den Vorläufer aus dem „Buch Genesis" in die Zweite Liga der Allgemeinsprache. Vermutlich spielte dabei eine Rolle, dass die Erhabenheit beim Mann hormonbedingt zwar stärker hervortritt, bei der Frau aber in etwas schwächerer Ausprägung ebenfalls vorhanden ist. Insofern erschien die Ablösung des „Pomum Adami" semantisch durchaus gerechtfertigt. Doch wie so häufig ließ sich der Sprachgebrauch nicht einfach „par ordre de Mufti" verändern. Deshalb überrascht es kaum, dass der erste Mensch in der anglisierten Namensliste für das 21. Jahrhundert erneut Präsenz zeigt (Terminologia Anatomica 1998). Doch wäre dem schlichten „Adam's apple" nicht lieber das anschaulichere „Adam's bit" vorzuziehen?

Biblische Erzählungen, erster Teil

Nach so viel Sündhaftigkeit gestatten wir uns anlässlich der Begegnung mit Eva einen kurzen Seitenblick auf einen vergleichbaren Vorfall in der klassischen Sagenwelt. Der allerdings hat, das sei vorausgeschickt, wenig mit Heilen und Helfen zu tun.

Der Ur-Frau im biblischen Garten Eden entsprach in der griechischen Mythologie **Pandora**, die erste Sterbliche auf der Welt. Nach einer von zahlreichen Varianten der Legende erhielt die mit vielen Vorzügen ausgestattete Dame kurz vor ihrer Abreise vom Götterhimmel hinab in irdische Gefilde von Zeus ein mysteriöses Geschenk: einen verschlossenen Tonkrug, in den alle nur denkbaren Schmerzen und Gebresten eingeschlossen waren – von denen sie allerdings nichts wusste. Ähnlich wie Eva durch ihre Neugierde die Geburt des Bewusstseins im Sündenfall provoziert, kann auch das hellenische Urbild weiblichen Wissenwollens ihren Trieb nicht bezähmen. Sie öffnet das mitgebrachte Vorratsgefäß. Mit furchtbaren Folgen, denn

> „zahllose Leiden entschwirrten unter die Menschen.
> Voll ist nämlich von Übeln die Erde und voll ist das Wasser,
> Krankheiten gehen bei Tag und Krankheiten gehen bei Nacht um
> Unter den Menschen von selbst und bringen den Sterblichen Unheil
> lautlos."
> (Hesiod, Werke und Tage, 100–104)

Nur die Hoffnung blieb zurück, weil die unglückliche Übelstifterin den Deckel schnell wieder verschloss. Das ist, mit einer nach heutigen Maßstäben durchaus

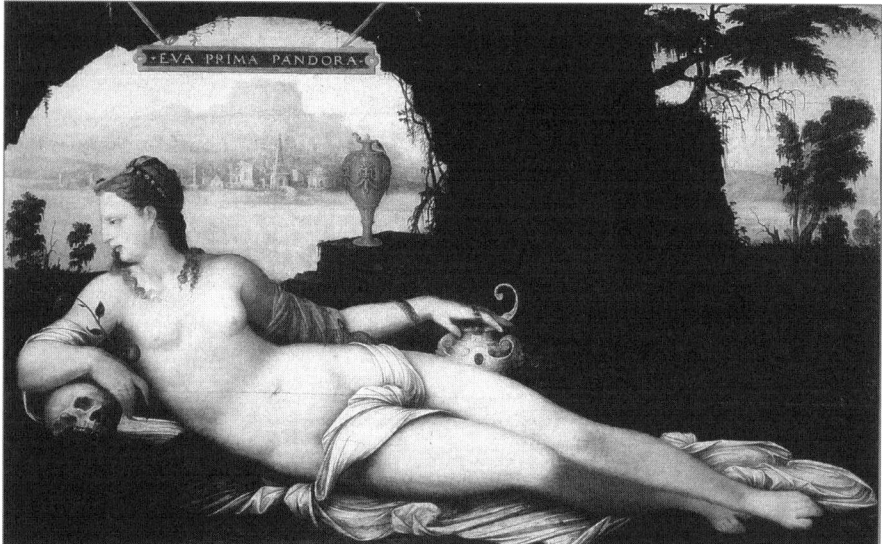

Abb. 18-3: Jean Cousin: Eva prima Pandora. Öl auf Leinwand, um 1538 (mit freundlicher Genehmigung des Musée du Louvre in Paris).

frauenfeindlichen Komponente, die durch Hesiod überlieferte Geschichte von der „Büchse der Pandora" (s. auch Zeitlin 1995). Im alltäglichen Sprachgebrauch stehen die „alles Gebende" und ihr Behältnis für die Quelle allen Unheils – im übertragenen Sinn legen sie auch einen sagenhaften Anfang der Medizin fest. Vor der wissbegierigen Topfguckerin hatten die Menschen ohne Leiden und Gesundheitsstörungen „wie im Paradies" gelebt und demzufolge auch kein Bedürfnis nach einer Heilkunde verspürt. Pandora und Eva als mythische Stamm-Mütter nicht nur des weiblichen Geschlechts, sondern auch als Ur-Erzeugerinnen alles Pathologischen (s. Abb. 18-3)? Diese Ansicht teilten viele frühere Gesellschaften patriarchalischen Zuschnitts. Erst seit etwa 1800 wird die erste Frau der Griechen positiver gesehen, sowohl in der Kunst als auch in der Literatur (Panofsky u. Panofsky 1962).

Literatur

Adler C, Kohler K. Apple of Sodom. In: Jewish Encyclopedia 2002. http://www.jewishencaclopedia.com/view.jsp?artid=1667&letter=A (13. März 2003).
Barcia Goyanes JJ. Prominentia laryngea. In: Onomatologia anatomica nova. Historia del lenguaje anatómico. Bd. 7. Valencia: Universidad, Secretariado de publicaciones 1985; hier: S. 20f.
Bargues J-F. Sodome. Clinique, mythologie, métapsychologie de l'homosexualité. Annales medico-psychologiques 1974; 132: 711–31.
Dekkers M. Geliebtes Tier. Die Geschichte einer innigen Beziehung. München: Hanser 1994.
Hesiod. Theogonie. Werke und Tage. Hrsg. u. übs. von Albert von Schirnding. Darmstadt: Wissenschaftliche Buchgesellschaft 1997.
Hyrtl J. Onomatologia anatomica. Geschichte und Kritik der anatomischen Sprache der Gegenwart. Wien 1880 (Nachdruck: Hildesheim, New York: Georg Olms 1970; hier: S. 416f.).
Jordanova L. The popularization of medicine. Tissot on onanism. Textual Practice 1987; 1: 68–79.
Krafft-Ebing R v. Psychopathia sexualis. 15. Aufl. Stuttgart: Enke 1918; hier: S. 397–403.
Laqueur TW. Solitary Sex. A cultural history of masturbation. New York: Zone Books 2003.
Panofsky D, Panofsky E. Pandora's Box. The changing aspects of a mythical symbol. 2nd ed. New York: Pantheon Books 1962.
Terminologia Anatomica. International anatomical terminology 1998. Hrsg. vom Federative committee on anatomical terminology. Stuttgart, New York: Thieme 1998; hier: S. 163.
Tissot S-A. Tentamen de morbis ex manustupratione. Lausanne: Bousquet & Soc. 1758.
Tissot S-A. Versuch von den Krankheiten, welche aus der Selbstbesteckung entstehen. Frankfurt, Leipzig: Fleischer'sche Buchhandlung 1760.
Zeitlin FI. Signifying difference. The myth of Pandora. In: Hawley R, Levick B (eds). Women in Antiquity. New assessments. London, New York: Routledge 1995; 58–74.

19 Biblische Erzählungen, zweiter Teil: Hiobs Haut, der Ewige Jude und die pausbäckigen Cherubim

Unser zweiter Streifzug durch die Welt der Heiligen Schrift wird drei weitere medizinische Bezeichnungen ans Licht bringen. Mit Dermatologie, Psychiatrie und Zahnheilkunde sind die Begriffe drei grundverschiedenen Fachgebieten zuzuordnen. Gemeinsam ist ihnen, dass sie erst vor kurzem Eingang in die ärztliche Spezialsprache gefunden haben. Und somit werfen diese Termini grundsätzliche Fragen hinsichtlich „guter" Benennungen auf.

Kinderärzte der University of Washington veröffentlichten am 7. Mai 1966 die Krankengeschichten zweier Mädchen, die seit der Geburt unter immer wiederkehrenden „kalten" Staphylokokken-Abszessen litten. An den Anfang der wissenschaftlichen Publikation im „Lancet" setzten die Autoren ein Zitat aus dem Alten Testament: „Der Satan ging weg vom Angesicht Gottes und schlug Hiob mit bösartigem Geschwür von der Fußsohle bis zum Scheitel".
Den im Titel verwendeten Namen „Job's Syndrome" (**Hiob-Syndrom**) für die erstmalig erfasste Symptomen-Konstellation begründeten die Verfasser mit dem bemitleidenswerten Erscheinungsbild der kleinen Patientinnen. Außerdem hoben die Autoren den verzweiflungsvollen Verlauf des Leidens hervor, der durch rezidivierende Eiterbildungen und schwere Hautinfektionen geprägt war (Davis et al. 1966). In der Folgezeit wurde die Beschreibung der seltenen und familiär gehäuft auftretenden Immundefizienz-Krankheit kontinuierlich ergänzt. Seit einigen Jahren zählen eine hochgradig erhöhte Immunglobulin-E-Konzentration im Serum und ein Defekt der Granulozytenfunktion zu deren labordiagnostischen Kennzeichen. Deshalb kann man gegenwärtig zwischen den synonymen Bezeichnungen „Hiob-Syndrom", „Hyper-IgE-Syndrom" und „lazy-leukocyte syndrome" wählen (Buckley 2001). Zur weit zurückreichenden „medizinischen Vorgeschichte" des Namenspatrons fiel jedoch kein Wort – weder in der ersten Publikation noch in späteren Arbeiten.

Hiobs Haut, der Ewige Jude und die pausbäckigen Cherubim

Selbst weniger bibelfesten Zeitgenossen dürfte der Protagonist aus dem „Buch Hiob" ein Begriff sein. Reich und gesund war er, rechtschaffen und fromm dazu. Eines Tages erreichten den Vorbildlichen die später nach ihm benannten Unglücksbotschaften: Sein Besitz sei verloren und seine Kinder seien plötzlich gestorben. Der ersten Heimsuchung folgte eine zweite Probe der Standhaftigkeit seines Glaubens auf dem Fuß. Er wurde am ganzen Körper mit „bösartigen Geschwüren", mit Beulen und Juckreiz so schwer geschlagen, dass er sich „mitten in die Asche (setzte) und eine Scherbe nahm, um sich damit zu schaben" (2,7). Diese und andere Plagen verdankte er tatsächlich Satan, dem Versucherengel, der ihn gemeinsam mit dem Herrn in der Festigkeit seiner Überzeugungen prüfen wollte. Zwar beklagte Hiob sein Schicksal, u.a. mit den Worten: „Mein Leib ist gekleidet in Maden und Schorf, meine Haut schrumpft und eitert" (7,5). Doch nach anfänglichem Hadern erwies er sich als heldenhafter Dulder: „Ohne meine Haut, die so zerfetzte, und ohne mein Fleisch werde ich Gott schauen" (19,26). Letztendlich bestand er nach langem Ringen die unmenschliche Prüfung und wurde nicht nur geheilt, sondern für seine durchgestandenen Qualen doppelt belohnt.

Theologie, Literatur und christliche Kunst haben diese Hiob-Erzählung über Jahrhunderte hinweg als Beispiel für menschliche Leiderfahrung, die im Widerstreit mit der unerforschlichen Weisheit Gottes liegt, immer wieder kommentiert, neu erzählt und dargestellt (s. Abb. 19-1). Dabei spielte der existenzielle Symbolwert

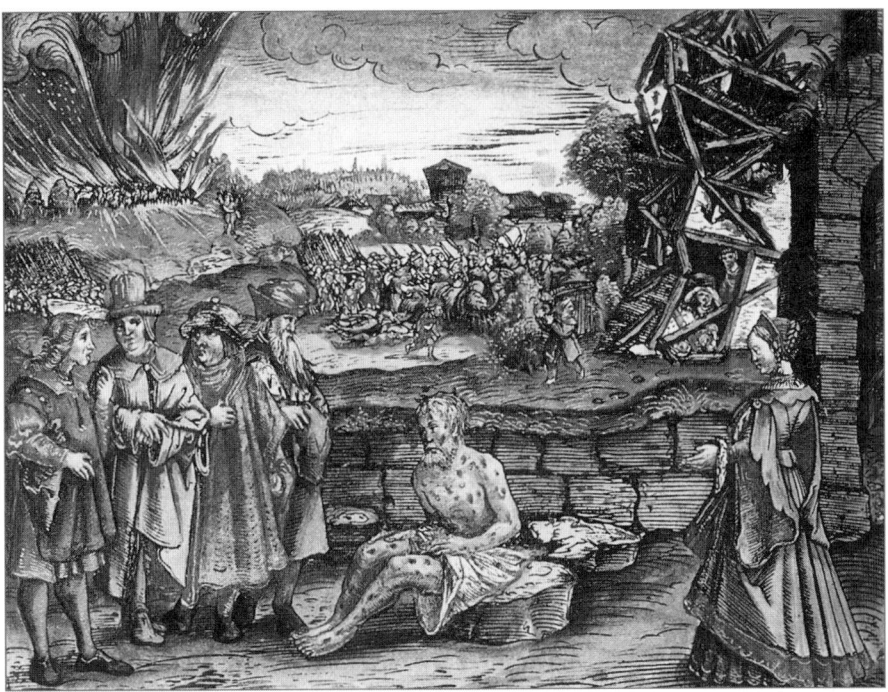

Abb. 19-1: Hiob. Holzschnitt aus der Lutherbibel, Wittenberg 1541 (mit freundlicher Genehmigung der Thüringer Universitäts- und Landesbibliothek Jena: 2 Theol. XIII, 8 Blatt 273 v.).

der Hautaffektion natürlich stets eine viel größere Rolle als deren Zuordnung zu einem bestimmten Krankheitsbild. Die biblische Schilderung blieb zudem vage genug, um die Figur des „Schwärenmannes" in vielfältigen therapeutisch-tröstenden Rollen nutzbar zu machen. Unverschuldet mit Aussatz und Pest Infizierte konnten ihn im ausgehenden Mittelalter ebenso um Fürbitte anflehen wie Kranke des 16. und 17. Jahrhunderts, die an Syphilis, Skorbut oder hunderterlei anderen Hautausschlägen litten. Die „St. Hiobskrankheit" oder das „St. Jobs-Übel" stellten einfach eine Art dermatologischen Dachbegriff der Vormoderne dar (Höfler 1899). Insofern erscheint es auch wenig sinnvoll, das Integument der standhaften Schmerzensgestalt aus dem Alten Testament zum Objekt retrospektiv-diagnostischer Fingerübungen zu machen, wie dies seit den Anfängen des Spezialfaches um 1850 leider immer wieder geschieht. Um eine Zwischenbilanz der ebenso vielfältigen wie vergeblichen Bemühungen dieser Art zu ziehen: Pocken und Pemphigoid, Pellagra und Morbus Behçet, herpetiforme und psychosomatische Dermatitis, Lepra und Frambösie, weitere Treponematosen, Avitaminosen und viele andere nosologische Entitäten sind bis heute auf der nach oben offenen Spekulationsskala gelistet (Rodin u. Key 1989).

Auf einem anderen Blatt steht die Frage, ob man in der säkularen Wissenschaft der Gegenwart überhaupt biblische Namen für „neue" Krankheiten einführen kann. Abgesehen von persönlicher Einstellung und gesellschaftlicher Entwicklung spielen Faktoren wie Einprägsamkeit und Kürze eine große Rolle. Weiter soll eine möglichst weitgehende Übereinstimmung zwischen Bezeichnendem und Bezeichnetem gegeben sein. Schließlich deutet die kurze Geschichte des „Hiob-Syndroms" auf eine andere Schwierigkeit hin: 1966, im Jahr der Erstbeschreibung, gab es noch keine erfolgversprechende Therapie. Heute hingegen verläuft das Leiden nicht mehr schicksalhaft, sondern der Defekt ist durch die intravenöse Gabe von hoch dosiertem Immunglobulin recht gut zu behandeln. Doch davon einmal abgesehen: Darf man die erfolgreiche Behandlung eines fehlerhaften Körperzustandes, so schlimm er auch sein mag, tatsächlich Hiobs metaphysischer Rettung gleichsetzen?

Wesentlich einfacher haben es die Botaniker. Unter „Hiobsträne" kennen sie seit längerem ein in Asien und Polynesien verbreitetes Gewächs aus der Familie der Süßgräser (lat. *coix lacryma-jobi*). Die Herkunft der Benennung wird mit dem Brauch trauernder Witwen auf Papua erklärt, aus perlenähnlichen Scheinfrüchten der Pflanze Naturhalsketten zu knüpfen. Die als aufgereihte Tränen Hiobs gedeuteten Schmuckstücke sollen an die Trennung des leidgeprüften biblischen Helden von seiner Familie erinnern (Rodin u. Key 1989).

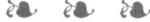

Ähnliche Schwierigkeiten sind auch mit der nächsten Gestalt verbunden. Die Bezeichnung **Ahasverus-Syndrom** wird heute wenig gebraucht, weil der Bezug zwischen Sagenfigur und Krankheitsbild nur teilweise überzeugt. Zudem erweckt der Begriff unerwünschte Assoziationen, und seine Verwendung stellte bereits zu einem früheren Zeitpunkt ein überaus heikles Problem dar. Deshalb verfolgen wir einzelne Episoden seiner Geschichte von der Gegenwart ausgehend zurück.

Taucht der Ausdruck überhaupt noch in einem Wörterbuch auf, soll er ein bestimmtes Verhalten bei Patienten kennzeichnen, die an einer Drogen-, Medikamenten- oder Alkoholabhängigkeit leiden. Auf dem Boden einer tief greifenden Persönlichkeitsstörung wandern die Betroffenen unentwegt von Arzt zu Arzt und von Krankenhaus zu Krankenhaus. Durch Vortäuschung oft dramatischer Krankheitssymptome versuchen sie, die Verschreibung narkotisch wirksamer Substanzen zu erreichen und so ihren Bedarf an Suchtmitteln zu befriedigen. Da sie sich zu diesem Zweck oft Selbstbeschädigungen zufügen, wird das Störungsbild derzeit als Variante des „Münchhausen-Syndroms" angesehen (s. Kap. 23).

Es erstaunt daher nicht, dass die Idee zum Namen „Ahasverus-Syndrom" einer kritischen Stellungnahme entstammt, die eine Indienstnahme des Lügenbarons als medizinischer Eponymus heftig kritisierte. „Bedenkt man, wieviel Mythen sich um diese Kranken ranken", begann ein engagierter ärztlicher Leserbriefschreiber 1951 im „Lancet" eine Replik, „berücksichtigt man ferner, dass es um Patienten geht, die unablässig leiden, die keine feste Wohnstatt haben, die unzählige Namen tragen und die augenscheinlich unsterblich sind: Wäre dann nicht", fuhr er fort, „der Begriff ‚Ahasverus-Syndrom' angemessener?" Doch er schloss selbstkritisch: „Dagegen spricht allerdings, dass möglicherweise eine falsche Ätiologie und eine rassische Verwendung impliziert werden." (Wingate 1951, Übs. d. A.)

Sowohl die fünf Pro-Argumente wie auch die beiden zuletzt genannten Kontra-Belege gründeten auf hervorragenden politik- und medizinhistorischen Kenntnissen des ärztlichen Kollegen. Denn nach dem Zweiten Weltkrieg hatte man die Vorgeschichte der Begriffsverwendung eigentlich schon vergessen. Im Frankreich des ausgehenden 19. Jahrhunderts nämlich war die Gestalt des ewig wandernden Juden Ahasver schon einmal als medizinische Metapher instrumentalisiert worden (Goldstein 1985). Zum Hintergrund muss man wissen, dass sich im Vorfeld der hochbrisanten Affäre um den jüdischen Hauptmann Dreyfus tatsächlich viele Emigranten aus Osteuropa, darunter zahlreiche chassidische Juden, in Paris angesiedelt hatten. Damals unterstellte der zu dieser Zeit einflussreichste Nervenarzt der Welt, Jean-Martin Charcot, einen Zusammenhang zwischen krankhaftem Wandertrieb, mosaischer Abstammung und der Disposition für bestimmte nervöse Leiden. Im Februar 1889 beispielsweise kündigte er den Zuhörern seiner berühmten Dienstagsvorlesungen an der Salpêtrière einen Patienten mit den Worten an:

> „Ihn stelle ich Ihnen als, wie man sagen könnte, wahren Nachkommen des Ahasver (…) vor. Tatsache ist, dass er im Stil dieser Nervenkranken auf Reisen, von denen ich neulich sprach, ständig von einem unbezwingbaren Drang genötigt wird, seine Umgebung zu wechseln, herumzufahren, ohne sich irgendwo niederlassen zu können."
> (Charcot 1889, zit. nach Goldstein 1985, Übs. d. A.)

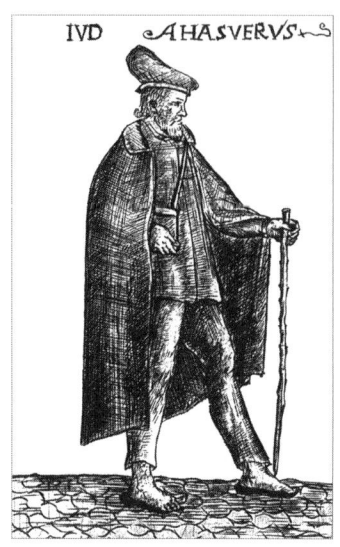

Abb. 19-2: Ahasver. Titelblatt der 1619 in Augsburg erschienenen Ausgabe eines Volksbuches mit der Darstellung des „Juden von Jerusalem" (mit freundlicher Genehmigung der Universitätsbibliothek Eichstätt).

Noch klarer drückte es ein von Charcot betreuter Doktorand aus: „Den Wandernden Juden gibt es heute noch." Im Rückblick lassen solche Äußerungen natürlich einen prononciert antisemitischen Akzent erkennen. Nur war diese Tendenz positivistisch verbrämt als vermeintliche Anfälligkeit einer spezifischen Volksgruppe für neuropsychiatrische Defekte.

Wo und wann aber beginnt eigentlich die Sage um den Ewigen Juden, der bis zur Wiederkehr des Heilands zum Weiterleben auf der Erde verdammt wurde? Die ersten schriftlichen Darstellungen finden sich im Italien des 13. Jahrhunderts, doch erst um 1600 entstand, noch geprägt von der mittelalterlichen Judenfeindlichkeit, der wirkungsmächtige Bericht um den legendären Schuster Ahasver. Dieser Handwerker hatte den zu Tode erschöpften Jesus auf dessen Leidensweg nach Golgatha angeblich von der Schwelle seines Hauses vertrieben und musste zur Strafe seither ruhelos umherirren, ohne sterben zu können (s. Abb. 19-2). Eine Prophezeiung Christi aus dem Matthäus-Evangelium (16,28) bildet die biblische Grundlage der Geschichte: „Amen, ich sage Euch: Von denen, die hier stehen, werden einige den Tod nicht erleiden, bis sie den Menschensohn in seiner königlichen Macht kommen sehen." Unstete und ziellose Charaktere wurden aus diesem Grund in altem Deutsch mit dem Beiwort „ahasverisch" versehen.

Lyrik, Epik und Drama lieferten zum Motiv des Ewigen Juden in den letzten 300 Jahren unzählige Bearbeitungen bis hin zum erschreckenden Missbrauch durch die nationalsozialistische Propaganda. Eine Gesamtschau vermag die zwischenzeitliche psychiatrische Konnotation als nur unbedeutenden Nebenaspekt wahrzunehmen. Der medizinische Begriff sollte besser fallen gelassen werden, denn sein antisemitischer Beigeschmack trat bereits in den französischen Deutungen des Fin de Siècle hervor und wurde explizit in der britischen Reprise aus dem Jahr 1951 genannt.

Als unweigerlich letzte Bezeichnung, die einen losen Bezug zum Zentraltext des christlichen Glaubens aufweist, nehmen wir **Cherubismus** in den Blick. Diesen Fachausdruck kennen und verwenden vor allem Zahnärzte, Kinderärzte und Kieferchirurgen. Geprägt hat ihn der kanadische Radiologe William A. Jones im

Jahre 1938. Der Röntgenarzt beschrieb zunächst drei Fälle von „familiärer multilokulärer zystischer Erkrankung der Kiefer". In einer Folgepublikation bemühte er sich, dieses unhandliche Sprachmonstrum durch einen knappen und dennoch präzisen Terminus zu ersetzen. Bei der Suche ließ sich der aufmerksame Beobachter, seinen eigenen Worten zufolge, vom äußeren Erscheinungsbild der kleinen Patienten leiten:

> *„Die Krankheit ist gekennzeichnet durch ein auffälliges Hervortreten der Wangen und der Kieferpartie sowie durch merklich volle, nach oben gerollte Augen, sodass das Weiße der Sklera sichtbar wird. (…) In der Frühphase um das dritte bis fünfte Lebensjahr herum geben die prallen runden Bäckchen und der aufwärts gerichtete Blick den Kindern ein geradezu groteskes, cherubinisches Aussehen (cherubic appearance). Wollte man das Leiden durch eine kurze deskriptive Benennung fassen, mag daher die Prägung ‚Cherubismus' (cherubism) wohl am angemessensten erscheinen. Mit den Jahren allerdings, wenn die weichen Gesichtszüge des Kleinkindalters verblassen, tritt auch das cherubinische Erscheinungsbild allmählich zurück."*
> (Jones 1938, S. 227f., Übs. d. A.)

Zwölf Jahre später vervollständigte der Erstbeschreiber seine Bemühungen um die Darstellung der Krankheit, indem er detaillierte histologische Befunde publizierte. Seither sind etwa 200 Fälle dieser seltenen erblichen Störung bekannt geworden. Als Leitsymptom gilt die schmerzlose symmetrische Auftreibung von Unter- und bisweilen auch Oberkiefer. Oft kommen eine Fehlstellung der Zähne und eine Retraktion der Oberlider hinzu (Pulse et al. 2001). Alles zusammen führt zum treffend beschriebenen Eindruck des pausbäckigen Engelsgesichtes mit scheinbar himmelwärts gerichtetem Blick.

Allerdings erhebt sich die Frage, was genau Jones mit „cherubic appearance" gemeint hat und welche Vorstellungen er mit diesem Ausdruck verband. Wohl kaum die Cherubim des Alten Testaments, denn diese wurden als menschlich-tierische Mischwesen mit vierfachem Haupt und vierfachem Antlitz, mit Löwenleib, Stierfüßen und Adlerflügeln angesehen. Sie trugen den Gottesthron und beschützten heilige Stätten (s. Abb. 19-3). Nach der Vertreibung von Adam und Eva aus dem Paradies „stellte (der Herr) östlich des Gartens von Eden die Cherubim auf und das

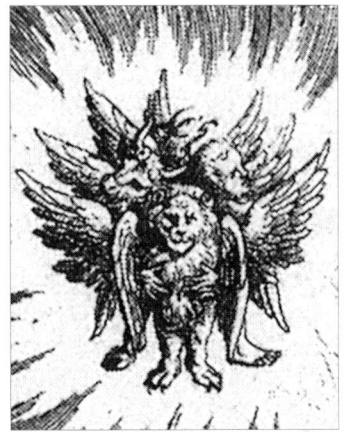

Abb. 19-3: Matthäus Merian: Cherub. Kupferstich, 1630 (aus der so genannten Merian-Bibel, Straßburg).

lodernde Flammenschwert, damit sie den Weg zum Baum des Lebens bewachten" (Genesis 3,24). Auch der weitere historische Vormarsch der geflügelten Aufpasser verlief durchaus bewegt und abwechslungsreich. In der wirkungsmächtigen Schrift „Über die himmlische Hierarchie" des Pseudo-Dionysios Aeropagites aus dem sechsten nachchristlichen Jahrhundert, die eine von Gott absteigende Stufung des Kosmos verbindlich festlegte, avancierten sie gar zum „zweithöchsten" Engelschor. Daher leitet sich auch „Cherubikon" ab, der feierliche „cherubinische" Gesang in der Liturgie der byzantinischen Ostkirche.

Die mittelalterliche Kunst schuf den Typus des „vieläugigen" Cherub mit vier, von zahlreichen okulären Emblemen gezierten Flügeln – im Unterschied zu den „vielflügeligen" Seraphim, die etliche Schwingen ohne Augen besaßen. Die Renaissance verwandelte das Erscheinungsbild erneut. Die Cherubim wurden nun zu lieblichen Kindern, deren körperlose Köpfe aus einem blütenweißen Flügelkranz hervorstrahlten. Dieses reduzierte Bildmuster blieb bis ins Rokoko sehr beliebt und erfuhr in der Volkskunst des 19. Jahrhunderts weite Verbreitung (Kunstmann 1964). Exakt jenes Motiv der „Kinderengel", die in ihrem Aussehen den nackten, wohlgenährten und vom antiken Amor abstammenden Putten ähnelten, dürfte Dr. Jones vor Augen geschwebt haben, als er in den 1930er Jahren nach einer geeigneten Benennung Ausschau hielt.

Der mehrfache Wandel des Engels-Bildes in verschiedenen Stilepochen lässt sich durch einen sprachhistorischen Befund ergänzen, der unsere Vermutung ebenfalls stützt. Das ursprünglich hebräische *cherub* (geflügelter Engel) wurde zunächst ins Griechische entlehnt, erschien dann im mittelalterlichen Kirchenlatein als *cherub* bzw. *cherubus* (Plural: *cherubim* oder *cherubi*), um schließlich zum eingedeutschten „der Cherub" (Plural: die Cherubim oder die Cherubinen) und zum anglisierten „the cherub" (Plural: cherubs oder cherubim) zu werden. Aufschlussreich ist in diesem Zusammenhang ein vergleichender Blick in ältere Fremdwörterbücher. Während im Deutschen das Adjektiv „cherubinisch" die spezifische Hauptbedeutung „von der Art eines Cherubs" führte und nur in der Nebenbedeutung „engelsgleich" meinte, verhielt es sich im angloamerikanischen Sprachgebrauch genau anders herum. Zu „cherubic" wurde lediglich das Denotat „engelshaft" angegeben, und die Pluralform „cherubs" bezeichnete neben Himmelswesen im Allgemeinen umgangssprachlich auch „pausbäckige Kinder" im Sinn von Wonneproppen.

Womit auch dieser Fall der kanadisch-englischen Engel gelöst wäre. Nur sollte zukünftig in den etymologischen Erklärungen der Wörterbücher beim Eintrag „Cherubismus" – konsequenter wäre „Cherubinismus" – nicht auf die biblischen Mischwesen, sondern im Sinne des Namensgebers auf die rundwangigen Engelsgesichter der Barock-Kunst verwiesen werden.

Literatur

Buckley RH. The Hyper-IgE-Syndrome. Clinical Reviews in Allergy and Immunology 2001; 20: 139–54.

Davis SD, Schaller J, Wedgwood RJ. Job's syndrome. Recurrent, „cold", staphylococcal abscesses. Lancet 1966; 2: 1013–5.

Goldstein J. The wandering jew and the problem of psychiatric anti-semitism in Fin-de-siècle France. Journal of Contemporary History 1985; 20: 521–52.

Höfler M. Deutsches Krankheitsnamen-Buch. München: Piloty u. Loehle 1899 (Nachdruck: Hildesheim, New York: Olms 1970; hier: S. 251).

Jones WA. Familial multilocular cystic disease of the jaws. The American Journal of Cancer 1933; 17; 946–50.

Jones WA. Further observations regarding familial multilocular cystic disease of the jaws. British Journal of Radiology 1938; 11: 227–41.

Kunstmann J. The Transformation of Eros. Edinburgh, London: Oliver & Boyd 1964.

Pulse CL, Moses MS, Greenman D, Rosenberg SN, Zigarelli DJ. Cherubism. Case reports and literature review. Dentistry today 2001; 20: 100–3.

Rodin AE, Key JD. Medicine, Literature & Eponyms. An encyclopedia of medical eponyms derived from literary characters. Malabar: Krieger 1989; hier: S. 116–9.

Wingate P. Munchausen's Syndrome (Leserbrief). Lancet 1951; 2: 412–3.

Leiden und Beistand der christlichen Märtyrer: Antoniusfeuer und Veitstanz

Wie biblische Gestalten haben christliche Heilige kaum Spuren in der Fachsprache hinterlassen – trotz ihrer immensen Bedeutung für Volksfrömmigkeit und Volksheilkunde. Sieht man von Krankheitsnamen ab, die seit langem außer Gebrauch sind, so sind mit Mühe und Not drei halbwegs wichtige Benennungen zu erkennen. Zwei davon finden sich noch in aktuellen Medizinwörterbüchern, wenn auch nicht als Haupteintrag. Daher wird eine kurze Vorbemerkung das Verständnis des Folgenden erleichtern.

᎗ ᎗ ᎗

Schwerkranken standen im hohen und späten Mittelalter mehrere Wege offen, um Hilfe zu finden. Neben Konsultation eines ausgebildeten Arztes bzw. Wundarztes oder Hinwendung zu Zauberei und Magie blieb die Möglichkeit, einen Heiligen um Fürsprache beim Allerhöchsten zu bitten. Besser noch war es, vorsorglich um Bewahrung vor bestimmten Übeln nachzusuchen. In beiden Fällen stellte sich genau wie heute die Frage: Wen galt es in welcher Situation mit den größten Erfolgsaussichten „anzurufen"?
Aus den unbeschränkten Möglichkeiten der Verehrung entwickelte sich, auf antiken Vorgaben fußend, im abendländischen Christentum ein komplexer Kanon von Schutz- und Hilfspatronen. Im Lauf der Jahrhunderte setzte allerdings eine gewisse Differenzierung ein. Eine solche „Spezialisierung" der Heiligen bezüglich ihrer Zuständigkeit konnte an mehreren Merkmalen ihrer Biografie anknüpfen. Zum Beispiel am Beruf: Die heilkundigen griechischen Brüder Kosmas und Damian galten als Förderer der Ärzte und Apotheker, der Fischer und Christusjünger Petrus als Retter seiner Zunftgenossen. Die Form des Martyriums, das die Angerufenen der Legende nach zu erdulden gehabt hatten, korrespondierte in der Regel mit dem Körperteil, welches sie beschützten. So wirkte Apollonia, der man die Zähne herausbrach, als Schutzpatronin der Zahnkranken, Dionysius, dem das Haupt abgeschlagen wurde, als Verbündeter der an Kopfweh Leidenden. Selbst der bloße Klang des Namens konnte zur assoziativen Verknüpfung dienen: „Valentin" bewahrte vor „fallender Sucht" und „Donatus" vor „Donner". Spätestens seit dem

14. Jahrhundert sind 14 dieser christlichen Schutzpatrone – zweimal die heilige Zahl Sieben – als „Nothelfer" in wechselnder Besetzung zusammengefasst worden. Wandten sich Kranke gleich an die gesamte Gruppe, hofften sie gewissermaßen auf den Schutz des metaphysischen Breitband-Therapeutikums der Zeit. Und zu genau dieser Helfergemeinschaft zählen auch alle drei Heiligen, die wir nun kennen lernen.

ʚ̜ ʚ̜ ʚ̜

Mit **Antonius** nähern wir uns dabei einer Gestalt, die im spätantiken Osten des Römischen Reiches wirkte und über tausend Jahre nach ihrem Tod im lateinischen Westen die größte Wertschätzung erfuhr. Dieses Kunststück gelang dem „Vater des Mönchtums", ohne je einen Orden gegründet oder eine Ordensregel erlassen zu haben. Bereits in jungen Jahren zog er sich als Einsiedler in die endlosen Sanddünen seiner Heimat Ägypten zurück. Dort trotzte er höllischen Hitzequalen und ertrug standhaft und duldsam dämonische Versuchungen aller Art. Gestählt durch die Kraft des Glaubens gründete er später die ersten Eremiten-Kolonien und starb, so erzählen es die „Vita" des Athanasius und die „Chronik" des Hieronymus, um 350 n. Chr. Sein entsagungsvolles und frommes Dasein soll erst im biblischen Alter von sage und schreibe 105 Jahren zu Ende gegangen sein. Bald nach dem Ableben bewunderte man den Vorbildlichen als „Stern der Wüste". Seine Gebeine gelangten auf verschlungenen Pfaden über Alexandria und Konstantinopel um das Jahr 1070 in ein südfranzösisches Dörfchen zwischen Valence und Grenoble, das man später ihm zu Ehren St. Antoine nannte.

Just zu dieser Zeit wurden weite Landstriche West- und Mitteleuropas von einer geheimnisvollen Krankheit heimgesucht, die erstmals rund zweihundert Jahre zuvor aufgetreten war (Jankrift 2003). Weil ihre Ursache unbekannt blieb und sie mit feuriger, brennender Rötung von Händen und Füßen begann, um sich bis zum brandigen Absterben der Gliedmaßen zu steigern, hielt man sie für ein Strafgericht Gottes und nannte sie „höllisches Feuer", „heiliges Feuer" oder *sacer ignis*. Mit diesem Ausdruck hatte schon der Römer Lukrez in seinen Versen „Von der Natur der Dinge" um 50 v. Chr. den „glühenden Brand" einzelner Körperglieder bezeichnet (Buch 6, 660). Nach der Auffassung des Dichters war die gleiche Erscheinung auch im Rahmen jenes fürchterlichen Massensterbens bei der Attischen Pest zur Zeit des Peloponnesischen Krieges aufgetreten (Buch 6, 1167). Und Vergil hatte im „Landbau" ebenfalls mit *sacer ignis* eine Tierseuche umschrieben, bei der „brennend Geschwür und unreiner Schweiß (...) die verseuchten Glieder zerfraß" (Buch 3, 566).

Bald stand der ehemals in der Gluthitze gehärtete Ur-Mönch des Ostens im Ruf, dieses neuartige, Menschen wie Tiere befallende „Antoniusfeuer" als Prüfung zu verhängen. Seinen translozierten Reliquien schrieb man gleichzeitig die Macht zu, heilend und schützend vor der „Seuch" bewahren zu können. Um Opfern der epidemisch oder auch sporadisch auftretenden Plage in ihrer Not beizustehen, entstand gegen Ende des 11. Jahrhunderts in St. Antoine – nahe am viel benutzten und damit „medienwirksamen" Pilgerweg zum Jakobsgrab – zuerst eine Laienbruderschaft. Aus der losen Gemeinschaft entwickelte sich rasch der weit verzweigte „Antoniterorden" (Mischlewski 1976). Als Erkennungszeichen trugen die Brüder ein T-förmiges Henkelkreuz oder „Antoniuskreuz", das an ein altägyptisches Lebenszeichen (ankh) ebenso erinnerte wie an den Stab des Eremiten. Auch die Krücke jener Kranken, denen der „heiße Brand" Arme oder Beine zernagt und weggefressen hatte, konnte in diesem Abbild gesehen werden. Therapeutisch sollten geweihtes „Antoniuswasser" und „Antoniuswein" nach dem uralten Prinzip der Behandlung durch Gegensätzliches das Heiße im Leib bekämpfen. Half dies nicht, amputierten Chirurgen die nutzlos gewordenen Gliedmaßen und konstruierten bisweilen sogar Prothesen in Form von Knieruhestelzen. Nur die Besten der Zunft wirkten in über 300 Hospitälern, die der Orden zu seiner Blütezeit in Frankreich, Oberitalien und Deutschland unterhielt. Deutlicher ins kollektive Gedächtnis prägten sich die „Antoniusschweine" ein. Einerseits religiöse Symbole des Teufels, waren sie andererseits Ausdruck des mittelalterlichen Glaubens an die helfende Kraft des Heiligen, auch bei ansteckenden Tierkrankheiten. Die „Antoniusglocke" trugen die Vierbeiner zur Vertreibung böser Mächte ebenso wie als schlichtes Erkennungsmerkmal, das ihnen allenthalben freie Äsung verschaffte. Noch heute erinnern an den einst allgegenwärtigen Viehbestand der Pflegegemeinschaft volkssprachliche Relikte in Form des süddeutschen „Sau-Toni" und der bajuwarischen „Rennsau".

Ähnlich wie die St. Hiobs-Sucht bildete auch die „St. Antonius-Rach" zunächst ein undifferenziertes Sammelbecken für ansteckende Leiden, die mit Hautrötung und geschwürigem Zerfall von Gewebe einhergingen. Dazu zählten Wundrose und Rotlauf genauso wie Pest und Altersbrand sowie nach 1500 die Syphilis. Zugleich stellen regional und zeitlich gehäufte Fälle dieser „Antonius-Plage" eine selbstständige nosologische Einheit dar. Der wahre Charakter der Seuche ist allerdings erst im 17. Jahrhundert erkannt worden. Damals stieß man auf den Kausalzusammenhang zwischen einem Roggenschmarotzer – dem ins Brot verbackenen Mutterkornpilz, der heute *Claviceps purpurea* genannt wird – und Vergiftungserscheinungen in Zeiten von Hungersnöten. Aus der Epoche der naturwissenschaftlichen Medizin datieren genauere Kenntnisse über die zapfenförmigen blauschwarzen Sporen und deren hochwirksame Inhaltsstoffe, die heute Ergot-Alkaloide heißen. Dickwandige Dauerformen des Pilzes, das eigentliche „Mutterkorn" oder *Secale cornutum*, hatten schon seit 1600 als Wehenmittel Verwendung gefunden.

Mit diesem Wissen konnte man alte Chroniken neu lesen und rückblickend zwei pathophysiologische Formen des Ergotismus unterscheiden: zum einen das chronisch-gangränöse Bild, zum anderen einen mehr akut-konvulsivischen Krankheitstyp. Die erste Variante war auf eine andauernde Engstellung der peripheren Arterien mit nachfolgenden ischämischen Nekrosen und Geschwürsbildung an den Extremitäten zurückzuführen. Die zweite Verlaufsform ging mit Dauerkontrakturen der Muskulatur, klonischen Krämpfen sowie epileptischen Anfällen einher und beruhte auf einer Schädigung des Zentralnervensystems. Vergleichbare

Symptome entstehen heute sehr selten bei einer Überdosis bestimmter Migränemittel.

Mehr als alle Texte vermögen zwei Kunstwerke aus den Jahren um 1500 mit einer äußerst realistischen Darstellung zu beeindrucken. Der Isenheimer Altar von Matthias Grünewald und das in Lissabon zu bewundernde „Antonius-Triptychon" von Hieronymus Bosch veranschaulichen die Spuren des Höllenfeuers am Menschenleib. Das Gemälde des niederländischen Meisters zeigt u.a. einen Mann mit hohem Hut und Unterschenkelstumpf, der seinen abgetrennten, schwarz verbrannten Fuß wie ein Stück Mumie zur Schau stellt (Abb. 20-1).

Im Fall des „Antoniusfeuers" sind also etliche Übereinstimmungen zwischen der Biografie der Symbolgestalt und der Pathologie der Symptomträger erkennbar: thermische Torturen, überhaupt körperliche Qualen, Seelenpein und die im Diesseits erhoffte Heilbarkeit und Langlebigkeit. Solche plausibilitätssteigernden Parallelen sind beim nächsten Schutz- und Namenspatron, dem heiligen Veit, und bei dem nach ihm genannten **Veitstanz** sehr viel mühsamer zu finden. Zudem ist die Frage, ob sie bezüglich seiner Zuständigkeit für die mittelalterlichen Tanzwütigen und deren moderne neuropathische Nachfolger überhaupt weiterführen.

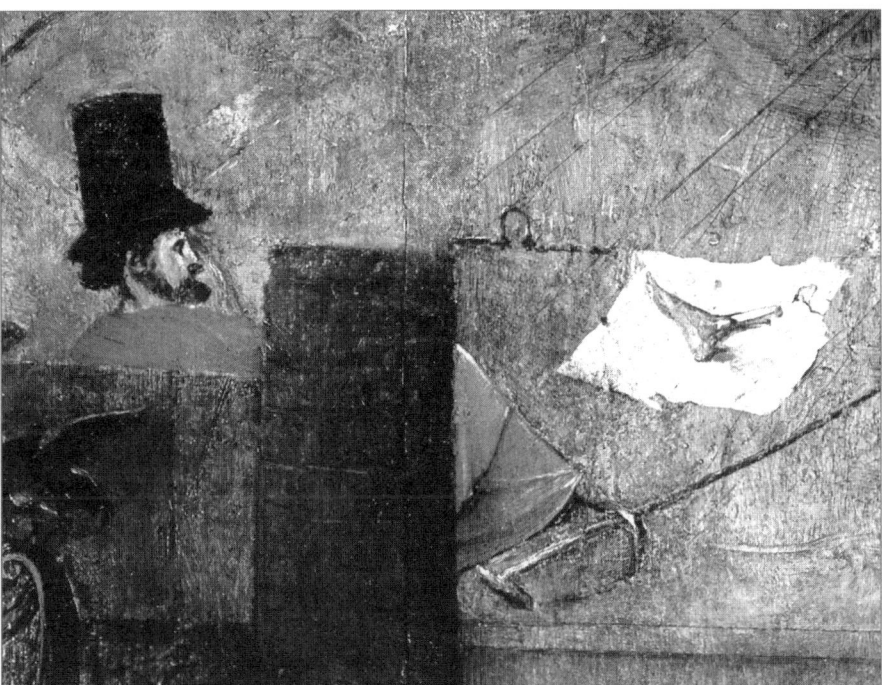

Abb. 20-1: Die Versuchungen des hl. Antonius (Ausschnitt). Triptychon, nach 1490 (Original im Museu Nacional de Arte Antiga Lissabon).

Leiden und Beistand der christlichen Märtyrer

In der Tat lässt das legendenhaft ausgeschmückte Leben des sizilianischen Knaben mit dem lateinischen Namen Vitus auffällige Bezugspunkte zu Bewegungsstörungen und nervösen Leiden erkennen. Schon der siebenjährige, heimlich im christlichen Geist erzogene Knabe soll erste Wunder bewirkt haben. Als sein erboster Vater den Abfall vom Glauben erzwingen wollte und ihn zu diesem Zweck von Knechten züchtigen ließ, konnten diese angeblich ihre Hände nicht mehr rühren. Doch das Kind kurierte sie im Namen Jesu. Nun bemühte sich der „Erziehungsberechtigte", den Sohn durch bildschöne tanzende Mädchen vom Wert irdischer Güter zu überzeugen – aber der Frühreife blieb immun gegen den erotischen Zauber des anmutigen Reigens, sodass der Verführungsversuch scheiterte. Kurz darauf verließ Vitus Familie und Heim und floh gemeinsam mit Amme und Lehrer nach Süditalien. Nachdem er auch dort segensreiche Taten vollbracht hatte, wurde er im Alter von zwölf Jahren vom Kaiser Diokletian persönlich nach Rom gerufen, um dessen Sohn von einer epilepsieähnlichen Besessenheit zu heilen. Zwar gelang dieses Vorhaben, doch weigerte sich der wundertätige Junge erneut, seinem Glauben abzuschwören. Weder die Folter in einem Kessel mit siedendem Öl noch andere Qualen vermochten sein Vertrauen in Gott zu erschüttern. Von einem Engel aus dem Marterkeller gerettet, sollen Vitus und seine Begleiter schließlich friedlich in einer Flussaue nahe der Heimat gestorben sein. Bereits kurz nach ihrem Ableben, im 5. Jahrhundert, setzte die rasch anwachsende Verehrung ein. Die Übertragung der Reliquien aus Unteritalien ins Kloster Saint-Denis bei Paris leitete eine lebhafte Verteilung der sterblichen Überreste ein, aus der u.a. die Abteien Corvey an der Weser, Ellwangen im Jagsttal sowie die böhmische Hauptstadt Prag als Zentren einer sehr verzweigten Veit-Verehrung hervorgingen.

Wo aber liegt das „missing link" zwischen dem kindlichen Märtyrer und der nach ihm bezeichneten Tanzsucht des Hoch- und Spätmittelalters? Aller Wahrscheinlichkeit nach weniger in den markanten Wundertaten aus seiner Vita als vielmehr in der späteren Verschmelzung von heidnischem und christlichem Kult. Nicht zufällig nämlich fiel das Gedenkfest des heiligen Vitus seit etwa 1200 auf den 15. Juni, der nach damaliger Vorstellung als längster Tag des Jahres galt. „Veit, scheid't die Zeit", heißt es in einem alten Sprichwort. Genau zu diesem Datum hatten Germanen und Slawen stets die Sonnenwendfeier begangen und mit rituellen Tänzen ihrer Sonnengottheit gehuldigt – ein ursprünglich heidnischer Brauch, der nach Abschluss der Missionierung als Feiertag des Veit geschickt in den katholischen Kalender eingebettet wurde. Kult- und kulturgeschichtlich stand somit am Anfang der Überlieferung offensichtlich der „festliche" Veitstanz, auf den erst später die „krankhafte" Variante folgte.

Übrigens war Vitus nicht der einzige Schutzpatron mit einer solchen Spezialisierung. Weit verbreitet in Europa findet sich der Brauch des umtanzten oder übersprungenen Johannesfeuers am 24. Juni, denn das Geburtsfest des Täufers fand auch in zeitlicher Nähe zur Sommersonnenwende statt. So wird verständlich, dass der „sanct vitsdantz" manchmal als „Hanns-Sucht" firmierte. Ebenso kam einem dritten Heiligen, St. Willibrord, eine mehr als lokale Bedeutung zu, denn an seinem Grab in Echternach spielten sich gleichfalls wundersame Heilungen ab. In diesen

Umkreis mittelalterlicher Feste gehören die Anfänge jener „Springprozession", deren Überbleibsel sich in einer Mischung aus gelebtem Glauben und Folklore bis in die Gegenwart erhalten hat (Krack 1999).

Regelrechte Epidemien der „Tanzkrankheit" sind für das 11. und dann für die Zeit vom 13. bis zum frühen 16. Jahrhundert sicher bezeugt. Nach zeitgenössischen Berichten zogen Scharen von Frauen und Männern – oft von Musikanten begleitet – singend, tanzend und springend machmal tagelang bis zur völligen Erschöpfung durch Straßen und über Marktplätze, wobei sie immer wieder St. Veit oder St. Johannes anriefen. Besonders eindrucksvoll verlief im Jahr 1374 eine Pandemie im rheinisch-maasländischen Gebiet, die mit Hinstürzen, Krämpfen, allen Arten von Zuckungen und pseudo-epileptischen Erscheinungen, einschließlich kollektiver Visionen und orgiastischer Exzesse, einherging. Als Urheber des delirösen Treibens wurden damals dämonische Kräfte angeschuldigt. Heute favorisieren Historiker eine psychogene Verursachung im Sinne der Massenhysterie.

Die schützende und helfende Rolle des Heiligen bei solchen Auffälligkeiten beruhte nach mittelalterlichem Denken auf dem magischen Ähnlichkeitsprinzip. Gleiches möge durch Gleiches geheilt oder verhindert werden – kürzer lateinisch: *Similia similibus curentur*. Wer also von Bewegungsstürmen oder analogen Anomalien heimgesucht wurde, der sollte durch eine kultische Tanzhandlung sein Motilitätsproblem überwinden. Und wer noch nicht befallen war, den konnte der auf diese Weise Verehrte, so hoffte man, davor behüten. Für diese Deutung spricht der gut belegte Volksglaube, Fasten und Feiern am „Veitstag" bewahre vor dem Leiden, genauso wie die Wallfahrt zu einer der zahlreichen Veits- oder Johanneskapellen. Den schlagenden Beweis für diese Theorie stellt eine Zeichnung mit dem Titel „Die Prozession der Besessenen" von Pieter Bruegel dem Älteren aus dem Jahr 1564 dar (s. Abb. 20-2). Am unteren Rand des Bildes vermerkte der Maler höchstpersönlich (vgl. Aubert, im Druck): „Dies sind Pilger, die

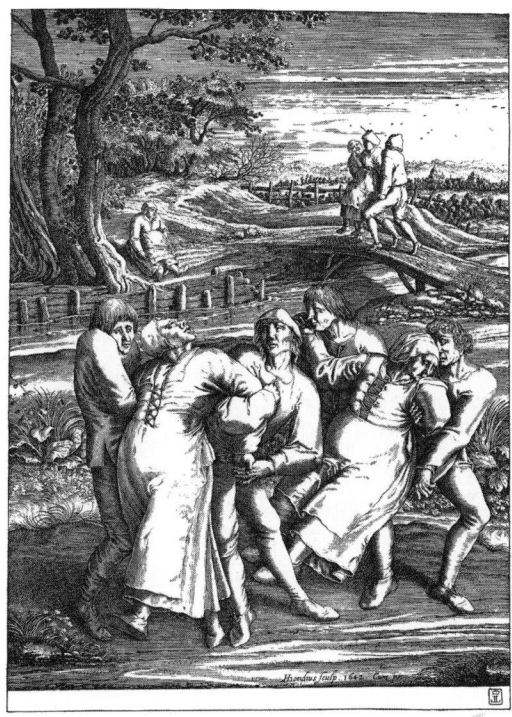

Abb. 20-2: Hendrik Hondius d. J.: Pilgerschaft nach St. Jean in Molenbeeck. Kupferstich, 1642 nach einer Zeichnung von Pieter Bruegel d. Ä. (mit freundlicher Genehmigung der Königlichen Bibliothek in Brüssel).

am Johannestag in Molenbeek außerhalb Brüssels tanzten. Und tanzten sie über eine Brücke und sprangen dabei heftig, so waren sie ein ganzes Jahr vor der Johannes-Krankheit geschützt." (Übs. d. A.)

Eine höchst bemerkenswerte, ärztlich-rationale Auseinandersetzung mit dem Phänomen der Tanzsucht findet sich etwa zur gleichen Zeit in einem Traktat des Paracelsus: „Über die Krankheiten, welche die Vernunft rauben". Der medizinische Bilderstürmer des 16. Jahrhunderts holte dabei die Störung aus der Welt des Glaubens in den Bereich der (Natur-)Wissenschaft – fast mit den gleichen Worten, mit denen zwei Jahrtausende zuvor die Epilepsie in der hippokratischen Schrift „Über die heilige Krankheit" vom Nimbus des Numinosen befreit worden war. Und ganz ähnlich plädierte auch er dafür, den eigentlich unpassenden, aber gebräuchlichen frühneuhochdeutschen Namen „Sankt Veits-Tanz" beizubehalten:

> „In diesem Kapitel wollen wir den Heiligen die Fähigkeit, Krankheiten zu erregen, absprechen; sie sollen daher auch nicht nach ihnen benannt werden. (…) So wollen wir (aber) den Namen der Krankheit nicht verändern, weil sie unter dem Namen des Heiligen bekannt ist."
> (Paracelsus, Ausgabe 1928, S. 39)

Terminologiehistorisch bedeutsam ist, dass Hohenheim, der ein kräftiges Deutsch liebte, das griechische *choreía* für „Tanz" fachsprachlich salonfähig machte und damit vielleicht unwissentlich an Platon anknüpfte. Der griechische Philosoph hatte mit dem gleichen Wort sowohl den aus Tanz und Gesang bestehenden Chorreigen als auch den „rasenden Reigentanz" Wahnsinniger, die „Chorea insaniens", bezeichnet (Gesetze, 654 b und 672 b). Dann allerdings war die medizinische Konnotation in den Hintergrund gerückt, ehe sie in der mittellateinischen Fügung „chorea sancti Viti" wieder aufzutauchen begann. Im Einzelnen unterschied Paracelsus nach der Ursache drei Formen pathologischen Tanzens: eine „imaginative" (durch fehlgeleitete Vorstellungen), eine „laszive" (durch Wollüstigkeit und sinnliche Begierde) und eine „natürliche" (durch körperliche Ursachen). Alle Untergruppen bedurften seiner Auffassung zufolge eines je eigenen therapeutischen Regimes.

Trotz der Bemühungen des Paracelsus aber wäre mitsamt den mittelalterlichen Epidemien auch der Krankheitsname „Veitstanz" längst verschwunden, hätte ihn mit Thomas Sydenham nicht einer der wichtigsten Ärzte des 17. Jahrhunderts noch einmal aufgegriffen – wenn auch für ein gänzlich anderes Erscheinungsbild! Dem Londoner Praktiker trugen minuziöse Beobachtungen am Krankenbett und eindrucksvolle Schilderungen von Krankheitszeichen später den Ehrentitel „der englische Hippokrates" ein. In seiner letzten, wie üblich lateinisch verfassten Abhandlung findet sich folgende skizzenhafte Beschreibung:

> „Der Veitstanz ist eine Art Krampf, der Jungen und Mädchen vom zehnten Lebensjahr bis zum Erwachsenwerden ergreift. Anfangs äußert er sich durch Hinken oder besser durch eine unsichere Bewegung eines der beiden Beine, das der Patient nachzieht. Dann ist die Hand auf

derselben Körperseite betroffen. Der Patient kann sie keinen Augenblick an einer Stelle halten, ganz gleich, ob er sie an die Brust oder auf einen anderen Teil seines Körpers legt. So sehr er sich bemüht, sie springt krampfartig in die eine oder andere Richtung. Wenn ihm ein mit Flüssigkeit gefülltes Gefäß in die Hand gegeben wird, führt er es nicht direkt zum Mund, sondern vollführt unablässig wilde Bewegungen, wie wir sie von einem Marktschreier kennen. Dann hält er das Glas in der ausgestreckten Hand, so als wolle er es an den Mund führen, doch plötzliche Zuckungen lenken sie ständig anderswohin. Schließlich gelingt es ihm möglicherweise, es an den Mund zu setzen. Ist dies der Fall, schüttet er die Flüssigkeit in einem Zug in sich hinein; so als wolle er die Zuschauer mit seinen Verrücktheiten amüsieren."
(Sydenham, zit. nach Schechter 1975, Übs. d. A.)

Darstellungen anderer Krankheiten sind Sydenham ohne Zweifel ausführlicher und besser gelungen. Auch entging ihm der ursächliche Zusammenhang zwischen den ungeschickt-faxenhaft wirkenden Muskelkontraktionen und dem vorausgegangenen rheumatischen Fieber, das er selbst zuvor meisterhaft beschrieben hatte. Diese Verbindung wurde erst im 19. Jahrhundert aufgedeckt. Ungeklärt bleiben aber vor allem die Motive des britischen Autors, das Etikett des längst vor seiner Zeit erloschenen Massenphänomens mit einem völlig davon abweichenden individuellen Krankheitszustand des Kindes- und Jugendalters in Verbindung zu bringen. Verglich der Verwender des alten Begriffs die „neue" Pathologie vielleicht mit vagen Erinnerungen an vergangene „movement disorders", die im kollektiven Gedächtnis und in der medizinischen Literatur gespeichert waren?

In der Folgezeit wurde die von Sydenham beobachtete Erkrankung als „kleinere" (Chorea minor) oder „englische" (Chorea Anglorum) Form des Veitstanzes bezeichnet und damit sprachlich von den mittelalterlichen Erscheinungen abgegrenzt, die bloß literarisch als „größere" (Chorea major) oder „deutsche" (Chorea Germanorum) Variation weiterlebten. Die nächste semantische Verschiebung bahnte sich 1872 an. Der amerikanische Arzt George Huntington erkannte nach umfänglichen Familienstudien im Staat New York, dass es sich bei den meisten Erwachsenen-Fällen um eine Erbkrankheit handelt (Schechter 1975). Durch weitere Forschungen wurde nun die autosomal-dominant weitergegebene Hauptform als „Chorea major" (Chorea Huntington) klassifiziert. Dieser „Erbveitstanz" tritt als fortschreitendes hyperkinetisch-hypotones Syndrom in Erscheinung und ist durch eine Schädigung im Bereich des Streifenhügels (Corpus striatum) bedingt. Im 20. Jahrhundert gelang die Aufklärung der chromosomalen und molekularen Pathologie dieser Gehirnkrankheit, die über die unwillkürlich-arrhythmischen Bewegungen hinaus durch eine Wesensänderung und einen demenziellen Abbau charakterisiert ist. Endgültig war somit die Abgrenzung von der spontanen und heilbaren, im Gefolge einer Streptokokken-Infektion auftretenden „Chorea minor Sydenham" vollzogen. Davon wiederum unterscheiden Neurologen gegenwärtig die bei Schwangeren vorkommende „Chorea gravidarum" und die im höheren Lebensalter zu beobachtende „Chorea senilis". Die pointierteste Zusammenfassung dieser wechselvollen Begriffsgeschichte hat der weltbekannte kanadische Internist William Osler bereits 1897 gegeben:

> „Im gesamten Spektrum der medizinischen Fachsprache gibt es kein zweites solches ‚Leipziger Allerlei' von Bedeutungen, wie es mit dem Wort ‚Chorea' (Veitstanz) verbunden ist. Jahrhundertelang diente dieses als eine Art nosologischer Sammeltopf, in welchen Autoren wahllos einfach alle Störungen hineinwarfen, die durch unkoordinierte und ziellose Bewegungen gekennzeichnet waren."
> (Osler 1897, zit. nach Schechter 1975, Übs. d. A.)

Dem ist nach unserem kurzen Überlick nichts hinzuzufügen! Außer der Randbemerkung, dass Osler sein Aperçu in der englischen Ausgabe mit dem spanischen Ausdruck „olla podrida" garnierte. Dabei handelt es sich um den Namen eines schmackhaften Eintopfgerichtes aus verschiedenen Zutaten – das „Leipziger Allerlei" unserer Übersetzung gibt die damit verbundenen Assoziationen in etwa wieder.

Im Fall des **Blasius**, des dritten für uns wichtigen Nothelfers, knüpft die Verehrung tatsächlich direkt an sein segensreiches Wirken zu Lebzeiten an. Die mittelalterliche Legende erzählt, wie er um 300 n. Chr. ebenfalls während der diokletianischen Verfolgung als Christ entlarvt wurde. Von seinen Häschern in einer Höhle im Wald gestellt, bewahrte er auf seinem Weg zum Gefängnis einen Knaben vor dem Ersticken an einer Fischgräte. Deshalb kam Blasius fortan – wohl schon seit dem 6. Jahrhundert – ein „Spezialpatronat" für alle Halskrankheiten und Erkrankungen des Kindesalters zu. In dieser Erzählung wurzelt auch der „Blasiussegen", der noch heute am Tag des Heiligen, dem 3. Februar, besonders in Süddeutschland vorbeugend erteilt wird. Natürlich hat all dies nichts mehr mit der Medizin der Gegenwart zu tun. Doch die Geschichte erinnert daran, wie lange uralte volksheilkundliche Traditionen nachwirken können.

Literatur

Aubert G. Charcot revisited: The case of Bruegel's chorea. Archives of Neurology (im Druck).
Jankrift KP. Krankheit und Heilkunde im Mittelalter. Darmstadt: Wissenschaftliche Buchgesellschaft 2003; hier: S. 126–9.
Krack P. Relicts of dancing mania. The dancing procession of Echternach. Neurology 1999; 53: 2169–72.
Lukrez. Von der Natur. Lateinisch-deutsch. Hrsg. und übs. von Hermann Diels. München: Artemis & Winkler (Sammlung Tusculum) 1993.

Mischlewski A. Grundzüge der Geschichte des Antoniterordens bis zum Ausgang des 15. Jahrhunderts. Köln, Wien: Böhlau 1976.

Paracelsus. Sämtliche Werke. In neuzeitliches Deutsch übersetzt von Bernhard Ascher. Bd. 2. Jena: Gustav Fischer 1928; 39–43.

Platon. Werke Bd. 8/1. Gesetze Buch I-VI. Bearbeitet von Klaus Schöpsdau. Darmstadt: Wissenschaftliche Buchgesellschaft 1990.

Schechter DC. St. Vitus' dance and rheumatic disease. New York State Journal of Medicine 1975; 75: 1091–102.

Vergil. Landleben. Hrsg. von Johannes und Maria Götte. München: Artemis & Winkler 1995 (Sammlung Tusculum).

21 Literatur und Pathologie, Abschnitt eins: Vom Schweinehirten Syphilus und den Liliputanern

Im Mittelpunkt unserer begriffshistorischen Spurensuche werden in den folgenden Kapiteln nicht mehr Heilige, Erz-Sünder oder christliche Beschützer stehen, sondern im engeren Sinn literarische Gestalten. Gleichzeitig überschreiten wir eine Epochengrenze. Nun geht es um fiktionale Namenspatrone, die erst nach 1500, in der Neuzeit also, in Erscheinung getreten sind. Doch reichen ihre Wurzeln mitunter so weit zurück, dass wir auf antike und mittelalterliche Vorbilder nicht ganz verzichten müssen. Dies betrifft in besonderem Maß den ersten Fachausdruck aus der Rubrik „Literatur und Pathologie", den Krankheitsnamen **Syphilis**.

Als zu Beginn des Jahres 1495 unter den Soldaten Karls VIII. von Frankreich bei der Belagerung Neapels ein pockenähnlicher Ausschlag auftrat, da bezeichneten Zeitgenossen die unbekannte Erkrankung zunächst als „mal de Naples" („böse Blattern" oder „pustulöse Pest"). Verbunden waren die Hauterscheinungen mit üblem Geruch, nächtlichen Schmerzen und nachfolgender Entstellung des Körpers. Leider blieb die Seuche nicht lokal begrenzt. Nach der Auflösung des Söldnerheeres wurde sie von Italien aus durch Landsknechte und Marketenderinnen verbreitet und erfasste innerhalb weniger Jahre ganz Europa. Überall hieß sie anders, bis heute sind nicht weniger als 450 (!) Sprachetiketten überliefert. Beliebt war vor allem, das „äußere Zeichen innerer Fäulnis" den jeweiligen Nachbarn oder Feinden zuzuschreiben. Die Deutschen sprachen von „den Frantzosen", die Pariser umgekehrt vom „morbus germanicus". In England grassierten die „French pox", in den Niederlanden die „spanske Pokken". Die Polen wälzten die Ursache als „deutsche Krankheit" nach Westen ab, um sie in Form der „polnischen Krankheit" aus Russland zurückgereicht zu bekommen. Nicht ganz frei von politischen Animositäten blieb bis in die Gegenwart auch die wissenschaftliche Diskussion um die Ursprünge der „wilden Warzen". Derzeit überwiegt zwar die Auffassung, die Spirochätose sei als Frambösie-Pandemie (Erreger: Treponema pertenue) durch Mannschaften des Kolumbus 1493 aus der Karibik nach Spanien eingeschleppt worden, um erst in Europa zur Syphilis-Endemie zu mutieren (Erreger:

Treponema pallidum). Doch halten manche Autoren nach wie vor an der Out-of-America-Hypothese in Sinn einer europäischen Entstehung fest.

Im Gegensatz zur ungelösten Frage nach der Herkunft des Leidens scheint die Geschichte seiner Benennung auf den ersten Blick vollständig aufgeklärt. Geprägt wurde die neue Krankheitsbezeichnung von Girolamo Fracastoro, einem der berühmtesten Humanisten des 16. Jahrhunderts. Als Arzt und Dichter gelangte er ebenso zu Ruhm und Ehren wie als Philosoph und Astronom. Genau 1530 erschien seine Schrift „Syphilis oder die französische Krankheit – Syphilis sive morbus gallicus". Dabei handelte es sich keineswegs – wie der heutige Leser erwarten könnte – um eine medizinische Abhandlung, sondern um ein in lateinischen Hexametern verfasstes Versepos. Noch genauer: um ein so genanntes Lehrgedicht, mit dessen Hilfe der enzyklopädisch gebildete Arztdichter aus Verona interessierten Zeitgenossen eine ebenso sachkundige wie poetisch ambitionierte Darstellung der medizinischen Zusammenhänge nahe bringen wollte. Folgt man Kennern der Renaissance-Literatur, so zählt die Lukrez und Vergil nacheifernde Schöpfung zu den gelungensten Beispielen dieses Genres. Bevor wir damit verbundene etymologische Kontroversen erörtern, fassen wir zunächst den Inhalt in gebotener Knappheit zusammen.

Fracastoros Syphilis-Text zerfällt in drei kurze Abschnitte oder „Bücher". Die beiden ersten entstanden um 1510, somit etwa 15 Jahre nach dem Auftreten der frühen Krankheitsfälle in Italien. Buch eins schildert, modern gesprochen, Ätiologie, Symptome und Pathologie der Krankheit. Im Stil der Zeit wird ihre Entstehung kosmisch-astrologisch erklärt, d. h. durch eine bestimmte Konstellation der Planeten Jupiter, Mars und Saturn und ihren unheilvollen Einfluss auf die „Konstitution der Luft" (Leven 1997). Das zweite Buch dagegen enthält allgemeine Vorschläge zur Vorbeugung sowie diätetische und therapeutische Empfehlungen.

Erst ab 1525 begann Fracastoro eine Umarbeitung des Textes und die Abfassung des letzten Kapitels, das für die Begriffsgeschichte entscheidend ist. Diese Abfolge macht gewisse Widersprüche zwischen den einzelnen Teilen des Werks verständlich. Denn das dritte Buch greift nochmals die Frage auf, woher die Krankheit kommt, wie sich ihr Name erklärt und welches Mittel am besten dagegen hilft. Ohne Kolumbus namentlich zu erwähnen, wird in einer Art Rahmenhandlung von der Expedition der Spanier zu einem unbekannten Kontinent erzählt. Kaum sind die Seefahrer in dem geheimnisvollen Land angekommen, begehen sie – in der Phantasie Fracastoros – einen schweren Frevel und töten die heiligen Vögel des dortigen Sonnengottes. Sterbend spricht eines der verfolgten Tiere die düstere Prophezeiung aus, die Ankömmlinge aus Europa würden bald von einem schlimmen Übel gezeichnet sein. Kurz darauf nehmen die Fremden an einem blutigen Opferfest der Urbevölkerung teil, bekommen bei diesem Anlass tatsächlich zahlreiche Kranke mit grässlich entstellten Körpern zu sehen und erfahren dazu folgende Geschichte: Vor langer Zeit war einmal ein Schweinehirt mit Namen „Syphilus" über eine anhaltende sommerliche Hitze- und Dürreperiode maßlos erzürnt. Voller Wut verfluchte er nicht nur den Gott der Sonne, sondern erhob den herrschenden König zu göttlichen Ehren und verführte das Volk zum neuen Kult.

Daraufhin schleuderte die geschmähte Gottheit ihre „feindlichen Pfeile" und mit ihnen eine schreckliche Seuche auf die Erde:

> *„Syphilus packt sie als ersten/Schlimm wird ihm der Leib zerfressen*
> *Von gar garstigen Geschwüren/Schmerzend reißt es in den Gliedern*
> *Seine Nächte flieht der Schlaf/Und nach ihm benennt die Menschheit*
> *Heute noch die gleiche Seuche/Es empfängt von ihm die Krankheit*
> *Nun den Namen: Syphilis."*
> (Fracastoro, Ausgabe 1960, Buch 3, 329–332)

Gleichzeitig versprach eine Nymphe Rettung. Würde der alte Ritus wiederhergestellt, begänne ein bislang unbekanntes Gewächs aus heilkräftigem Holz zu sprießen. Die Geschundenen folgten dem Rat, und seither bewirkten die Äste des neuweltlichen Guajakbaumes wahre therapeutische Wunder. Auf diese Weise, so endet die eingeschobene Legende, hätte der erboste Gott den Menschen zwar die tödliche Pestilenz geschickt, aber nach der Versöhnung an gleicher Stelle auch das geeignete Gegenmittel gewährt. Kaum haben die Entdecker diesen „Mythos von Syphilus" gehört, erhalten sie Nachricht aus Europa, auch dort habe das schreckliche Wüten einer neuen „Ansteckung" begonnen und finde auf den Schiffen der Spanier bereits seine Opfer. Die Weissagung des Vogels ist damit erfüllt. Mit einem Hymnus auf das hoffnungweckende Heilmittel, eben das Guajakholz, schließt Buch drei.

So viel in gedrängter Form zu Fracastoros Text sowie zu der darin vorgestellten und von niemandem bestrittenen Herkunft des Terminus „Syphilis". Weniger eindeutig indessen fällt die Antwort auf die Frage aus, woher der merkwürdige Eigenname des unglückseligen Gedichtprotagonisten stammt und in welche zeitliche Aufeinanderfolge „Syphilus" und „Syphilis" zu setzen sind. Fiel dem gelehrten Dichter zuerst der Personenname ein? Oder doch der ganz ähnlich lautende Krankheitsname? Leider äußerte er sich selbst in keiner Weise dazu – und so besteht seit annähernd 500 Jahren eine glänzende Gelegenheit für Ärzte, Philologen und Medizinhistoriker, sich darüber den Kopf zu zerbrechen. Diese Bemühungen haben bis heute – den sprachgeschichtlichen Forschungen zum Begriff „Sectio caesarea" vergleichbar – zu vier verschiedenen Hypothesen geführt:

- „Syphilus" stellt einen sprechenden Namen dar, dessen Bedeutung bei hinlänglicher Beherrschung alter Sprachen mühelos zu entschlüsseln ist.
- „Syphilis" leitet sich von einem schon vorher bestehenden, ähnlich klingenden Fachausdruck für einen anderen krankhaften Zustand ab.
- Die Bezeichnung des erfundenen neuweltlichen Sauhirten ist leicht verändert aus der antiken Mythologie entlehnt.
- Ein irgendwie geartetes sprachliches Vorbild gibt es nicht, denn die Wortneubildungen sind in einem Moment „freischöpferischer Intuition" entstanden.

Alle vier Annahmen sollen im Folgenden einer kurzen Prüfung unterzogen werden. Bei dieser Untersuchung ist eine gewisse philologische Eindringtiefe unvermeidlich. Daher wollen wir uns nun auf das sprachgeschichtliche Abenteuer einlassen, die Wurzeln des Terminus „Syphilis" genauer zu erkunden.

Schon Fracastoros Zeitgenossen übten sich in etymologischen Kabinettstückchen. Sie zerlegten Syphilus in *sýs* (Schwein) oder *sýn* (mit) und *philós* (Freund, Liebender), um daraus die verborgenen Bedeutungen „Schweinefreund = Schweinehirt" oder „Mit-Liebender = geschlechtlicher Liebhaber" abzuleiten. Beide Versuche haben sprachhistorisch versierte Gräzisten wenig überzeugt. Die zweite Überlegung setzt zudem voraus, dass bereits vor 1530 die Erkenntnis eines ursächlichen Zusammenhangs zwischen Geschlechtsverkehr und Krankheitssymptomen bestanden hat. Tatsächlich war ein derartiges Wissen aber erst um die Mitte des 16. Jahrhunderts verbreitet. Vorher dominierten die ätiologischen Modelle des Pesthauches, der Strafe Gottes oder der bereits erwähnten Planeten-Konstellation. Deshalb nimmt eine kompliziertere Herleitungsvariante den Umweg über die Astrologie und das Arabische und stellt den Hirtennamen zu „sifl" oder „sufl", was „unten" oder „irdisch" meint. „Syphilus" wäre somit „der Untere", „der Erdenmensch" – im Gegensatz zu den Göttern –, und „Syphilis" die „Erkrankung der unteren Welt" – im Kontrast zur oberen Welt, dem Himmel oder den Gestirnen. An dieser Deutung wiederum haben Arabisten erhebliche Zweifel angemeldet, und Fracastoro selbst beherrschte diese Sprache wohl nicht. Zudem wäre eine solche Ableitung, wenn überhaupt, im ersten der drei Bücher zu erwarten gewesen, da der Autor dort einen kosmischen Ursprung des Leidens erörtert. Syphilus hat seinen Auftritt aber erst am Ende des Gesamtwerks.

Plausibler erschien daher die Idee, den Krankheitsnamen von ähnlich klingenden Mustern aus dem zeitgenössischen Medizinwortschatz abzuleiten. Zwei passende Vorbilder sind bisher identifiziert worden: einmal *siphlís*, eine sehr seltene Bezeichnung für ein entstellendes Augenleiden (von griech. *siphlós*, „Gebrechen" oder „verstümmelt"), zum anderen das viel benutzte *erysípēlas* für „Wundrose" und vergleichbare Hauterscheinungen. Dieser Theorie zufolge entstand der neue Terminus technicus durch eine geringfügige Abwandlung des jeweiligen Ursprungswortes (Spitzer 1955). Eine solche These wurde inhaltlich noch durch die Tatsache gestützt, dass die damit bezeichneten Leiden ebenfalls stigmatisierende Symptome aufwiesen. In beiden Fällen hätte Fracastoro zunächst die Neubildung „Syphilis" geschaffen und erst später, im Sinne eines Begründungs-Mythos, den fiktiven Namensgeber „Syphilus" und dessen Leidensgeschichte nachgeschoben. Auf ähnliche Weise war in der antiken Dichtkunst – und damit endet dieser Gedankengang – aus dem Städtenamen Rom die legendäre Figur des Romulus entstanden (Hendrickson 1934).

Eine genau umgekehrte Chronologie liegt der dritten Erklärungsvariante zugrunde. Danach prägte der Dichter zuerst den Eigennamen (Syphilus). Daraus folgte an zweiter Stelle nach klassischer Manier die Bezeichnung für das gesamte Versepos (Syphilis): genau so, wie die „Aeneis" alle Irrfahrten des Aeneas zusammenfasste. Schließlich könnte dem Dichter durch die Titelformulierung „Syphilis (also die Geschichte des Syphilus) oder die Französische Krankheit" die

Idee gekommen sein, nicht nur sein gesamtes Lehrgedicht, sondern auch dessen Gegenstand, die Krankheit eben, mit demselben Wort zu kennzeichnen.

Diese sehr überzeugende Interpretation führt nochmals zurück zur Frage, wie Fracastoro zum sprachlichen Label für den aufmüpfigen „Helden" seines Werks kam. Auch dazu sind bislang zwei gut begründete Vermutungen angeführt worden. Beide versuchen, eine durchaus zu erwartende Anlehnung des Renaissance-Poeten an die antike Literatur zu beweisen. Einer Deutung zufolge könnte „Syphilus" eine Nachbildung zum lautmalerisch ähnlichen „Thyphalus" darstellen, dem Namen einer Figur, die erstmalig in der um 1500 erschienenen lateinischen Übersetzung eines Geschichtswerks des Diodor auftaucht. Der Name „Thyphalus" ist sprachlich gesehen nichts anderes als eine Kurzform von „Ithyphallos" („Der mit dem aufrechten Glied"), diese wiederum ein Synonym zu „Priapos", der als Fruchtbarkeitsheros in einem früheren Kapitel schon ausführlich vorgestellt worden ist (s. auch Graziani 1981). Die Sinnfälligkeit der Verbindung zwischen einer genital akzentuierten Gottheit und den vom Genitale ausgehenden Krankheitszeichen läge dabei auf der Hand.

Eine letzte Hypothese gründet auf engen inhaltlichen Übereinstimmungen zwischen der neuzeitlichen Syphilis-Erzählung des Fracastoro und der antiken Niobe-Geschichte des Ovid (Boll 1910; Sigerist 1930). Die Hauptdarsteller beider Erzählungen machten sich eines frevlerischen Tuns schuldig, indem sie die Verehrung eines Sterblichen statt eines Himmlischen propagierten. Beide wurden dafür – nicht nur am eigenen Leib – schwer bestraft. Den von Syphilus Verführten und mit Krankheit Geschlagenen entsprechen bei Ovid die (eigentlich unschuldigen) 14 Kinder der Niobe. Sie müssen die Vermessenheit der Mutter mit dem Tod durch die Pfeile des Sonnengottes Apoll büßen, die seit dem Altertum als Symbole einer Seuche verstanden wurden. Über solch frappierende Analogien hinaus ist ein handfester sprachlicher Anknüpfungspunkt zu entdecken: Der zweite Sohn der Niobe hieß Sipylos, benannt nach dem Geburtsort seiner Erzeugerin, einem Berg in Kleinasien (Thyresson 1995). Dort erstarrte die grausam Gestrafte am Ende der Sage schließlich zu Stein und blieb so auf ewig mit ihrem toten Kind vereint. Dass dessen Name in mittelalterlichen Handschriften zu „Sypilus", „Siphylus" und „Syphilus" verfremdet worden war und quasi vorgeformt zur „Nutzung" bereitlag, mag als zusätzliches philologisches Indiz für diese Lösung zu werten sein. Schuf der antikebegeisterte Renaissance-Dichter Fracastoro damit letztlich eine Neufassung der Ur-Idee von menschlicher Anmaßung und göttlicher Vergeltung, indem er klassische Motive und Namen geschickt variierte und gleichzeitig die epochalen Veränderungen seines Jahrhunderts kunstvoll in die Darstellung einbaute? Beim derzeitigen Forschungsstand ist diese Annahme die wahrscheinlichste – es sei denn, man wollte auf jegliche Erklärung verzichten und alleine Zuflucht bei der dichterischen Phantasie des Universalgelehrten suchen (Seckendorf 1930).

Trotz der erfreulichen Kürze und Neutralität dauerte es fast 300 Jahre, bis sich der neulateinische Kunstname im medizinischen Technolekt etablierte. Nach der babylonischen Sprachverwirrung, die zu Lebzeiten Fracastoros geherrscht hatte, bevorzugte man im 17. und 18. Jahrhundert zumeist die Bezeichnungen „Morbus venereus" (1527) oder das bis heute gebräuchliche „Lues venerea" (1546). Diese gehen auf die französischen Ärzte Jacques de Bethencourt und Jean Fernel zurück. Erst nach 1800 verbreitete sich der Ausdruck „Syphilis" in alle Kultursprachen, ohne dass zu diesem Zeitpunkt noch irgendjemand sicher gewusst hätte, woher er eigentlich gekommen war.

Wie beim Schweinehirten Syphilus sind auch unsere nächsten Namengeber fiktiver Herkunft. Während der literarische Sauhirte aber eindeutig in Amerika wohnte, entstammen die **Liliputaner** einem Land der Phantasie. „Liliput" nennt der englische Schriftsteller Jonathan Swift in seinem satirischen Reiseroman um den Wundarzt Lemuel Gulliver ein Land der Zwerge, in dem alles 12-mal kleiner ist:

> „Wie die durchschnittliche Größe eines Eingeborenen etwas unter sechs Zoll liegt, so besteht genau das gleiche Größenverhältnis bei allen anderen Tieren wie auch Pflanzen und Bäumen."
> (Gullivers Reisen, S. 111)

Mit vollem Titel heißt das 1726 veröffentlichte Werk „Travels into Several Remote Nations of the World. By Lemuel Gulliver, First a Surgeon, and then a Captain of Several Ships". Es soll nun nicht um die offensichtliche, mit den Mitteln der Allegorie geübte Kritik Swifts an politischen und sozialen Missständen seiner Zeit gehen. Allein das sprachliche Vorbild steht hier im Mittelpunkt. Abgeleitet vom englischen „lilliputian" für die winzigen Bewohner der sagenhaften Insel, kamen mit der Übersetzung des Romans ins Deutsche noch im 18. Jahrhundert die Entlehnungen „Lilliputianer" und „Lilliputer", später dann „Liliputaner" zustande. Zu einem im engeren Sinne medizinischen Fachausdruck für kleinwüchsige Menschen ist Swifts Fabelwort nie geworden. Lediglich Psychiater kennzeichnen gelegentlich optische Sinnestäuschungen von abnormer Kleinheit mit dem Begriff „Liliput-Halluzinationen", der somit – streng genommen – ein literarisch-medizinisches Toponym darstellt. Als Gemeinsamkeit verbindet die geometrische Utopie solche psychopathologischen Phantasiegebilde mit der vieldeutigen Vorlage.

Literatur

Boll F. Der Ursprung des Wortes Syphilis. Eine Quellenuntersuchung. Neue Jahrbücher für das klassische Altertum 1910; 25: 72–77 und 168.
Fracastoro G. Syphilidis sive morbi gallici libri tres. Übs. von Ernst Alfred Seckendorf. Eingeleitet von Walter Schönfeld. Kiel: Lipsius & Tischer 1960.

Literatur und Pathologie, Abschnitt eins

Fracastoro G. Lehrgedicht über die Syphilis. Hrsg. und übs. von Georg Wöhrle. Bamberg: Wendel 1988.

Graziani R. Fracastoro's ‚syphilis' and Priapus. Clio Medica 1981; 16: 93–9.

Hendrickson GL. The „syphilis" of Girolamo Fracastoro. With some observations on the origin and history of the word „syphilis". Bulletin of the Institute of the History of Medicine 1934; 2: 515–46.

Leven KH. Die Geschichte der Infektionskrankheiten. Von der Antike bis ins 20. Jahrhundert. Landsberg/Lech: Ecomed 1997.

Seckendorf E. Der Krankheitsname Syphilis. Münchner Medizinische Wochenschrift 1930; 77: 1200–1.

Sigerist HE. Der Krankheitsname Syphilis. Münchner Medizinische Wochenschrift 1930; 77: 1418.

Spitzer L. The etymology of the term „syphilis". Bulletin of the Institute of the History of Medicine 1955; 29: 269–73.

Swift J. Gullivers Reisen. Übs. von Franz Kottenkamp. Berlin, Weimar: Aufbau-Verlag 1967.

Thyresson N. Girolamo Fracastoro and syphilis. International Journal of Dermatology 1995; 34: 735–9.

22 Literatur und Pathologie, Abschnitt zwei: Die Meerjungfrau Undine, skurrile Pickwickier und ein fettleibiger Junge

Die Ursprünge unserer nächsten Gestalt reichen zwar nicht bis zur Antike, aber immerhin bis zur Märchenwelt mittelalterlicher Seejungfrauen zurück. Ihre medizinische Indienstnahme – vermittelt durch die deutsche Dichtung der Romantik und ein französisches Drama der Gegenwart – liegt indessen keine fünf Jahrhunderte, sondern kaum fünf Jahrzehnte zurück.
Kalifornische Forscher berichteten 1962 auf einer Tagung der Fachwelt über Patienten mit einer eigenartigen Störung. Nach einem Eingriff am Hirnstamm oder dem benachbarten Halsabschnitt des Rückenmarks litten die Operierten im Wachzustand an länger dauernden Atempausen. Während des Schlafs mussten sie sogar maschinell beatmet werden. Die Ursache dieses „Ausfalls der automatischen Funktion des Respirationszentrums" – so lautete der Titel des Kongressvortrages – sahen die Ärzte aus San Francisco in einer Schädigung der zerebralen Chemorezeptoren. Für den beängstigenden Zustand schlugen die terminologisch ambitionierten Mediziner im kurz darauf publizierten Vortrags-Abstract die Bezeichnung **Undines Fluch** (Ondine's curse) vor. Dazu führten sie folgende Begründung an:

> *„Das Syndrom wurde zuerst im deutschen Sagengut beschrieben. Nachdem die Wassernymphe Undine von ihrem sterblichen Gatten verlassen worden war, beraubte sie ihn aller automatisch ablaufenden Körpervorgänge. Fortan durfte er nicht mehr vergessen, ans Atmen zu denken. Als er endlich einschlief, starb er."*
> (Severinghaus u. Mitchell 1962, S. 122, Übs. d. A.)

Mit dieser Erklärung fand die Benennung auch Eingang in die deutschsprachige Fachliteratur. Ja, es wurde der Wasserfee sogar unterstellt, sie habe ihrem untreuen Liebhaber aus Rache die Atmung gelähmt! Inzwischen sind ihr bereits etliche ärztliche Kollegen zu Hilfe geeilt und haben gezeigt, dass literarisches Urbild und pathologisches Abbild nicht auf so einfache Weise zur Deckung zu bringen sind (Comroe 1975). Undine ist auf eher indirektem Weg zur medizinischen Eponyma erhoben worden. Diese Behauptung kann durch einen Rückblick auf ihre diversen Existenzformen mühelos belegt werden.

Als Erster verlieh der Arzt Paracelsus den weiblichen Märchengestalten ihren Namen (Undenen), dazu eine konkrete Gestalt und menschliche Züge. Sein „Buch über die Nymphen, Sylphen, Pygmäen, Salamander und die übrigen Geister" enthält eine merkwürdige Feststellung: Die Ehe zwischen einer seelenlosen Wasserfrau und einem beseelten Sterblichen sei beileibe nicht einfach aufgehoben, falls er sie betrüge und sie ihn deswegen verlasse. Nehme der Mann so etwas fälschlicherweise an und verheirate sich erneut, kehre seine nixenhafte „Ex" unvermittelt zurück und bringe ihm den Tod (Paracelsus, Ausgabe 1932, S. 59).

Angeregt durch die Lektüre der paracelsischen Schrift, schuf der deutsche Dichter Friedrich Baron de la Motte Fouqué 1811 mit der Erzählung über eine einzelne „Undine" ein Meisterwerk romantischer Poesie, in dessen Mittelpunkt der nicht immer huldvolle Huldbrand steht. Der Ritter verliebt sich in das im Titel genannte, fremdartig-faszinierende Naturwesen, und es kommt zur Heirat. Die Verbindung scheitert jedoch, der Gatte beleidigt die Angetraute, worauf sie tief verletzt in ihr angestammtes Biotop entschwindet. Der sorg- und arglose Menschenmann vergisst die verschwundene Fee und will sich zum zweiten Mal vermählen. Wir ahnen bereits, was folgen muss. Am Tag seiner Hochzeit kehrt die betrogene Nymphe ein letztes Mal an die Erdoberfläche zurück. Mit einem innigen Kuss vollstreckt sie das tödliche Urteil, das die Wassergeister in Form eines Paktes für den Treuebruch an einer der Ihrigen vereinbart haben:

> *„Sie küßte ihn mit einem himmlischen Kusse, (…) sie drückte ihn inniger an sich und weinte, als wollte sie ihre Seele fortweinen. Die Tränen drangen in des Ritters Augen und wogten im lieblichen Wehe durch seine Brust, bis ihm endlich der Atem entging und er aus den schönen Armen als ein Leichnam sanft auf die Kissen des Ruhebettes zurücksank."*
> *(Fouqué 1963, S. 101)*

Zunächst ließen sich Musiker, bildende Künstler und Schriftsteller von der allzumenschlich-rührenden und schaurig-schönen Geschichte anregen. Opern von E. T. A. Hoffmann und Albert Lortzing besangen das unglückliche Fischfräulein, Arnold Böcklin malte danach seine Najaden (s. Abb. 22-1). Weitere dichterische Bearbeitungen reichen von Hans Christian Andersens „Kleiner Meerjungfrau" bis zu Ingeborg Bachmanns „Undine geht" (vgl. Ludwig 2001). Doch bei allem Respekt vor der weit verzweigten Rezeption von Fouqués „wunderlieblichem Gedicht": Von einem Fluch, den das medizinische Syndrom unterstellt, ist darin nicht die geringste Spur zu erkennen, genauso wenig von einem absichtsvollen Fortnehmen unwillkürlicher Körperfunktionen. Wo bitte, so müssen wir fragen, sind die gedanklichen Brücken zum Namen und zur Pathophysiologie der respiratorischen Störung?

Die Meerjungfrau Undine, skurrile Pickwickier und ein fettleibiger Junge

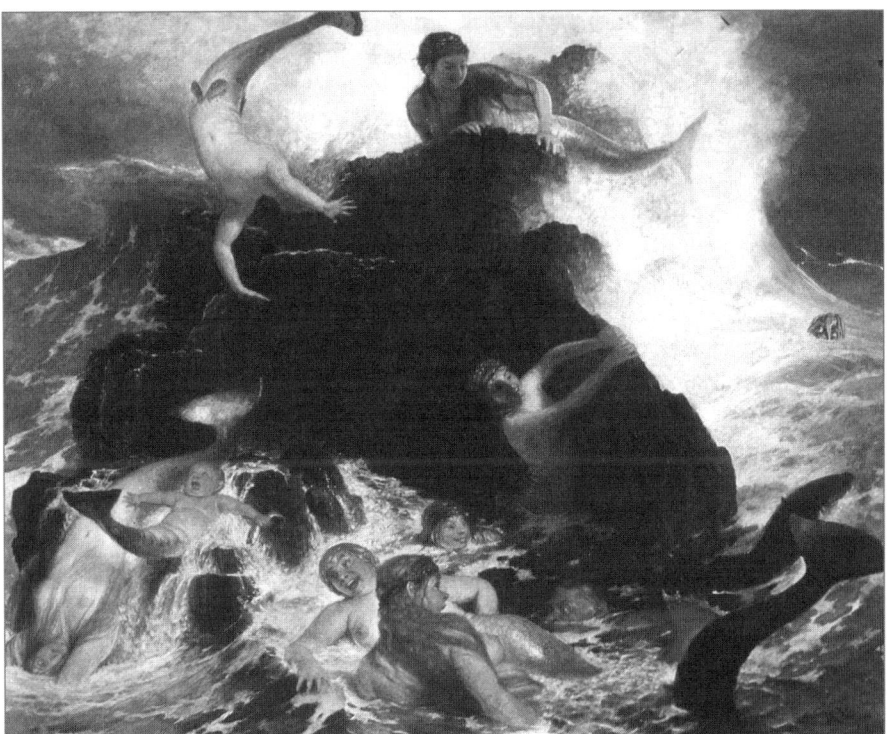

Abb. 22-1: Arnold Böcklin: Das Spiel der Nereïden. Gefirnisste Tempera auf Leinwand, 1886 (mit freundlicher Genehmigung der Öffentlichen Kunstsammlung Basel, Kunstmuseum).

Diese Frage ist dank der detektivischen Energie eines Hobby-Terminologen mittlerweile vollständig zu beantworten (Goldblatt 1995). Nachforschungen beim Erstautor der begriffsprägenden Veröffentlichung ergaben nämlich, dass dieser sich gar nicht auf das Märchen des deutschen Romantikers bezogen hatte, sondern auf das 1939 entstandene Bühnenstück des französischen Schriftstellers Jean Giraudoux (s. Giraudoux 1998). Der amerikanische Arzt hatte in San Francisco eine Aufführung dieser neu bearbeiteten „Ondine" besucht und unmittelbar nach der Vorstellung eine Verbindung zwischen der dramatischen Handlung und seinen apnoischen Patienten hergestellt. Tatsächlich ist die Episode, in der Ritter Huldbrand (der nun Ritter Hans heißt) sterben muss, bei einem sonst recht ähnlichen Plot völlig anders als bei Fouqué gestaltet. In einem seiner letzten Monologe spricht Hans die Sätze:

> „*Seit du (Undine) fort bist, muß ich meinem Körper alles*
> *befehlen, was er bisher von selbst tat. Ich kann nur*
> *sehen, wenn ich die Augen darum bitte (…).*
> *Fünf Sinne habe ich ihre Pflicht zu lehren,*
> *und dreißig Muskeln, und alle meine Knochen.*

Literatur und Pathologie, Abschnitt zwei

> *Gäbe ich einen Augenblick nicht acht,*
> *Vergäße ich zu hören, zu atmen ... Dann sagt man,*
> *er ist gestorben, weil ihn das Atmen störte."*
> *(Giraudoux 1998, 3. Akt, 6. Szene)*

Ohne Zweifel ist hier mit den Worten des Dichters jener lebensbegrenzende „Ausfall der Selbständigkeit der Atmung im Wachzustand" umschrieben, der kurz darauf in der medizinischen Vortragszusammenfassung wiederkehrt – doch nicht isoliert, sondern als Teil einer umfassenden sensomotorischen Störung. Dies und nichts anderes ist das eigentlich von Giraudoux' überirdischem Wesen herbeigeführte und gottlob inexistente „Krankheitsbild"! Auch in dieser Version des Stoffs besteht keinerlei Anhalt für ein Verfluchen – von diesem Verdacht können und müssen wir die unglücklich Liebende endgültig freisprechen. Und wer ganz genau sein will, sollte zukünftig im medizinischen Kontext ausschließlich von der französisch-amerikanischen „Ondine" sprechen. In einem Punkt jedoch erscheinen die fremdsprachige und die deutsche Variation des „Undine-Syndroms" höchst problematisch: Die Braut aus dem Wasserreich ist nicht, wie sonst bei mythologischen Eigennamen-Benennungen üblich, der Träger der Auffälligkeit, höchstens deren Auslöser (Navarro 1997a).

Neben der Ungenauigkeit des literarischen Bezugs geriet zuletzt auch die Vieldeutigkeit des Fachbegriffs in die Kritik (Tamarin et al. 1989). Unklar bleibt, ob der Ausdruck ausschließlich auf eine angeborene alveoläre Hypoventilation zu beziehen ist oder ob, wie in der Erstbeschreibung, erworbene Formen hinzuzählen. Aus all diesen Gründen sollte man der zauberhaften Dämonin des nassen Elements lieber 200 weitere Jahre als Muse möglichst vieler Künstler wünschen, dafür aber ihren raschen Abgang von der Sprachbühne der Medizin befürworten.

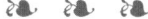

Noch verzwickter stellt sich die Lage bei einem der populärsten literarischen Eponyme neuerer Zeit dar, das einem englischen Roman entstammt. Charles Dickens ließ in den Jahren 1836 bis 1837 sein erstes größeres Werk, „The Posthumous Papers of the Pickwick Club", erscheinen. Meist wird der Titel abgekürzt zitiert als „The Pickwick Papers" oder „Die Pickwickier". Doch die Erwartung, das gleichnamige **Pickwick-Syndrom** weise auf Mr. Samuel Pickwick oder wenigstens auf ein anderes erlauchtes Mitglied seines Kreises zurück, führt leider zu einer erneuten Enttäuschung. Als literarischer Index-Patient für das „kardiopulmonale Syndrom der Adipösen" imponiert weder der korpulente und kahlköpfige Gründer des skurrilen Zirkels noch einer der Gentlemen aus der Runde, sondern eine Nebenfigur: der fette und rotgesichtige, stets Kohldampf schiebende und andauernd einschlafende Junge Joe (s. Abb. 22-2).

> *„Der Gegenstand, der sich den Blicken des erstaunten Schreibers darbot,*
> *war ein junger, auffallend dicker Bursche (...), der kerzengrade und mit*
> *geschlossenen Augen, als ob er im Stehen schliefe, vor der Tür stand.*

Die Meerjungfrau Undine, skurrile Pickwickier und ein fettleibiger Junge

Herr Lowten hatte noch nie einen so fetten Burschen (…) gesehen. ‚Was gibt's', fragte der Schreiber. Der merkwürdige Bursche erwiderte kein Wort, sondern nickte nur einmal, und dem Schreiber kam es vor, als ob er ein wenig schnarche. ‚Woher kommen Sie?', fragte der Schreiber. Der Bursche rührte sich nicht. Er atmete schwer, verharrte aber im übrigen völlig bewegungslos. Der Schreiber wiederholte die Frage dreimal, und da er keine Antwort erhielt, machte er Anstalten, die Tür wieder zu schließen, als der Bursche plötzlich die Augen aufschlug, einigemale blinzelte, einmal nieste und die Hand erhob, als ob er das Klopfen wieder aufnehmen wollte."
(Dickens 1928, S. 661)

Exakt diese Passage zitierten vier Mediziner aus Harvard, die unter Bezugnahme auf den Buchtitel extreme Fettsucht in Verbindung mit alveolärer Hypoventilation als „A Pickwickian Syndrome" etikettierten. Ihrer Auffassung zufolge zählten neben ausgeprägter Fettleibigkeit und anfallsweisem Einschlafzwang auch nervöse Zuckungen, eine Gesichtszyanose und eine periodische Atmung zu den äußerlich erkennbaren Zeichen des Leidens. Apparativ erhobene Befunde – eine sekundäre Polyzythämie sowie eine Vergrößerung und Funktionsstörung der rechten Herzkammer – komplettierten das Bild. Die medizinischen Autoren billigten dem britischen Schriftsteller zwar eine messerscharfe Beobachtungsgabe zu und schlossen die Wiedergabe seines Textausschnittes mit lobenden Worten:

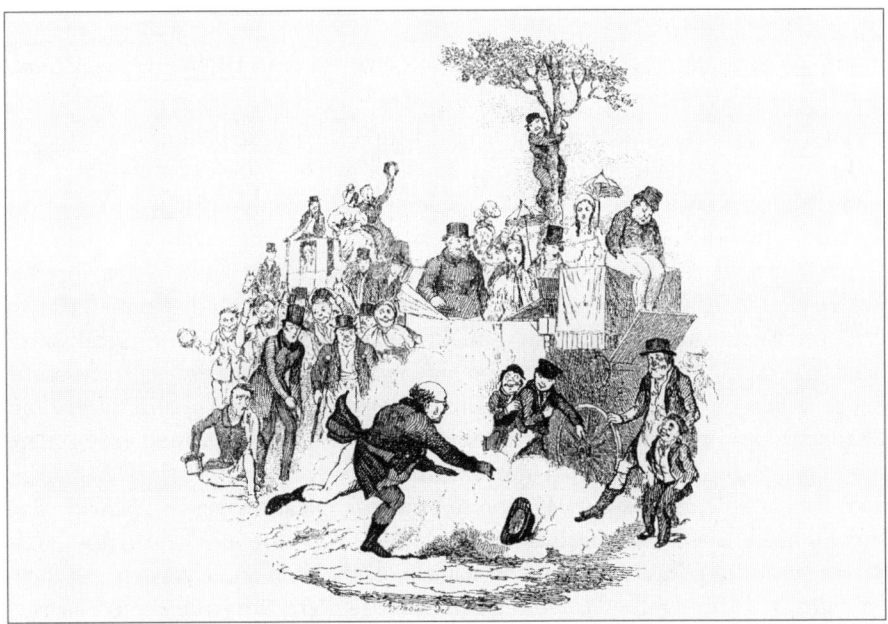

Abb. 22-2: Der fette Joe. Illustration von R. Seymour und Phiz. Rechts oben schläft der fettleibige Junge im Sitzen mit offenem Mund (aus Dickens 1928).

> „Diese meisterhafte Beschreibung eines Patienten mit ausgeprägter Fettleibigkeit und Schläfrigkeit durch Charles Dickens stellt die erste vollständige Beschreibung dieses Syndroms dar, die wir in der Literatur finden konnten. Aus diesem Grund haben wir es Pickwick-Syndrom genannt."
> (Burwell et al. 1956, S. 812)

Doch was die Autoren nicht erwähnten: Der fette Joe fühlte sich weder krank noch war er Patient! Abgesehen von diesem durchaus nicht unwichtigen Detail geriet der Ausdruck „Pickwick-Syndrom", ähnlich wie „Undines Fluch", bald nach seiner Entstehung ins Kreuzfeuer der Kritik. Gleich mehrere Schwachstellen – historische und medizinische – standen dabei im Mittelpunkt.

So wurde angeführt, im Reich der literarischen Fiktion wäre es nicht der Romancier des englischen Realismus, im Gebiet der medizinischen Wissenschaft nicht die Arbeitsgruppe aus Boston gewesen, denen jeweils die erste gelungene Schilderung zu verdanken sei (Navarro 1997a). Tatsächlich lässt sich in der Belletristik die Figur des schläfrigen Dicken, der nur mühsam Luft bekommt, bis weit vor Dickens zurückverfolgen. Und im Fachschrifttum liefert mit Felix Platter sogar schon ein Arzt des 16. Jahrhunderts eine frühe Darstellung der entsprechenden Symptomen-Konstellation, freilich ohne eigenständige Benennung. Lange vor der „Erstpublikation" des Jahres 1956 spielten mindestens zwei Ärzte nachweislich auf die Gestalt des gewichtigen Joe und den Romantitel an. Richard Caton, bekannt als einer der ersten Untersucher der Hirnströme, erwähnte 1889 beiläufig den „klassischen Kasus (...) in den Pickwickiern". Wenig später (1905) tauchte „the fat boy in Pickwick" in William Oslers „Prinzipien und Praxis der Medizin", einem Standardwerk der Internistik, auf (Navarro 1997a). Zu beachten ist jedoch, dass Oslers Andeutung kaum mit der systematischen Konstruktion des Krankheitszustandes in der späteren amerikanischen Veröffentlichung verglichen werden kann.

Schwerer wiegt deshalb der „medizinische" Vorwurf, Joe habe gar nicht am „Pickwick-Syndrom" gelitten. An keiner Stelle sei beim sympathischen Dickwanst irgendein direktes Zeichen des eingeschränkten Gasaustausches zu erkennen. Dieser Einwand überzeugt, denn immerhin stellt die Hypoventilation ja eine der beiden Hauptstörungen gemäß der Definition von 1956 dar. Und tatsächlich: Sieht man von „schwerem Atmen" und auffälligem Schnarchen ab, ist nirgendwo im Roman von einer Bradypnoe oder von einem irregulären Respirationsmuster die Rede. Außerdem war Joe zwar rotgesichtig, aber nicht blausüchtig. Daraufhin wurde der sinnlose Versuch unternommen, den adipösen Adoleszenten in andere moderne Diagnose-Schubladen einzuordnen – entsprechende Vorschläge reichen von der Narkolepsie bis zum Hypopituitarismus (Navarro 1997a). Scheut man keine schrecklichen Vereinfachungen, kann man von einer medizinterminologischen Neuauflage des alten Streits zwischen Nominalisten und Realisten sprechen. Ist eigentlich jene Erstbeschreibung bindend, die dem Syndrom seinen Namen verschafft? Falls ja: Zählt im vorliegenden Fall eher das literarische Vorbild von 1838 oder die medizinische Nachahmung von 1956? Wenn nein: Sollte dann im

Zuge des wissenschaftlichen Erkenntnisgewinns der Bedeutungsinhalt eines Begriffs immer wieder verändert und dem jeweiligen Forschungsstand angepasst werden? Nur im letzteren Fall könnten, wie es gegenwärtig geschieht, auch Varianten des viel später bekannt gewordenen „Schlafapnoe-Syndroms" als „Pickwick-Symptomatik" apostrophiert werden.

Solche Fragen machen auf grundsätzliche Unzulänglichkeiten des Benennens von Krankheitszuständen mit unklarer Pathogenese und Zuordnung aufmerksam. Sie sind nur in der Betrachtung des jeweiligen Einzelfalls zu lösen. Sowohl bei „Undines Fluch" als auch beim „Pickwick-Syndrom" bestehen dazu unterschiedliche Auffassungen. Auf allgemeine Zustimmung in der ärztlichen Zunft hingegen dürfen folgende – eigentlich selbstverständliche – „goldene Regeln" rechnen, die ein um sprachliche Präzision bemühter Autor empfohlen hat (Comroe 1975):
Regel 1: Wer zukünftig der schönen Literatur einen Namen entnimmt, wird zwingend verpflichtet, die Originalquelle einzusehen.
Regel 2: Kurze literarische Namen für „lange" Syndrome sind nur dann ein Gewinn, solange sie dem Benutzer nicht mehr Arbeit machen als ein deskriptiver Ausdruck.

Literatur

Burwell CS, Robin ED, Whaley RD, Bickelmann AG. Extreme obesity associated with alveolar hypoventilation. A Pickwickian syndrome. American Journal of Medicine 1956; 21: 811–8.
Comroe JH Jr. Frankenstein, Pickwick, and Ondine. American Review of Respiratory Disease 1975; 111: 689–92.
Dickens C. Die Pickwickier. Hrsg. von Dr. Karl Martin Schiller. Meersburg: Hendel 1928.
Fouqué F de la Motte. Undine. Stuttgart: Reclam 1963.
Giraudoux J. Undine. Aus dem Französischen übertragen von Hans Rothe. Stuttgart: Reclam 1999; hier: S. 98.
Goldblatt D. Undine's curse. Seminars in Neurology 1995; 15: 218–23.
Ludwig A. Betrachtungen von Variationen des Undine-Motives in der Literatur. In: Hausarbeiten.de ... das Wissensarchiv im Internet. April 2001. http://www.hausarbeiten.de/rd/faecher/hausarbeit/lik/13008.html (22. Mai 2003).
Navarro FA. Dos personajes literarios en el lenguaje de la neurología. Pickwick (I). Revista de Neurología 1997a; 25: 1297–302.
Navarro FA. Dos personajes literarios en el lenguaje de la neurología. Ondina (II). Revista de Neurología 1997b; 25: 1629–35.
Paracelsus. Sämtliche Werke. In neuzeitliches Deutsch übersetzt von Bernhard Ascher. Bd. 4. Jena: Gustav Fischer 1932; 41–72.
Severinghaus JW, Mitchell RA. Ondine's Curse. Failure of respiratory center automaticity while awake. Clinical Research 1962; 10: 122.
Tamarin FM, Goldberg RJ, Brandstetter RD. The tale of Ondine. A curse, a kiss, a clasp, and a comment. New York State Journal of Medicine 1989; 4: 196–8.

23 Literatur und Pathologie, Abschnitt drei: Münchhausen-Syndrom, Werther-Fieber und Werther-Effekt

Wir setzen unsere literarisch-medizinische Rundreise mit zwei Gestalten fort, die ihr Weg aus der Erzählkunst in den Umkreis der Seelenheilkunde geführt hat. Hinsichtlich ihrer terminologischen Laufbahn teilen sie etliche Gemeinsamkeiten. Beide entstammen der deutschen Dichtung des ausgehenden 18. Jahrhunderts, wenn auch unterschiedlichen Gattungen. Einen festen Platz im Fachvokabular der Psychiatrie eroberten sie spät, denn zum Bestandteil eines Spezialausdrucks wurden sie erst nach dem Zweiten Weltkrieg. Doch eines spricht für ihre internationale Bekanntheit: Nicht Wissenschaftler aus Deutschland, sondern ein englischer Arzt und ein amerikanischer Soziologe kamen auf die Idee, die Prägnanz dieser Figuren für eine Sondersprache nutzbar zu machen.

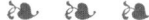

Wahrscheinlich wäre Karl Friedrich Hieronymus Freiherr von **Münchhausen** über seine posthume Rolle als Mittelpunkt eines Medizinbegriffs restlos begeistert gewesen. In ein altes niedersächsisches Adelsgeschlecht geboren, verbrachte er ein wahrhaft abenteuerliches Leben. Zu dessen Höhepunkten zählten viele Fahrten in fremde Länder und die Teilnahme an zwei Türkenkriegen. Nach dem Abschied vom Militärdienst litt der passionierte Offizier und Jäger allerdings an trostloser Langeweile und Vereinsamung. Deshalb versammelte er gleichgesinnte Tisch- und Zechkumpane auf seinem Landgut Bodenwerder in Westfalen, um ihnen abends bei Pfeife und Grog ebenso unglaubliche wie unglaubhafte Reise- und Jagderlebnisse zu erzählen. Bald war der lebensfrohe Landedelmann so bekannt als amüsanter Causeur und liebenswürdiger Aufschneider, dass seine Gestalt in der Literatur Verwendung fand. Ein Anonymus veröffentlichte 1781 im „Vademecum für lustige Leute" 17 Schnurren, die angeblich vom „Herrn von M-h-s-n" stammten, und pries sie an als eine „eigene Art sinnreicher Geschichten, nach seinem

Namen benannt". Damit war eine ganz besondere Form der Lügendichtung geboren, die „Münchhausiade".

Fünf Jahre später erschien aus einer anderen Feder die erweiterte Sammlung dieser Schwankerzählungen, in englischer Sprache und unter dem Titel „Baron Munchausen's (sic!) Narrative of his Marvellous Travels and Campaigns in Russia". Noch im gleichen Jahr wurde diese Version als „Baron Münchhausen's Erzählungen" von einem dritten Autor ins Deutsche zurückübersetzt, wiederum ergänzt und künstlerisch abgerundet. Von Fassung zu Fassung steigerte sich der Abstand zwischen Realem und Erdachtem. Am Ende hatten die historische Figur und der sprichwörtliche Phantast kaum mehr gemein als einige biografische Details und den Ruf eines gewandten Plauderers. In der Folgezeit erfuhr die volkstümliche deutsch-englische Burleske zahlreiche Neubearbeitungen in Roman-, Drama- und Filmform, blieb jedoch gleichzeitig eines der anziehendsten Bücher für junge Leser.

Die Medizinsprache hingegen kennzeichnet mit dem Namen des „Lügenbarons" seit mehr als 50 Jahren Patienten, die sich selbst zwanghaft und wiederholt verletzen oder anderweitig schädigen, um eine schwerwiegende Erkrankung vorzutäuschen. Oft wandern sie unter Angabe falscher Personalien und mit einer erfundenen Lebensgeschichte von Krankenhaus zu Krankenhaus. Wort- und kenntnisreich führen sie dort ihre selbst erzeugten Krankheitssymptome vor, darunter Blutungen, Hautausschläge, Anfälle, Fieber und Herzattacken. Fast immer sind sie bereit, wie Opferlämmer unangenehme und unangemessene Eingriffe bis hin zu Operationen und Amputationen zu ertragen. Eine Unterscheidung ist jedoch wichtig: Im Gegensatz zu seelisch gesunden Simulanten geht es ihnen dabei nicht um das Erschwindeln einer Kur oder einer Rente – sie malträtieren ihren Körper auf dem Boden einer schweren Persönlichkeitsstörung, die bis an die Grenze zum psychotischen Erleben reicht. Der willentlichen Kontrolle unterliegt zwar dieses Verhalten, nicht aber das unbewusste Ziel, das unfreiwillig erreicht werden muss (Faust 2003a).

Zentrale Aspekte dieser selbst manipulierten Krankheit hat der britische Arzt Richard Asher anlässlich der Erstbeschreibung im „Lancet" bereits 1951 herausgestellt. Dazu gehören das hochdramatische Inszenieren einer Notaufnahme-Situation und das trickreiche Erzwingen-Wollen der Krankenrolle durch die Selbst-Traumatisierung. Nach der schrittweisen Entlarvung der Täuschungsmanöver kommt häufig eine Kommunikationsstörung zwischen dem medizinischen Personal und den schwindelnden Patienten hinzu. Die brillanten Fähigkeiten der Betroffenen als „Storyteller" und ihr ständiges Umherwandern führten den literarisch bewanderten Erstbeschreiber, der als Engländer sicher von Kind an mit den „Travels and Adventures" des Erz-Lügners vertraut war, so fast zwangsläufig zur neuen Benennung:

> *„Wie der berühmte Baron von Münchhausen sind diese Menschen weit gereist; und ihre Geschichten, genau wie jene, die ihm zugeschrieben werden, sind genauso lebendig wie unwahr. Daher sei das Syndrom voller Hochachtung dem Baron gewidmet und nach ihm benannt."*
> (Asher 1951, S. 339)

Prägnanz und Stimmigkeit dieser Bezeichnung für die flunkernden Falschmünzer in den Fachabteilungen lassen sich noch an einer weiteren Parallele aufzeigen. Wie die Individualität des Lügenbarons völlig hinter seinen beliebig vermehrbaren und aneinander gereihten Abenteuern zurücktritt, so verschwindet bei seinen postmodernen Epigonen deren Persönlichkeit hinter der unendlichen Serie immer neuer Krankengeschichten. Mit dem Satz „Ich schwindle, also bin ich" wäre die tief greifende Identitätsstörung möglicherweise am treffendsten umschrieben. Versteht man das Sprachetikett in dieser Weise, dann läuft auch die Kritik ins Leere, der Leidenszustand würde durch die Benennung ins Lächerliche gezogen.

Heute – mehr als tausend Zeitschriftenaufsätze und unzählige Bücher nach der Erstpublikation – werden selbst manipulierte Störungen differenzierter als früher in drei Formen eingeteilt. Das therapeutisch kaum zu beeinflussende „Münchhausen-Syndrom" im klassischen Sinn bildet die kleinste Untergruppe. Bei der „Münchhausen-Stellvertreter-Störung" handelt es sich um eine besondere Art der Kindesmisshandlung. Eltern, vor allem Mütter, fügen ihren Kindern mit größtem Erfindungsreichtum heimlich Schäden zu und bringen auf diese Weise den Medizinbetrieb in Gang (Synonym: „Münchhausen-by-proxy-Syndrom", von lat. *proximus* [der nächste] und engl. „by proxy" [in Vertretung]). Die meisten Patienten aber sind einer dritten Variante zuzurechnen, die auch als „Artefakt-Krankheit" oder heimliche Selbstmisshandlung abgegrenzt wird. Sie entwickeln eine Art „verdünntes Beschwerdebild" mit weniger ausgeprägten Störungen der zwischenmenschlichen Beziehungen und besserer gesellschaftlicher Anpassung (Faust 2003a).

Noch ein kurzer Nachsatz sei gestattet: Die für deutsche Augen grausam verstümmelte Orthographie des anglisierten adligen Eigennamens ist natürlich von einem Engländer der englischen Übersetzung entnommen und somit kaum zu beanstanden. Mittlerweile hat sich diese Schreibweise in der Medizin eingebürgert. Wer in einer amerikanischen Datenbank wissenschaftliche Arbeiten zum Syndrom sucht, vermeidet besser das zweite „h" und den Umlaut. Anderenfalls muss er auf 90 bzw. 100 % der Treffer verzichten. Was M*ünch*h*ausen davon gehalten hätte, ist nicht überliefert.

Im Bereich moderner Fachsprachen ist es ungewöhnlich, literarischen Figuren zu einem runden Geburtstag einen neuen wissenschaftlichen Begriff zu widmen. Und doch gibt es einen solchen Vorgang. Im Herbst 1774 erschienen bei der Weygandschen Buchhandlung in Leipzig erstmalig anonym „Die Leiden des jungen Werthers". (Die Genitiv-Endung des Eigennamens fehlt ab der zweiten Auflage.) Fast auf den Monat genau 200 Jahre später, im Juni 1974, publizierte der amerikanische Soziologe David P. Phillips den Ausdruck **Werther effect** und bezeichnete damit den Anstieg der Selbsttötungsrate nach Veröffentlichung eines Prominenten-Suizids. Die Forschungsmethodik, die der Gesellschaftswissenschaftler von der State University in New York bei seiner Untersuchung anwandte, war vergleichsweise einfach. Er stellte zunächst eine Liste mehr oder weniger berühmter Persönlichkeiten zusammen, deren Freitod britische oder amerikanische Zeitungen gemeldet hatten. Aus amtlichen Statistiken ermittelte er dann die Selbstmordhäufigkeit im Gefolge der Berichterstattung und verglich die gewonnenen Daten mit den Zahlen aus dem Jahr davor und dem Jahr danach. Die Ergebnisse belegten eindeutig: Im Anschluss an die journalistische Aufbereitung der Prominenten-Selbstmorde stieg die Rate in der Allgemeinbevölkerung statistisch signifikant an. Je bekannter und beliebter das „Vorbild" war, je länger und intensiver das Ereignis in den Printmedien ausgebreitet wurde, desto stärker nahm die Häufigkeit zu. Diese fatalen Auswirkungen schrieb der Autor einem Suggestions-Effekt zu (Phillips 1974).

Seine Arbeit im „American Sociological Review" hatte der Wissenschaftler mit einem überzeugend wirkenden Rückblick eingeleitet. Auch der Freitod der Ende des 18. Jahrhunderts weithin bekannten Romanfigur „Werther", so führte er aus, wäre damals in vielen Ländern Europas nachgeahmt worden. Zur Bekräftigung dieser Hypothese ließ er den Schöpfer des fiktiven Suizidanten selbst zu Wort kommen. Fast vier Jahrzehnte nach dem frühen Werk hatte Johann Wolfgang von Goethe 1814 in seinem Lebensrückblick folgende Erklärung für Werthers Wirkung gefunden – eine Erläuterung, die angemessen gekürzt und ins Englische übersetzt auch den Lesern des sozialwissenschaftlichen Periodikums präsentiert wurde:

> *„Ich fühlte mich, wie nach einer Generalbeichte, wieder froh und frei, und zu einem neuen Leben berechtigt. (…) Wie ich mich nun aber dadurch erleichtert und aufgeklärt fühlte, die Wirklichkeit in Poesie verwandelt zu haben, so verwirrten sich meine Freunde daran, indem sie glaubten, man müsse die Poesie in Wirklichkeit verwandeln, einen solchen Roman nachspielen und sich allenfalls selbst erschießen; und was hier im Anfang unter wenigen vorging, ereignete sich nachher im großen Publikum."*
> (Goethe, Dichtung und Wahrheit, 13. Buch, S. 588)

Es soll hier weniger interessieren, dass der 25-jährige Goethe der Werther-Zeit offensichtlich eine biografische Krise durchgemacht und seine künstlerische Kreativität dazu benutzt hatte, sich persönliche Probleme von der Seele zu schreiben. Wichtiger erscheinen zwei andere Fragen: Warum eigentlich Werther? Und was löste sein fiktionales Hinscheiden wirklich aus?

Der Protagonist des Romans durchleidet einen psychischen Entwicklungsprozess, über den er von den hoffnungsvollen Anfängen bis zum katastrophalen Ende in Briefform berichtet. Wegen äußerer Angelegenheiten in eine Kleinstadt versetzt, gerät der künstlerisch veranlagte und geistvolle junge Mann in einen Zustand zunehmender emotionaler Labilität. Bei einer Festlichkeit lernt er mit Lotte ein Mädchen kennen, das ihm als Ideal unverfälschter und tugendhafter, dennoch anmutiger und begehrenswerter Weiblichkeit erscheint. Bald schlagen beide Herzen im gleichen Takt. Die Angebetete ist allerdings verlobt und damit einem anderen versprochen. Deswegen flieht der feinfühlige Verehrer und tritt in eine niedere Stellung an einem Fürstenhof ein. Dort wird er jedoch von seinem kleinkarierten Dienstherren gemaßregelt, von engstirnigen Adligen gedemütigt, und er kündigt aus diesem Grund bald. Seiner verdüsternden Leidenschaft folgend kehrt er zu der seelenverwandten Freundin zurück, die jedoch inzwischen verheiratet ist. Der doppelte Misserfolg (in Beruf und Liebe) lässt den Verzweifelten zunehmend aus der Wirklichkeit in Einsamkeit, Grübeleien, Daseinsekel und Hypochondrie hinübergleiten. Als er schon beschlossen hat, sich das Leben zu nehmen, besucht er die Frau seiner Träume ein letztes Mal und umarmt sie beim Abschied inniglich. Am folgenden Tag leiht Lotte Werthers Bedienstetem die erbetene Pistole, mit der er sich am Schreibtisch erschießt. Auf dem Pult findet man aufgeschlagen Lessings Schauspiel „Emilia Galotti", das ein ähnlich unglückliches Liebesdrama beschreibt.

Gezeichnet vor dem Hintergrund der „fatalen bürgerlichen Verhältnisse" und der absolutistischen Kleinstaaterei der Spätaufklärung, fand dieses Psychogramm der Empfindsamkeit vor allem bei der jungen Intelligenz eine begeisterte Aufnahme. Eine unmittelbare Nachwirkung des ersten modernen deutschen Romans bestand zunächst allerdings in einer Geschäftemacherei, die an das gegenwärtige Merchandising und Event-Marketing erinnert. Werther-Jünger trugen Werther-Tracht, parfümierten sich mit „Eau de Werther", tranken aus Werther-Gläsern, erwarben Werther-Möbel und reisten gefühlsselig zum Werther-Brunnen nach Wetzlar, wo ein reales Vorbild des erfundenen Melancholikers sein trauriges Ende gefunden hatte. Werther-Nachdichtungen, Werther-Parodien und Anti-Werther-Pamphlete verließen in jagender Folge die Druckerpressen (Steinberg 1999). Ohne Zweifel erfüllte der zart besaitete Lebensüberdrüssige Bedürfnisse seiner Zeit und avancierte zu einer Kultfigur, wie es sie vorher kaum gegeben hatte. Ein Werther-Feuerwerk im Wiener Prater stellte 1781 den staunenswerten Höhepunkt der kollektiven Werther-Manie dar. In dieser Hinsicht waren die Folgen des Büchleins, wie Goethe später zutreffend bemerkte, „groß, ja ungeheuer".

Ob dieses spätestens 1790 so bezeichnete „ansteckende Werther-Fieber" auch zu einer echten Zunahme von Selbsttötungs-Handlungen geführt hat, vergleichbar dem entsprechenden gesellschaftlichen Phänomen des 20. Jahrhunderts, bleibt zweifelhaft. Zwar verurteilten und verboten einzelne Behörden das Buch als „eine Apologie und Empfehlung des Selbst Mordes … dazumal itzo die Exempel … frequenter werden". Doch waren solche Aktionen eher von Staatsräson und Glaubenstreue bestimmt, als durch Suizidprävention im modernen Sinn geleitet. Nicht zu leugnen ist, dass Zeitgenossen die anstiftende Funktion des Romans als Tatsache betrachteten. Beweisende statistische Untersuchungen dazu gibt es nicht. Eine auf Archiv-Dokumente gestützte Stichprobe aus Leipzig, immerhin Erscheinungsort des Werkes, erbrachte keinerlei auffällige Schwankung der Selbstmordziffer im Jahr nach der Veröffentlichung (Steinberg 1999). Sicher überliefert ist eine zweistellige Zahl von Einzelfällen mit evidentem Nachahmungscharakter: Lebensmüde erschossen sich neben dem aufgeschlagenen Buch oder ertränkten sich mit den „Leiden" in der Tasche. Diese teilweise spektakulären Individualfälle wurden mit zunehmendem zeitlichen Abstand verklärt und überbewertet. Wahrscheinlich irrte Goethe, wenn er im Blick auf das Suizidgeschehen von einer Wirkung „im großen Publikum" sprach – und mit ihm der amerikanische Soziologe, den ein fragliches historisches Geschehen zu seiner Namengebung angeregt hatte.

Dass in der Gegenwart medial vermittelte Suizide einen Imitations-Effekt zur Folge haben können, gilt seit Phillips' bahnbrechender Studie des Jahres 1974 als mehrfach überprüftes und gesichertes Faktum. Methodisch besonders überzeugend wurde dies anlässlich der dokumentarischen Fernsehserie „Tod eines Schülers" (1981) nachgewiesen. Seither besteht kein Zweifel mehr, dass unter dem Einfluss der modernen Medien Menschen zu Tode kommen, die sich sonst nicht das Leben genommen hätten. Und seither wird auch versucht, bei Journalisten Verständnis für eine Form der Berichterstattung zu erzeugen, die möglichst sachlich und unspektakulär vorgeht und auf Details und Emotionen verzichtet. Auf diese Weise hofft man, den fatalen Identifizierungsprozess potenzieller Opfer mit ihren realen oder fiktiven, oft idealisierten Vorbildern zu unterbinden (Ziegler u. Hegerl 2002; Faust 2003b). Immerhin soll auch Goethe selbst wenigstens in einem Fall den „Werther-Effekt" verhindert haben: Als die an ihn gerichteten Briefe eines 25-Jährigen das Schlimmste befürchten ließen, begab er sich höchstpersönlich zu dem „Gefühlskranken", um eine drohende Selbsttötung zu verhindern – mit Erfolg!

Literatur

Asher R. Munchausen's syndrome. Lancet 1951; 260: 339–41.
Faust V. Das Münchhausen-Syndrom. Psychosoziale Gesundheit (http://www.psychosoziale-gesundheit.net/psychiatrie/werther/html) (31. März 2003a).
Faust V. Selbstmord als Nachahmungstat. Psychosoziale Gesundheit (http://www.psychosoziale-gesundheit.net/psychiatrie/werther/html) (31. Mai 2003b).
Goethe JW v. Werke. Hamburger Ausgabe. Bd. 6. Romane und Novellen I. 14. Aufl. München: C. H. Beck 1996; 7–124.
Goethe JW v. Werke. Hamburger Ausgabe. Bd. 9. Autobiographische Schriften I. 14. Aufl. München: C. H. Beck 1996.
Phillips D. The influence of suggestion on suicide. Substantive and theoretical implications of the Werther effect. American Sociological Review 1974; 39: 340–54.
Steinberg H. Der „Werther-Effekt". Historischer Ursprung und Hintergrund eines Phänomens. Psychiatrische Praxis 1999; 26: 37–42.
Ziegler W, Hegerl U. Der Werther-Effekt. Bedeutung, Mechanismen, Konsequenzen. Der Nervenarzt 2002; 73: 41–9.

Schriftstellerische Neigungen?
Sadismus und Masochismus

So unglaublich es heute klingt: Der Marquis de Sade und Ritter Leopold von Sacher-Masoch waren zunächst und vor allem Schriftsteller. Doch finden ihre Romane noch Leser? Interessiert sich irgend jemand für die Rolle, die ihre Bücher in Kultur-, Philosophie- und Politikgeschichte gespielt haben? Ohne Übertreibung darf man behaupten, dass beide Dichter ebenso wie ihre Hervorbringungen der Vergessenheit anheimgefallen sind. Ungewollt genießen sie gleichzeitig weltweite Berühmtheit. Von ihren Eigennamen abgeleitet, haben die Fachbegriffe **Sadismus** und **Masochismus** Eingang in viele Sprachen und ins allgemeine Bewusstsein gefunden. Aber andersherum gefragt: Waren de Sade eigentlich ein Sadist und Sacher-Masoch ein Masochist? Waren sie tatsächlich krank und behandlungsbedürftig oder einfach nur phantasiebegabt und erzählfreudig?

Auch dem Wissenschaftler, der vor gut 100 Jahren mit ihrer unfreiwilligen Hilfe die medizinischen Kategorien geschaffen hat, erging es in puncto Nachruhm kaum besser. Persönlichkeit und Werk des Nervenarztes Richard Freiherr von Krafft-Ebing, vor allem sein epochemachender Bestseller „Psychopathia sexualis", beschäftigen höchstens noch Historiker. Hingegen stehen die zwillingshaften Prägungen zur Konjunktion von Lust und Gewalt weiterhin im Mittelpunkt der öffentlichen Aufmerksamkeit. Dieses Paradoxon verschafft uns ein letztes Mal Gelegenheit, auf das eigentümliche Spannungsverhältnis zwischen Herkunftsbereich und Verwertungsbereich solcher Fachwörter einzugehen. Allerdings handelt es sich in diesen Fällen bei den „sprachlichen Anknüpfungspunkten" um Menschen aus Fleisch und Blut. Diese Wirklichkeitsnähe macht eine Begegnung zwischen Biografie und Terminologie so spannungsreich. Von herausragender Bedeutung ist natürlich auch, dass mit diesen Namen nach wie vor ein Tabubereich der gesellschaftlichen Ordnung angesprochen wird.

Sprachgeschichtlich ist hinlänglich erforscht, wie Lebensläufe und Literaturschaffen zu dem geworden sind, was man früher „Perversionen" nannte. Der Begriff „sadisme" tauchte schon 1834 im viel benutzten „Dictionnaire Universel" des Pariser Lexikographen Pierre-Claude-Victoire Boiste auf, fand jedoch zunächst über Frankreich hinaus keine Verbreitung (Pauvert u. Beuchot 1999). Wissenschaftlich anerkannt wurde er, gemeinsam mit der Neuschöpfung „Masochismus", erst 1890 durch sein Erscheinen in Krafft-Ebings systematischem Pionierwerk zur Pathologie der Leidenschaften. Der zu dieser Zeit schon international renommierte Psychiater und Gerichtsarzt kennzeichnete mit den Wendungen zwei Erscheinungen, die seiner Auffassung nach entweder als Krankheit (Perversion) oder als Laster (Perversität) zu diagnostizieren waren. Zum besseren Verständnis des Wortes „Sadismus" oder „Quälsucht" erläuterte der Verfasser erstmals in der sechsten Auflage seiner imposanten Fallsammlung der außergewöhnlichen Vorlieben:

> „Verbindung von aktiver Grausamkeit und Gewaltthätigkeit mit Wollust (…). So genannt nach dem berüchtigten Marquis de Sade, dessen obscöne (sic!) Romane von Wollust und Grausamkeit triefen."
> (Krafft-Ebing 1892, S. 57 u. Fußnote)

Anschließend zeichnete der Psychiater eine Art Steckbrief des „Ungeheuers" und leitete das Fachwort aus dem Lebenswandel des „cynischen S." ab, „der seine grausame Lüsternheit idealisiren (sic!) und sich zum Apostel einer darauf bezüglichen Lehre machen wollte" (ebd., S. 71).
In der Tat kollidierte der französische Marquis, der einer provenzalischen Adelsfamilie entstammte, aufgrund seiner Neigungen und Veröffentlichungen so häufig mit den gesellschaftlichen Normen, dass er mehr als ein Drittel seines Lebens hinter Gittern verbrachte. Schon in jugendlichem Alter hatte die übersteigerte Genussfähigkeit des Jesuitenzöglings zu Schulden und Gefängnis geführt. Der Vernunftehe mit einer vermögenden Frau entsprangen drei Kinder, doch keinerlei Änderung des Verhaltens. Nach zahlreichen Exzessen erwirkte die Familie, allen voran die einflussreiche Schwiegermutter, noch vor der Revolution eine Sicherheitsverwahrung in der Bastille. Während der Terrorherrschaft galt de Sade als erbitterter Gegner von Robespierre („Die Tugend muss durch den Schrecken herrschen") und entkam nur knapp dem Fallbeil. Weitere Haftstrafen folgten. Auch Napoléon Bonaparte enttäuschte die utopischen Hoffnungen des subversiven Geistes. Der spätere Kaiser „verbannte" ihn 1803 in die Anstalt Charenton östlich von Paris, wo unter Aufsicht des Innenministeriums gerade erste Heilversuche an psychisch Kranken vorgenommen wurden. Doch der außergewöhnliche Mann passte nicht in die damaligen Vernunft-Schablonen der Unvernunft: „(Er) ist nicht verrückt. Sein einziger Wahn ist der seines Lasters (…) und seiner abscheulichen Leidenschaft", vermerkte der behandelnde Mediziner mit voller Überzeugung (vgl. Reverzy 1977). Gewiss war der überall Aneckende kein einfacher Patient. Geschickt die Rivalitäten zwischen Verwaltungsdirektor und ärztlichem Leiter nutzend, veranstaltete der berühmte Pflegling im Irrenhaus allwöchentlich Theateraufführungen und Tanzabende, die wiederum einen deutschen Schriftsteller zu einem bekannten Drama inspirierten (Weiss 1964). Die äußere Freiheit aber sollte der vornehme Gefangene nicht wiedererlangen. 74-jährig starb Donatien-Alphonse-François de Sade 1814 in der Anstalt. Sein ältester Sohn sorgte für die Verbrennung der letzten Werke.

Schriftstellerische Neigungen?

Heute schätzt man das umfangreiche literarische Schaffen des „göttlichen Marquis" – u. a. Theaterstücke, historische Romane und Novellen – wesentlich vielschichtiger und vorsichtiger ein, als Krafft-Ebing und seine Zeitgenossen es getan hatten. Politisch-philosophischen Maximen wie der Befreiung des Menschen aus den Zwängen einer verkommenen Gesellschaft wird ein werkbestimmender Einfluss zugeschrieben. Ebenso große Beachtung finden anti-aufklärerische Tendenzen, etwa eine pessimistische Auffassung von der Natur als einer grundsätzlich zerstörerischen Gewalt. Die Entstehung des Mythos Sade und die des medizinischen Anthroponyms „Sadismus" verdankt sich seinem wohl berühmtesten Roman „Justine oder Vom Mißgeschick der Tugend" (1797). Dieser skandalumwitterte Klassiker der erotischen Literatur besteht in einer quälenden Aneinanderreihung von makabren Szenen männlicher Befriedigungen, die Misshandlungen und Demütigungen der Frau zur Voraussetzung haben. Nimmt man „Die Philosophie im Boudoir" und „Die 120 Tage von Sodom" hinzu, so erschuf der adlige Autor auf mehreren hundert Seiten voll ermüdender Wiederholungen eine Darstellungsform sexueller Grausamkeiten bis hin zu Folter und Lustmord, deren Realismus und Radikalität gleichwohl für die Epoche etwas Neues darstellten. Traditionelle Normen wurden ins Gegenteil verkehrt. Unter seinem Motto „Das Laster ist die wahre Tugend" entwickelte und lebte de Sade einen konsequenten Amoralismus, der Zeitgenossen und Nachwelt beeindruckte. Gerade das mechanistische Moment der Beschreibungen und die Monotonie der Textorgien aber lassen Kulturtheoretiker heute im Marquis eher einen entschlossenen Sexualisierer des Schreibens als einen Revolutionär im Reich des Erotischen sehen (Ribon 1974).

❧ ❧ ❧

Auch beim zweiten Fachausdruck, jetzt für die „Verbindung passiv erduldeter Grausamkeit und Gewaltthätigkeit mit Wollust", leitete der Wortschöpfer Krafft-Ebing die Legitimität seiner Entleihung zunächst aus der rückwirkenden Pathologisierung der Literatur ab:

> *„Anlaß und Berechtigung, diese sexuelle Anomalie ‚Masochismus' zu*
> *nennen, ergab sich mir daraus, daß der Schriftsteller Sacher-Masoch in*
> *seinen Romanen und Novellen diese wissenschaftlich damals noch*
> *gar nicht gekannte Perversion zum Gegenstand seiner Darstellungen*
> *überaus häufig gemacht hatte."*
> *(Krafft-Ebing 1918, S. 101)*

Aus den Worten des Arztes spricht zunächst die Überraschung, dass auch in diesem Fall die Kunst der Wissenschaft vorausgeeilt war, um etwas darzustellen, was die junge Sexualpathologie noch gar nicht „auf den Begriff" gebracht hatte. Erst durch Krafft-Ebing nämlich wurde nun eine bestimmte Form der Dichtung psychiatrisch seziert, klinisch verifiziert und damit der Deutungsmacht der Medizin

unterworfen (Höcker 1998). Mit derartigem Rüstzeug versehen erklärte der „Spezialist" anschließend den Dichter zum Perversen, „denn er (Sacher-Masoch) war, solange und soweit er sich nicht auf dem Boden seiner Perversion bewegte, ein sehr begabter Schriftsteller und hätte gewiß Bedeutendes geleistet, wenn er ein sexuell normal fühlender Mensch gewesen wäre" (Krafft-Ebing 1918, S. 101).
Oder umgekehrt? Einige Literaturkritiker kamen gegen Ende des 19. Jahrhunderts zu einem ganz anderen Urteil. Frankreich feierte die Bücher Sacher-Masochs und verlieh ihm den Orden der Ehrenlegion. Diese erstaunlichen Erfolge gereichten ihm nach dem deutsch-französischen Krieg von 1870/71 hierzulande allerdings eher zum Nachteil. Überhaupt bietet die Wirkungsgeschichte des „sehr Begabten" eine solche Fülle staunenswerter und unerwarteter Einzelheiten, dass sie allemal des Erinnerns Wert ist.
Der Ritter kam 1836 in Lemberg, das heute zur Ukraine zählt und damals zur k. u. k. Monarchie gehörte, zur Welt. Den zweiten, medizinisch später relevanten Teil seines Doppelnamens verdankte er seiner Mutter. Zunächst strebte er nach Promotion und Habilitation das Lehramt für Geschichte an der Universität Graz an – genau jener Institution also, an der auch Krafft-Ebing später sein Standardwerk verfasste. Ein historischer Zufall? Doch war das akademische Leben in der nachbiedermeierlichen Metropole an der Mur dem frisch Habilitierten wohl zu monoton und auch zu intrigant, sodass er den Hochschuldienst quittierte. Zahlreiche berufliche Stellungen führten den Ex-Dozenten nun quer durch Europa – von Budapest bis Paris und von Leipzig bis Venedig. Die an vielen Orten entstehende und kaum zu überschauende Gesamtproduktion des Vielschreibers umfasste Erzählungen und Novellen, Feuilletons, Theaterstücke und historische Betrachtungen. Bald wurden insbesondere seine Schilderungen der untergehenden Welt des Ostens geschätzt, die er als echter Spross des Vielvölkerstaates aus eigener Anschauung kannte. Die „Judengeschichten", die „Polnischen Ghettogeschichten" und auch das „Vermächtnis Kains" galten als ebenso spannende wie fremdartige Lektüren und festigten den Ruf des Dichters als „Turgenjew Klein-Russlands".
Seine zweifelhafte historische Strahlkraft, hinter der alles Übrige verblasste, erwarb sich Sacher-Masoch jedoch durch Romane mit solch klangvollen Titeln wie „Die Hyäne der Pusztaˮ, „Die Zarin der Lustˮ, „Der weibliche Sultanˮ, „Die Messalinen Wiensˮ und vor allem die berühmte „Venus im Pelzˮ (1870). Hier treten in einem schwülen Ambiente von orientalischen Ottomanen und samtenen Portieren jene einschlägigen Herrscherinnen auf, die – exotisch gewandet und die Peitsche schwingend – männliche Bedürfnisse nach Härte und Unterwerfung bedienen. Wie bei de Sade gründeten auch bei Sacher-Masoch die literarischen Fiktionen durchaus auf eigenen Erfahrungen. Biografen schildern Schmerzlust bis hin zu Todessehnsucht und Selbstaufgabe als unentbehrliche Kennzeichen seiner erotischen Beziehungen, die er in zwei turbulenten Ehen und wechselnden Affären mit Schauspielerinnen und adligen Damen auslebte. Glaubt man den Beschreibungen, soll er die Züchtigung durch seine Frau nicht nur als Liebes-, sondern auch als Schreibstimulans benötigt haben (Breiner 1994).

Schriftstellerische Neigungen?

Doch versuchen wir, Abstand zu gewinnen. Selbst diese bloß skizzenhaften Porträts der „Namenspaten" belegen eines ganz deutlich: Ihr Denken und Dichten lässt sich nicht ausschließlich auf ein monomanes Umkreisen des immer gleichen Themas einengen, obwohl beide – modern ausgedrückt – zweifellos durch eine spezifische Art der sexuellen Orientierung geprägt waren. Genau dieses schiefe Bild aber ist der Nachwelt, nicht zuletzt durch die Nomenklatur der Psychiatrie, überliefert worden. Dass der sprachliche Schöpfungsakt zumindest im zweiten Fall ein geradezu ungeheuerlicher Vorgang war, verdeutlicht ein genauer Blick auf die Datierung. Krafft-Ebing veröffentlichte die Neubildung „Masochismus" 1890. Zu diesem Zeitpunkt war das unfreiwillige „Vorbild", das in der Fachöffentlichkeit gleichzeitig als Index-Patient wahrgenommen wurde, noch am Leben! Kaum verwunderlich, dass Sacher-Masoch, der 1895 starb, aufs Tiefste empört reagierte: Sein Name sei zum wissenschaftlich verbrämten Schimpfwort für Tausende herabgewürdigt, seine individuelle Lust als medizinische Kategorie missbraucht und sein Schaffen als krankhaft abgestempelt worden. Er wollte, verständlicherweise, nicht das Muster-Exemplar der Perversen-Gattung „Masochisten" sein, sondern lediglich er selbst.

Andererseits geschieht auch Krafft-Ebing Unrecht, wenn man ihn nur als Vorreiter einer modernen Bio- oder Psychomacht sieht. Nach dieser Auffassung hätte er die Normabweichungen erst pathologisiert, um sie dann inventarisieren und schließlich disziplinieren zu können. Ganz so war es nicht. Der erste Theoretiker des Sexuellen war vorsichtig genug, nicht in jedem Fall Anomalie mit moralischer Schuld gleichzusetzen (Oosterhuis 2000). Er bemühte sich sogar um eine Humanisierung der Kriminalpsychologie und um eine Liberalisierung der Gesetze. Schließlich erfuhren erst durch ihn viele vermeintliche „Opfer", dass auch andere ihre Neigung teilten.

In der Ära nach Krafft-Ebing kam vor allem der Psychoanalyse ein prägender Einfluss zu. Die Vorstellung des einzelnen Kranken oder „Lasterhaften" wurde nun durch die Idee des Fehlentwickelten ersetzt, dem mit einer Therapie geholfen werden konnte. Sigmund Freud betonte im Sinn des „Sadomasochismus" 1905 in dem Text „Drei Abhandlungen zur Sexualtheorie" die Komplementarität von Unterwerfung und Beherrschung, welche zuvor oft als sich ausschließende Gegensätze aufgefasst worden waren:

> *„Wer Lust daran empfindet, anderen Schmerz in sexueller Relation zu erzeugen, der ist auch befähigt, den Schmerz als Lust zu genießen, der ihm aus sexuellen Beziehungen erwachsen kann. Ein Sadist ist immer auch gleichzeitig ein Masochist, wenngleich die aktive oder passive Seite der Perversion bei ihm stärker ausgebildet sein und seine vorwiegend sexuelle Betätigung darstellen kann."*
> (Freud 1905, 1972, S. 58f.)

Machen wir einen großen Sprung vom Anfang des 20. Jahrhunderts an dessen Ende. Vor allem epidemiologische Daten haben dazu geführt, sowohl Sadismus als auch Masochismus gegenwärtig nur noch dann als psychische Störung einzustufen, wenn „sexuell dranghafte Bedürfnisse oder Verhaltensweisen Leiden oder Beeinträchtigungen in sozialen, beruflichen oder anderen wichtigen Funktionsbereichen verursachen" (DSM-IV 1998). Falls man es wirklich entscheiden wollte, wäre nach dieser Definition der französische Marquis möglicherweise mit dem nach ihm benannten diagnostischen Etikett zu belegen, der österreichische Ritter wahrscheinlich nicht.

Letztlich geht es um ganz andere, viel allgemeinere Fragen. Welche Folgen hat es, wenn eine Fachterminologie Figuren und Namen aus der Welt der Literatur oder des Mythos in die Welt der Wissenschaft überträgt? Welche Unterschiede bestehen, wenn dieselben Gestalten im Kontext der Kunst und im Sprachmedium der Heilkunde auftauchen? Solchen Überlegungen werden wir uns im nun folgenden Nachwort zuwenden. Dass der Triumph der naturwissenschaftlichen Medizin über ihre fiktiven Vorbilder und realen Leihgeber in manchen Fällen nur mit Humor zu ertragen ist, kann man indes vom Nachkommen eines Namenspatrons lernen. Wieder einmal mit der sprachlichen Nachlassenschaft seines Vaters konfrontiert, soll Sacher-Masochs Sohn Alexander mit müdem Lächeln geantwortet haben: „Jaja, wir sind die Erfinder des Sacherismus und der Masochtorte"!

Literatur

Breiner SJ. Leopold von Sacher-Masoch and masochism. Journal of the American Academy of Psychoanalysis 1994; 22: 639–61.
DSM-IV. Diagnostische Kriterien des Diagnostischen und Statistischen Manuals Psychischer Störungen DSM-IV. Göttingen: Hogrefe 1998; hier: S. 223 f.
Freud S. Drei Abhandlungen zur Sexualtheorie (1905). In: GW V. 4. Aufl. Frankfurt/M.: Fischer 1972; 27–145.
Höcker A. Die Perversionen Sadismus und Masochismus im kulturellen Diskurs. Die „Psychopathia sexualis" von Richard von Krafft-Ebing. In: Hausarbeiten.de ... das Wissensarchiv im Internet. 14.8.1998. http://www.hausarbeiten.de/rd/faecher/hausarbeit/kul/3054.html (31. Mai 2003).
Krafft-Ebing R v. Psychopathia sexualis. 7. Aufl. Stuttgart: Enke 1892.
Krafft-Ebing R v. Psychopathia sexualis. 15. Aufl. Stuttgart: Enke 1918.
Oosterhuis H. Stepchildren of Nature. Krafft-Ebing, psychiatry and the making of sexual identity. Chicago: University Press 2000.
Pauvert J-J, Beuchot P. Sade en procès. Paris: Mille et une nuits/Arte 1999.
Reverzy JF. Sade à Charenton. L'Information Psychiatrique 1977; 53: 1169–81.
Ribon J-F. Le marquis de Sade. Malade ou précurseur? La Nouvelle Presse Médicale 1974; 3: 899–901.
Weiss P. Die Verfolgung und Ermordung Jean Paul Marats, dargestellt durch die Schauspielgruppe des Hospizes zu Charenton unter Anleitung des Herrn de Sade. Frankfurt/M.: Suhrkamp 1964.

Epilog: Pathologie, Poesie und die Praxis einer Fachsprache

Wir sind am Ende unseres Rundgangs angelangt. Auf jeder einzelnen Station des Weges haben wir Figuren aus der Kategorie „Amor, Äskulap & Co." kennen gelernt, haben ihre Schicksale verfolgt und ihre heilkundlichen Nachwirkungen geprüft. Um wissenschaftlichen Ansprüchen zu genügen, wären diese Plaudereien zu guter Letzt mit den Ergebnissen anderer Untersuchungen zu vergleichen. Leider aber ist ein derartiger Überblick bislang nicht vorgelegt worden; deshalb muss eine solche Diskussion entfallen. Wir beschränken uns daher auf eine knappe Zusammenfassung und betrachten zunächst die Verwendung von mythologischen, biblischen und literarischen Helden im historischen Längsschnitt.

Zur Chronologie medizinischer Mythologie: Entwicklungen nach Epochen

Bei manchen Figuren ist ihr Premierenauftritt in der Fachsprache auf den Tag genau anzugeben, bei anderen steht nicht einmal das Jahrhundert ihres Debüts eindeutig fest. Dennoch ermöglicht der Forschungsstand fast durchgängig eine ungefähre Datierung und damit einen ersten Überblick (s. Tab. 1).
Um die Zeitenwende entstanden, gehören „Satyriasis" und „Priapismus" zu den ältesten Fach-Eponymen überhaupt. Die Renaissance trägt markante und bis zur Gegenwart geläufige Bezeichnungen bei, aber erst nach 1700 lernen ärztliche Wortschöpfer, die Popularität griechischer und römischer Gottheiten stärker zu nutzen. Deren Beliebtheit erreicht im 19. und frühen 20. Jahrhundert ihren Höhepunkt – auch deshalb, weil Medizin (und Klassische Philologie) nun in viele Bereiche des Lebens ausgreifen und diese Expansion mit einem deutlichen Ausbau anatomisch-klinischer Sprachregister einhergeht. Damit ist gleichzeitig das Ende der Entwicklung erreicht. Im Jahr 1948 stellt die Fügung „Charon evagatus" den letzten und bereits vergeblichen Versuch dar, ein klassisches Vorbild einzuführen. Um die gleiche Zeit beginnen nutzlos gewordene Worthülsen aus überlebten Medizinkonzepten von der Sprachbühne zu verschwinden, so wie im Augenblick andere Termini dabei sind, rein historische Fachwörter zu werden.

Bis in den christlichen Kulturkreis des Mittelalters reichen von Heiligen abgeleitete Krankheitsbegriffe und Medizinnamen mit Bezug zur Bibel zurück, doch sind Schöpfungen dieser Art noch im vergangenen Jahrhundert erfolgreich gewesen. Allerdings bleibt offen, ob solche Prägungen sich langfristig beim Publikum durchsetzen werden. Umgehend hingegen ist der zuletzt langsam abnehmende Bestand an legendenhaften Labels wie von Zauberhand ergänzt worden: Als legitime Nachfolger klassischer Helden und mittelalterlicher Beschützer sind in den vergangenen Jahrzehnten etliche literarische Protagonisten zu internationalen terminologischen Ehren gelangt.

Tab. 1: Gestalten aus Mythologie, Bibel und Literatur in der Medizin. Erstes Auftreten und Herkunft (hervorgehobene Namen sind Gattungsbezeichnungen).

Herkunft Epoche	griechische Mythologie	römische Mythologie	Bibel/Heiligenlegenden	neuzeitliche Literatur
Antike	Satyrn Priapos			
Mittelalter			Adam Hl. Antonius Hl. Veit	
16.-18. Jahrhundert	Hippokampos Atlas Achilles *Nymphen* Aphrodite	Venus Caesar[1] Amun[2]	Onan	Syphilus
19. Jahrhundert	Pan Medusa Morpheus Atropos Hermaphroditos *Sirenen* *Zyklopen* Proteus	Ianus Minerva Merkur Narcissus Saturn	Ahasver	
20. Jahrhundert	Ödipus Elektra Chimaira Charon	Amor(bogen)	Cherubim Hiob	Münchhausen Pickwicks Joe Undine[3] Werther

1 legendenhaft verbrämtes Anthroponym
2 Entstammt ursprünglich der altägyptischen Götterwelt.
3 Gestalt aus dem germanischen Sagenkreis

Epilog

Dieser Rückblick drängt dem Betrachter zwei Schlussfolgerungen auf. Offensichtlich erfreuen sich metaphysische Namenmodelle von der Frühzeit der Fachsprache an gleich bleibender Beliebtheit. Mittlerweile haben sie seit mehr als zwei Jahrtausenden Konjunktur! Und entgegen aller Erwartung entstammen fast zwei Drittel der heute noch brauchbaren Sagen-Etiketten keineswegs dem Altertum oder dem antikebegeisterten 16. Jahrhundert. Die meisten Vorbilder aus Dichtung und bildender Kunst fanden erst innerhalb der vergangenen 200 Jahre Eingang in den Technolekt der Medizin, geschaffen von einem merkwürdigen Bedürfnis des Menschen: dem Wunsch nach Verzauberung durch Poesie.

Sagennamen und Statistik: Sprach-Stars versus Sprach-Sternchen

An der Übersicht in der Tabelle 1 ist gleichzeitig die Herkunft heute „aktiver" Namenspatrone abzulesen. Wie aufmerksame Leser sicher bemerkt haben, wurden die im Prolog genannten „Einschlusskriterien" nochmals verschärft: Um ein unverfälschtes Bild zu gewinnen, sind bloße Personifikationen von Naturerscheinungen und abstrakten Begriffen von der Liste gestrichen. Wörter wie *eós*, *aráchne*, *hýpnos* oder *hygíeia*, die erst in zweiter Linie eine mythologische Gestalt bezeichnen, fallen aus der abschließenden Zählung heraus. Damit verbleiben ausschließlich echte Eigennamen sowie Gattungsbezeichnungen, die bei der Bildung eines Fachwortes Pate gestanden haben. Die Zuordnung dieser 27 Köpfe starken Kerngruppe zu griechischem Sagenkreis, römischer Götterwelt und altägyptischem Pantheon zeigt ebenfalls die Tabelle 1 – übrigens fällt dabei der durchaus ansehnliche Anteil weiblicher Vorbilder auf. Berücksichtigt man zudem, wie im letzten Drittel dieses Buchs geschehen, biblische Archetypen, Heilige und Hauptdarsteller aus der neueren Literatur, liegt die Gesamtzahl begriffsprägender Gestalten bei rund 40.

Was bedeutet diese Summe? In Relation zu den ca. 80000 Einträgen, die ein medizinisches Wörterbuch enthält, beträgt der prozentuale Anteil poetischer Ahnen nicht mehr als 0,05 % des Bestandes. Anders ausgedrückt: Nur eine von 2000 Bezeichnungen ist literarisch-mythologischen Ursprungs! Gleich um Zehnerpotenzen häufiger kommen die eingangs definierten Anthroponyme vor, und auch andere Terminustypen wie Kurzwörter oder Metaphern sind weitaus stärker vertreten. Im Sprachschatz der Medizin bilden Anleihen aus dem Reich des Fiktionalen zweifellos ein Randgebiet – wenn auch ein besonders interessantes.

Die Frage, wie häufig die Gesamtgruppe in Fachlexika vorkommt, ist zu trennen von dem Problem der Gebräuchlichkeit einzelner Termini. Hinsichtlich ihrer Verwendungsfrequenz unterscheiden sich diverse Begrifflichkeiten ganz beträchtlich. Namen wie „Morphin", „Kaiserschnitt" oder „Achillessehne" befinden sich gewissermaßen tagtäglich in aller Munde. Andere, weniger geläufige Formen wie „Chimärismus" und „Cherubismus", „Ammonshorn" oder „Hippocampus",

„Pickwick-Syndrom" und „Undine-Syndrom" fallen im Routinebetrieb seltener oder nur in bestimmten Fachgebieten auf. Fast wie Sammlerstücke sind einige Raritäten trotz ihrer Verzeichnung in gängigen Wörterlisten weitgehend unbekannt geblieben, und zwar auch Ärzten, die sich rege für die Geschichte ihrer Fachsprache interessieren. Zu diesen Kuriosa zählen „Amorbogen", „Minervagips" und „Ahasver-Syndrom".

Bezeichnendes und Bezeichnetes: Mythische Modelle und wissenschaftliche Wiederholungen

Eine genaue Analyse verdienen die teils offensichtlichen, teils verdeckten Beziehungen zwischen namengebender Originalfigur und namenempfangender medizinischer Doublette. Letztlich ist es ja exakt diese Verbindung, die der Entstehung der Fachbezeichnung vorausgeht und eine Bedeutungsübertragung ermöglicht. Um es in den Begriffen der Sprachwissenschaft auszudrücken: Wir beschäftigen uns nun mit der näheren Relation zwischen Signifikat (bezeichneter Sachverhalt) und Signifikant (bezeichnendes Wort), um der Logik der Botschaften auf die Spur zu kommen.

Im Allgemeinen sind fast ausschließlich solche mythologischen Sinnbilder zu wissenschaftlichen Schlagworten geworden, die ausgeprägte Fälle einer Normabweichung verkörpern. Allein ihre „Anomalie" befähigte diese literarisch-künstlerischen Existenzen, hervorragende Etiketten für Erscheinungen aus einem Wissensbereich zu liefern, der sich per definitionem mit körperlichen und seelischen Störungen befasst. Hinzu kommt, dass die imaginierten Symptomträger ihre Auffälligkeiten und Schwächen in überaus eindrucksvoller Form offenbaren – gewissermaßen am helllichten Tag und vor aller Augen. Mit dieser Demonstration erfüllen sie das aus jedem Lehrbuch bekannte Bedürfnis, Besonderheiten mit maximaler Deutlichkeit zu veranschaulichen. Knapper und akademischer formuliert: Fiktive Gestalten bilden geradezu idealtypische Repräsentationen des Gemeinten.

Freilich stellt diese grundlegende Einsicht keinen echten Erkenntnisgewinn dar. Erhellender ist ein Blick auf einzelne semantische Brücken, die Kopie und Muster miteinander verbinden. Dabei lässt sich die Vielfalt von Bedeutungsinhalten auf nur zwei Grundvarianten reduzieren: Mythologische Benennungen beziehen sich entweder auf sichtbare Strukturanalogien oder auf den Vergleich markanter Verhaltensweisen oder Fähigkeiten.

Jene Fälle, bei denen die Nomination durch eine Formähnlichkeit veranlasst ist, führt die Tabelle 2 auf. Die strukturellen Parallelen betreffen entweder ein einzelnes, auffällig geformtes Organ, einen regelwidrig gebildeten Körperabschnitt oder die Gesamtgestalt. Gelegentlich beruht die Kennzeichnung eines normalen oder pathologischen Gebildes auch auf einem Attribut, welches das mythische Musterexemplar am Körper trägt oder mit sich führt. Erwartungsgemäß findet dieses

Epilog

Benennungsprinzip vorwiegend in morphologischen Disziplinen wie Anatomie und Teratologie Anwendung, darüber hinaus bei sehr auffälligen äußerlichen Krankheitszeichen.

Häufiger allerdings nehmen die von Mythen ausgehenden Fachausdrücke Bezug auf hervorstechende Charakterzüge und außergewöhnliche bzw. krankhafte Verhaltensdispositionen der Vorbilder (s. Tab. 3). Etwa die Hälfte aller Ausdrücke aus dieser Rubrik bezeichnet psychologische oder psychopathologische Erscheinungen. Fast ebenso häufig werden auf diese Weise Phänomene veranschaulicht, die im weitesten Sinne dem Geschlechtsleben zuzurechnen sind, wobei häufig Überschneidungen mit psychopathologischen Syndromen vorkommen. Die übrigen Herleitungen bieten eine „bunte Mischung" ohne erkennbaren Schwerpunkt. Auf moderne Fachdisziplinen projiziert, dominieren daher Psychiatrie und Sexualwissenschaft, doch auch im Vokabular von Pharmakologie und Toxikologie, Innerer Medizin und Mikrobiologie erscheinen vereinzelte Reflexe aus den Sphären der Phantasie. Schließlich lassen sich Mischformen der Grundprinzipien „Verhaltensanalogie" und „Formanalogie" abgrenzen. Der alttestamentarische Hiob und der

Tab. 2: Gestalten aus Mythologie, Bibel und Literatur in der Medizin. Strukturanalogien als verbindendes Prinzip zwischen Figur und Phänomen.

	begriffsprägende Figur	verbindendes Formelement	medizinisches Phänomen	heutiges Fachgebiet
abnormes Organ	Zyklop	singuläres Auge	Zyklopie	Teratologie
	Priapos	aufgerichtetes Glied	Priapismus	Urologie
abnormer Körperabschnitt	Sirene	Fischschwanz	Sirenomelie	Teratologie
	Hippokampos	gewundenes Hinterteil	Hippocampus	Anatomie
	Ianus	Doppelkopf	Janizeps	Teratologie
	Cherub	Engelsgesicht	Cherubismus	Zahnheilkunde
abnormer Gesamtkörper	Hermaphroditos	Zwitter	Hermaphroditismus	Teratologie
	Chimaira	Mosaik	Chimärismus	Genetik
auffälliges Attribut	Widderhorn des Amun	Spirale	Ammonshorn	Anatomie
	Schusswaffe des Amor	Bogen	Amorbogen	Anatomie
	Schlangen der Medusa	multiple geringelte Elemente	Caput medusae	Innere Medizin
	Waffenkleid der Minerva	Schutz um Brust und Kopf	Minervagips	Orthopädie

Pathologie, Poesie und die Praxis einer Fachsprache

Tab. 3: Gestalten aus Mythologie, Bibel und Literatur in der Medizin. Ähnlichkeiten von Eigenschaften und Fähigkeiten als verbindendes Prinzip zwischen Figur und Phänomen.

	begriffsprägende Figur	verbindende Eigenschaft/ Fähigkeit	medizinisches Phänomen	heutiges Fachgebiet
Verhaltensdisposition	Atlas	dauerhaftes Tragen einer schweren Last	Atlas	Anatomie
	Pan	Erzeugen eines plötzlichen Schreckens	Panikattacke	Psychiatrie
	Hl. Antonius	Langlebigkeit trotz Körper-/ Seelenqualen	Antoniusfeuer (veraltet)	Innere Medizin
	Ahasver	selbst verschuldetes Umherirren	Ahasver-Syndrom	Psychiatrie
	Münchhausen	Umherreisen und Erzählen erfundener Geschichten	Münchhausen-Syndrom	Psychiatrie
	Undine	Herbeiführen eines Atemstillstandes	Undines Fluch	Innere Medizin
	Pickwicks Joe	Schläfrigkeit und Schnarchen bei Korpulenz	Pickwick-Syndrom	Innere Medizin
Charakterdisposition	Ödipus	Tendenz zu Vatertötung und Mutterinzest	Ödipus-Komplex	Psychoanalyse/ Sexualwissenschaft
	Elektra	Tendenz zur Muttertötung	Elektra-Komplex	Psychoanalyse/ Sexualwissenschaft
	Narcissus	krankhafte Selbstliebe und Beziehungsstörung	Narzissmus	Psychiatrie
	Onan	Samenverschwendung	Onanie	Psychiatrie/ Sexualwissenschaft
einzelne markante Eigenschaft	Achill	Verwundbarkeit an nur einem Punkt	Tendo Achillis	Anatomie
	Proteus	Wandlungsfähigkeit	Proteus	Bakteriologie

Epilog

Tab. 3: Fortsetzung

	begriffsprägende Figur	verbindende Eigenschaft/ Fähigkeit	medizinisches Phänomen	heutiges Fachgebiet
herausragende Fähigkeit	Atropos	rasches Herbeiführen des Todes eines Einzelnen,	Atropin	Pharmakologie
	Morpheus	Herbeiführen eines betäubenden Schlafs	Morphium	Pharmakologie
	Charon	Überführen mehrerer Menschen auf einmal ins Totenreich	Charon evagatus (veraltet)	Virologie
	Werther	Anspornen zur Nachahmung eines Suizids	Werther-Effekt	Psychiatrie
psychosexuelle Disposition	Satyrn	häufiges Ausführen des Geschlechtsaktes	Satyriasis (veraltet)	Psychiatrie/ Sexualwissenschaft
	Nymphen	häufiges Ausführen des Geschlechtsaktes	Nymphomanie (veraltet)	Psychiatrie/ Sexualwissenschaft
	Aphrodite	Genießen der sinnlichen Liebe	Aphrodisiaka	Pharmakologie/ Sexualwissenschaft
	Venus	Genießen der sinnlichen Liebe	Venerologie	Dermatologie/ Sexualwissenschaft
Kombination von Struktur- und Verhaltensanalogie[4]	Adam	Vorwölbung am Hals als Zeichen sündhaften Handelns	Adamsapfel	Anatomie
	Hiob	Hauterkrankung als zu erduldende Prüfung	Hiob-Syndrom	Dermatologie
	Syphilus	Haut- und Allgemeinerkrankung infolge eigenen Frevels	Syphilis	Dermatologie

4 Veitstanz, Saturnismus und Merkurialismus fußen auf anderen Vergleichsprinzipien.

mittelalterliche Adam sind ebenso wie der neuzeitliche Syphilus durch äußere Auffälligkeiten gekennzeichnet, die auf persönlichem Handeln und göttlichem Eingreifen beruhen.

Doch medizinsprachliche Nachahmungen wirken nicht nur kraft „Veranschaulichung durch Ähnlichkeit", sondern ebenso mittels „Verhüllung durch Vergleich". Die Namenvergabe über eine heroische Berühmtheit glättet gleichsam das Negative, das grundsätzlich mit Erkrankungen, Missbildungen, Seelenstörungen oder Giftwirkungen verbunden ist. Der Schaden wird nicht offen angesprochen und somit die bittere Wirklichkeit sprachlich retuschiert: Syphilis etwa klingt besser als „Lustseuche" oder „Geschlechtskrankheit", Janizeps vornehmer als „Fehlgeburt mit zwei Köpfen", „Münchhausen-Syndrom" freundlicher als „Selbstbeschädigung mit krankhaftem Lügen und Umherreisen". Ähnlich wie von Ärztenamen abgeleitete Bezeichnungen entsprechen Mythonyme dem Bedürfnis von Therapeuten und Patienten, Normverletzungen euphemistisch zu bemänteln und Fehlfunktionen in Tabubereichen gleichzeitig zu enthüllen und zu verschleiern.

Bei aller Begeisterung für die oben beschriebenen „Brücken", die symbolhafte Figuren zwischen dem Reich des Fiktionalen und der Realität des Krankhaften bilden, sollte eines jedoch nicht übersehen werden: die tiefe Kluft zwischen Herkunfts- und Verwertungsbereich. Denn während Kunst und Literatur stets auf eine Vervielfältigung möglicher Interpretationsweisen abzielen, bemüht sich wissenschaftliches Verstehen seit der Moderne immer um Eindeutigkeit. So stehen Multiplikation und Reduktion von Deutungen einander wie Tag und Nacht gegenüber. Gute Geschichten und gelungene Bilder müssen offen, anspielungsreich und mehrdeutig erscheinen; eine wissenschaftliche Bezeichnung muss unmissverständlich, klar und eindeutig sein. Vermutlich sind Kunstfiguren aufgrund dieses Dilemmas nicht zahlreicher in die Medizinsprache eingegangen. Andererseits führen etliche der literarischen Gestalten dort ein emanzipiertes Eigenleben: Nahezu unabhängig vom Zusammenhang, dem sie entstammen, existieren sie im allgemeinen Bewusstsein weiter. Der Ödipus der Psychoanalyse oder die von den Namen der Schriftsteller de Sade und Sacher-Masoch hergeleiteten Fachbegriffe haben mittlerweile eine so umfassende Repräsentativität erlangt, dass ihre ursprünglichen Vorbilder völlig verdeckt und praktisch vergessen sind.

Zufall oder Zweckgebundenheit?
Zur Motivation mythischer Namengebung

Wie wir gesehen haben, gelingt es bestimmten Begriffen auf geradezu rätselhafte Weise, in die Sprache der Heilkunde einzugehen. Nehmen wir zum Beispiel „Sectio caesarea" und „Ödipus-Komplex". Sie wirken tatsächlich wie magische Formeln, wie das lange gesuchte „Sesam, öffne dich!" einer Sondersprache! Waren sie bloß glücklich gewählt? Oder hatten sie einfach einen angenehmen Klang und passten gut in ihre Zeit? Von allem sicher etwas, und im letzten Fall war zudem der Wortschöpfer ein glänzender Selbstdarsteller, der tüchtig die Trommel für seine Spracherfindung rührte. Trotzdem bleibt abschließend zu fragen, warum sich mythologische Allegorien als Terminustyp überhaupt entwickeln und über Jahrhunderte im Vokabular einer Wissenschaft festsetzen konnten. Leider geben individuelle Sprachbildner nur selten Hinweise auf die Beweggründe für ihre Schöpfungen. So müssen wir nach anderen Motiven Ausschau halten, um die Entstehung dieser eigentümlichen Bezeichnungsart zu erklären. Dabei werden eine Analyse der linguistischen Formen sowie Hypothesen zum historischen Kontext von Nutzen sein.

Fast alle Ein- oder Zwei-Wort-Ausdrücke mit mythologisch-literarischem Bezug fallen sehr kurz aus – viel kürzer als die oft mehrgliedrigen deskriptiven Wortverbindungen, die so typisch für Fachbegriffe sind. Man vergleiche nur „Atlas" mit „Prima cervicis vertebra" oder „Cherubismus" mit „Familiär bedingte multilokuläre zystische Erkrankung der Kiefer". Diesen sprachökonomischen und mnemotechnischen Selektionsvorteil teilen Mythonyme mit Anthroponymen und Kurzwörtern, und ihre Prägnanz hilft solchen Wendungen maßgeblich beim täglichen Überlebenskampf innerhalb der medizinischen Wortpopulation. Weiterhin entstammen heilkundliche Duplikate aus der Götterwelt oder der Bibel natürlich dem gleichen intellektuellen und sprachlichen Milieu wie der Rest der gräkolateinischen Terminologie: dem griechisch-römisch bzw. jüdisch-christlichen Kulturkreis. Schon deshalb sind solche Abformungen bruchlos mit dem übrigen Fachwortschatz zu verbinden. Grammatisch ermöglicht das Hinzufügen eines einfachen Genitivattributs oder die Verwendung einer geläufigen Nachsilbe einen fast spielerischen Anschluss an das übrige Sprachkorpus. Diese Fähigkeit zur semantischen und syntaktischen Angleichung veranschaulichen Fügungen wie „Mons Veneris" und „Caput Medusae" oder Komposita wie „Satyriasis" und „Saturnismus", „Nymphomanie" und „Sirenomelie" oder „Aphrodisiaka" und „Venerologie".

Im Gegensatz zu komplexen beschreibenden Ausdrücken und Ärzte-Eponymen können kurze mythologische Namen mittels der Anspielung auf eine Sagenfigur viele unausgesprochene Aspekte einer Struktur oder eines Leidens evozieren. „Atlas" beispielsweise bringt mit fünf Buchstaben sowohl den Vorgang des Tragens als auch Dauerhaftigkeit und Unausweichlichkeit dieses Tuns sowie die relative Schwere der Last zum Ausdruck. In ähnlicher Weise schwingt im Sinnbild des „Narcissus" nicht nur Selbstliebe und Beziehungsunfähigkeit, sondern auch die Fixierung des Erlebens und das Risiko der weiteren Persönlichkeitsentwicklung mit. Anders als analytisch strukturierte Krankheitsbezeichnungen aber bleiben Benennungen aus Sagen und Märchen gleichzeitig vage genug, um im Moment der Wortschöpfung noch unbekannte und erst später hinzukommende Bedeutungsgehalte aufzunehmen. Die Geschichte der Begriffe „Syphilis" und „Hermaphroditismus" weist besonders nachdrücklich auf diese Möglichkeit zur Inhaltserweiterung hin. Auch vermag einzig und allein dieser Terminustyp den bezeichneten medizinischen Sachverhalt mit einem Gefühlsmoment oder einer Ahnung von Schicksalshaftigkeit zu umgeben. Ausdrücke wie „Amorbogen", „panischer Schrecken" und „Sodomie" lassen solche emotionalen und sozialen Konnotationen besonders ins Auge springen.

Doch hätten diese Qualitäten allein das Entstehen der Replikate aus Legende und Religion weder ermöglichen noch ihre Existenz in einem Fachwortschatz sichern können. Ihr Weiterleben schulden sie wesentlich einem anderen Vorzug. Bereits in nachantiker Zeit vermochten sie nämlich als das aufzutreten, was man heute „global players" nennt: Innerhalb der lateinisch geprägten Wissenskultur, die ungefähr vom 13. bis zum frühen 20. Jahrhundert herrschte, stellten medizinisch-mythologische Benennungen lupenreine Internationalismen dar. Dank ihrer Herkunft aus den „toten" Sprachen blieben die Ausdrücke stets über die Grenzen nationaler Idiome hinweg verständlich. Außerdem bildeten sie ein sinnvolles Korrektiv zu den allfälligen Prioritätsstreitigkeiten, die einer Fachwortbildung mit landessprachlichen Ärztenamen anhaftete. Im Gegensatz zum deutschen Arzt Carl von Basedow oder zum britischen Mediziner Robert Graves, nach denen im jeweiligen Sprachgebiet dieselbe Schilddrüsenerkrankung benannt ist, sind antike Gestalten wie Atropos und Proteus – pointiert formuliert – Helden ohne Pass! Aus demselben Grund drangen bislang trotz der Amerikanisierung nur wenige Figuren aus der englischsprachigen Literatur in den deutschen Fachwortschatz ein.

Schließlich waren „Erfindung" und Gebrauch legendenhafter Ableitungen auch geeignet, der akademischen Zunft in hervorragender Weise die umfassende Gelehrsamkeit eines Forschers vorzuführen. Namenzitate aus der Welt der klassischen Sagen spiegelten, zumal während der Griechenland-Begeisterung des 19. Jahrhunderts, das Ideal des breit gebildeten, humanistisch geprägten und selbstverständlich in antiker Literatur und Kunst bewanderten Arztes wider. Das zeittypische Streben nach der Einbindung von Innovation in die Rückbesinnung auf Tradition – manchmal auch nur der Hang zum „gelehrten Anstrich" – dürften die stärksten Triebfedern für diese Form der Wortbildung gewesen sein.

Vom Zauber der Unvernunft: Die Poesie der Namen gegen die Rationalität der Dinge

Wir schließen diese Überlegungen mit einer gewagten Hypothese: Könnte das Aufkommen der traditionsgesättigten Sprachsymbole am Ende mit der Entwicklung der Heilkunde selbst, mit dem Fortschreiten der Erkenntnis in enger Verbindung stehen? Wir blättern zurück und werfen nochmals einen Blick auf die historische Übersicht (vgl. Tab. 1). Üblicherweise werden neue Bezeichnungen immer dann geprägt, wenn wissenschaftliche Entdeckungen und Theoriebildungen eine unverbrauchte Nomenklatur erfordern. Nicht zuletzt erklären sich so der stetige Ausbau der heilkundlichen Terminologie und ihr exponenzielles Wachsen im 19. und 20. Jahrhundert. Doch es fällt auf, dass viele mythologische Benennungen in einem Moment in Erscheinung treten, da übernatürliche Deutungskonzepte medizinischer Phänomene durch naturwissenschaftliche Erklärungen abgelöst werden. Um 1820 entschlüsseln Forscher durch pharmakologisch-chemische Analysen erstmalig Struktur und Funktion von Rausch- und Zaubermitteln; gleichzeitig entstehen die Begriffe „Atropin" und „Morphin". Wenige Jahre später wird das Auftreten menschlicher Monstrositäten erstmals biologischen Ursachen zugeschrieben, nicht mehr dämonischen Einflüssen; just zu diesem Zeitpunkt halten Hermaphroditos und Ianus, Sirenen und Zyklopen ihren Einzug ins terminologische Repertoire der Teratologie. Um 1900 schließlich entwickelt die Tiefenpsychologie ein neuartiges Verständnis menschlicher Seelenvorgänge; genau in diesem Augenblick der Psychiatrie-Geschichte erhalten Narcissus und Ödipus den Status von Fachbezeichnungen. Zugegeben, dies sind besonders eindrucksvolle Beispiele, doch sie belegen, dass wissenschaftliche Aufklärung und sprachliche Verklärung bisweilen eng miteinander verknüpft sein können. Zumindest die genannten Fälle bestätigen unsere Annahme: Eine Entzauberung durch Forschung ging bisweilen Hand in Hand mit einer Verzauberung durch Wortschöpfung.

Wie dieser Schlussabschnitt nochmals zeigt, bildeten die klassischen Sagen über viele Jahrhunderte eine äußerst vielseitige und nahezu unerschöpfliche Begriffsquelle für die Medizinsprache. Allerdings war ihre Nutzbarkeit an eine entscheidende Bedingung geknüpft: Einschlägige Gestalten und ihre Namen konnten nur deshalb erfolgreich zur wissenschaftlichen Verständigung verwendet werden, weil sie der gesamten Fachwelt bekannt waren und mit bestimmten Erscheinungen in Verbindung gebracht wurden. Ein sinnvoller Gebrauch mythologischer Namen in der Zukunft würde voraussetzen, dass sich angehende Ärztinnen und Ärzte in ihrer Bildungsbiografie weiterhin mit Texten von Homer bis Ovid beschäftigen – oder zumindest irgendwann die „Sagen des klassischen Altertums" von Gustav Schwab lesen. Davon allerdings wird man, ohne Prophet zu sein, in Zukunft immer weniger ausgehen können.

Fernab kulturpessimistischer Tendenzen und mit nüchterner Sachlichkeit soll daher zum Schluss eine Prognose hinsichtlich des Weiterlebens mythologisch-literarischer Benennungen versucht werden. Vermutlich stirbt in nicht allzu ferner Zukunft ein mehr oder weniger großer Teil des jetzigen Bestandes aus, da diese Begrifflichkeiten bei fehlender klassischer Bildung ihres semantischen Kerns beraubt und als vermeintlich inhaltsleerer Ballast aus dem Wortschatz enfernt werden. Einzelne Ausdrücke – etwa „Atlas", „Achillessehne", „Atropin", „Morphin" und „Proteus" – werden in funktionalen Nischen der Fachsprache die Zeiten überdauern, sofern sie zum international akzeptierten Kernbereich der Terminologie gehören und nicht angemessen zu ersetzen sind. Allerdings wird man sich möglicherweise an die Herkunft und die Etymologie prägender Wortelemente bald nicht mehr erinnern. Ähnlich wird es den biblischen Ausdrücken ergehen. Und ob jene Bildungen aus der Literatur, die in den vergangenen 50 Jahren entstanden sind, weiter fortwirken, bleibt abzuwarten. Derzeit drücken Akronyme, Anglizismen und Amerikanismen der medizinischen Fachsprache ihren Stempel auf, und diese historischen Neulinge könnten sich tatsächlich für etliche nomenklatorische Zwecke als geeigneter erweisen.

So bestehen begründete Zweifel, ob die Gestalten des Altertums noch lange ein Teil der kulturellen Tradition sein werden, die im Wortschatz der Heilkunde gespeichert ist und über sie vermittelt wird. Vielleicht sind Gemäldegalerien und

Opernbühnen, historische Habilitationsschriften und Kofferraumdeckel von Automobilen langfristig angemessenere und würdigere Plätze für die Heroen der Antike als anatomische Atlanten, psychiatrische Lehrbücher oder Beipackzettel von Medikamenten. Innerhalb der Medizin zumindest scheint das Interesse an den Grenzgängern zwischen der Welt der Poesie und der Welt der Wissenschaft zu erlöschen, ebenso an den Spuren, die sie hinterlassen haben. Jenen Zauber, der einst von ihnen ausging, haben sie verloren.

Glossar

Achilles Jugendlich strahlende Figur der griechischen Mythologie, in der Ilias des Homer die Heldengestalt par excellence. Dass die Mutter seinen prächtigen Körper durch Eintauchen in die Styx unverwundbar macht und derjenige Abschnitt seiner unteren Extremität, an dem sie ihn dabei festhält, ausgespart wird, ist nachhomerisches Erzählgut. Auf dieser Begebenheit fußt die umgangssprachliche Übertragung „Achillesferse", aller Wahrscheinlichkeit nach auch die fachsprachliche Verwendung „Tendo Achillis" und weitere Ableitungen.

Adam Erster Mensch des Alten Testaments. Im Buch Genesis schluckt der Ur-Mann die durch Eva gereichte Frucht vom Baum der Erkenntnis problemlos herunter. Erst die mittelalterliche Überlieferung des Sündenfalls fügt die theologisch-botanische Spezifikation hinzu, ein abgebissenes Stück sei ihm als „Adamsapfel" im Rachen stecken geblieben. Da jeder Christenmensch aufgrund der Vorstellung von der Erbsünde den „alten Adam" in sich trägt, erklärt diese erweiterte Version sehr plausibel die Vorwölbung vorn am Hals auf Höhe der Stimmritze.

Ahasver Name eines zu ewiger Wanderschaft verurteilten Juden. Seit 1200 taucht das Motiv des ruhelos umherirrenden Zeugen der Kreuzigung, der den erschöpften Christus unbarmherzig von seiner Schwelle verjagt haben soll, in unzähligen Bearbeitungen auf. Eine Entlehnung der Figur in die Sprache der Neuropsychiatrie, die schon vor 1900 beginnt und gelegentlich noch in Form des „Ahasver-Syndroms" praktiziert wird, ist als völlig unbedeutende und zurecht umstrittene Nebenlinie einer weitverzweigten literarischen Tradition anzusehen.

Amor Lateinisches Wort für „Liebe", „Lust", „Begierde". Gleichzeitig eine römische Gottheit, der Sohn der schönen Venus und des kriegerischen Mars. Die Karriere der Figur, die den griechischen **Eros** nachahmt, führt vom ordnenden Prinzip des Kosmos bis zum schalkhaften und geflügelten Knaben, der Götter wie Menschen durch ins Herz zielende Liebespfeile peinigt. Die neuzeitliche Kunst stellt gern solche „Amoretten" dar. Anatomie und Gesichtschirurgie verwenden „Amorbogen" als sinnige Bezeichnung für das doppelt geschwungene Rot der Oberlippe.

Amun Einer der Hauptgötter im pharaonischen Ägypten. Sein Standbild in der zu Zeiten des Hellenismus weithin bekannten Oase Siwa trägt am Kopf mächtig geschwungene Widderhörner. Diese Formelemente, zusammen mit der überirdischen Herkunft, machen den Götterkönig zum unschlagbaren Namenspatron für Gewundenes und Spiralförmiges: zum Beispiel für das „Ammonshorn" im Gehirn oder für die „Ammoniten" der Geologen. Das an seiner Kultstätte, dem „Ammonium", gefundene Salz gab später Anlass zur Einführung des Namens „Ammoniak" in die Chemie.

Hl. Antonius „Vater des Mönchtums". Über Jahrzehnte erträgt der frühchristliche Dulder in der Einsamkeit der ägyptischen Wüste höllische Hitze, körperliche Pein und Seelenqualen. Um 1000 beginnt in Mitteleuropa eine Verehrung, die den Standhaften zum Schutzpatron gegen das ähnlich quälende *sacer ignis* oder „Antoniusfeuer" erhebt und ihn in die Reihe der 14 Nothelfer einfügt. Die bildende Kunst stellt den Langlebigen stets mit Kutte und Kapuze dar, gestützt auf ein Henkelkreuz und begleitet von einem Schwein. Auf ihn beruft sich auch der „Antoniterorden".

Aphrodite Griechische Göttin der Liebe und der Schönheit. Nach Homer Tochter des Zeus und der Titanin Dione, nach Hesiod aus einem Schaumring im Meer geboren, der sich um die abgeschnittenen Genitalien des Himmelsgottes Uranos bildete. Die schönste aller Frauen kann strahlendes Aussehen und Liebesglück verleihen, was medizinisch nicht ganz ohne Interesse ist. Über einen alten Terminus für „geschlechtliche Vergnügungen" zeigt die Fleisch gewordene Perfektion des Weiblichen noch heute in Form der „Aphrodisiaka" fachsprachliche Präsenz.

Arachne Griechisches Wort für „Spinne" oder „Spinnennetz", gleichzeitig Eigenname einer eigensinnigen antiken Teppichwirkerin. Statt im Wettkampf am Webstuhl mit Pallas Athene klein beizugeben, will das hochmütige Kind gewinnen und düpiert die Olympierin. Aus Rache wird die Sterbliche von der siegesgewohnten Unterlegenen in eine Spinne verwandelt und muss bis auf den heutigen Tag knüpfen und knüpfen und knüpfen. Fügungen wie „Arachnoidea mater", „Arachnodaktylie" oder „Arachnophobie" verdanken wir dem ursprünglichen Substantiv.

Asklepios Wichtigster Heilgott der Griechen, in der westlichen Welt bis heute hochverehrter mythischer Mitbegründer der Medizin. Herkunft und Schaffen variieren in verschiedenen Legenden. Sein sprachlicher Nachlass beschränkt sich auf das symbolhafte Erkennungszeichen, den „Äskulapstab" mit der „Äskuklapnatter". Für Medizin- und Architekturhistoriker kommt „Asklepieion" als Bezeichnung für die Kultstätte hinzu, in welcher der überirdische Retter um Hilfe gebeten wurde. Gelegentlich bezeichnen sich Ärzte leicht schmunzelnd als „Äskulapjünger".

Atlas Riese der griechischen Mythologie, Sohn des Titanen Iapetos und Bruder von Prometheus und Epimetheus. Zur Strafe für die Beteiligung an einer Rebellion gegen Zeus muss der Aufmüpfige „auf ewige Zeiten" am später nach ihm benannten Ozean das Himmelsgewölbe auf Kopf und Händen respektive Schulter und Nacken balancieren. Diese Stützfunktion prädestiniert ihn für tragende Rollen in menschlicher Anatomie und Baukunst. Die gleich mehrfache Verwendung der Gestalt in der Geografie (Gebirge und Kartenwerk) folgt Variationen der Legende.

Atropos Neben Klotho und Lachesis die dritte Moira, Parze oder Schicksalsgöttin. Wenn die „Unabwendbare" mit geübtem Schnitt den Lebensfaden eines Menschen durchtrennt, endet bedauerlicherweise dessen irdisches Dasein. Dieser todbringenden Rolle verdankt sie ihr Nachleben in Biologie und Heilkunde. Seit Linné trägt die oft letal wirkende Tollkirsche völlig gerechtfertigt die binäre Bezeichnung „Atropa belladonna", ihr gefährliches Alkaloid erhält eine in der Sprache der Chemie übliche Endung und heißt deshalb „Atropin".

Gaius Iulius Caesar Obwohl der römische Staatsmann definitiv nicht durch „Kaiserschnitt" entbunden wurde, ist er doch sprachlicher Pate eines der gebräuchlichsten Medizinwörter „mit Antikebezug". Vor 1600 entstanden, geht die Fügung „Sectio caesarea" auf einen gewagten Etymologisierungsversuch des älteren Plinius zurück. Der römische Enzyklopädist leitet um 70 n. Chr. den Namen Caesar fälschlicherweise vom lateinischen *caedere* (= herausschneiden) ab, da nach seiner Meinung der erste Träger des Namens durch Bauchschnitt auf die Welt kam.

Charon Wenig sympathischer, schmutziger und ungehobelter Totenfährmann der griechischen Mythologie. Gegen ein Entgelt, den bis heute geschätzten Obolus, bringt er Verstorbene mit seinem Bötchen über die Flüsse der Unterwelt bis an die Pforten des Hades. Der Versuch eines modernen Virologen, den schon zu antiken Zeiten unkooperativen Kauz in der Mikrobiologie heimisch zu machen, muss als gescheitert angesehen werden. „Charon evagatus" als taxonomisches Etikett für das Gelbfiebervirus vermochte sich nie richtig durchzusetzen.

Cheiron Einer der Zentauren. Im Unterschied zu seinen gewalttätigen Brüdern fällt die hilfsbereite Mensch-Pferd-Chimäre durch Freundlichkeit, Weisheit und Fingerfertigkeit auf. Der Sage nach führt sie Asklepios in die Kunst des Heilens und Achill in die Technik des Leierspiels ein. Um sterben zu können, überlässt der verletzte Helfer seine Unsterblichkeit dem Prometheus. Komposita aus der Medizinsprache mit dem Element „chir-" gehen auf das griechische Wort *cheír* für Hand zurück, das auch im Namen des kundigen Wundertieres weiterlebt.

Cherubim Kultisch-mythische Mischwesen aus dem Alten Testament. Halb Mensch, halb Tier, bewachen die Fabelgeschöpfe u. a. den Eingang zum Paradies. In der theologischen Literatur wandeln sich die Wächter später zu einem der Engelschöre, in der christlichen Kunst zu Himmelswesen mit vier Flügeln, die mit zahlreichen Augensymbolen besetzt sind. Um eine grotesk entstellende Kiefererkrankung „Cherubismus" nennen zu können, musste eine erneute Veränderung ihres Erscheinungsbildes in Richtung pausbäckiger Kinderengel vorausgehen.

Chimaira Feuerspeiendes Ungeheuer mit den Köpfen von Löwe, Ziege und Drachen. In der Sage wird das Monster vom jugendlichen Helden Bellerophon erlegt. Die Zusammensetzung des Fabelwesens aus verschiedenen Tierarten war Anlass, die Termini „Chimäre" und „Chimärismus" in Botanik, Zoologie und schließlich Medizin für reale Kreuzungsprodukte einzuführen. Für die Umgangssprache hingegen stand bei der Bedeutungszuschreibung von „Chimäre" bzw. „Schimäre" und „(s)chimärenhaft" das phantastisch-irreale Erscheinungsbild des Untiers im Vordergrund.

Cupido siehe **Amor**

Diogenes von Sinope Der griechische Philosoph des 4. Jahrhunderts v. Chr. wurde auch „der Kyniker" genannt, weil er wie ein Hund (griech. *kýōn*) lebte. Durch sein provozierend einfaches und asketisches Leben in der berühmten Tonne gab er sich als Gegenbeispiel zu einer Gesellschaft, die seiner Meinung nach schon damals durch Bedürfnisbefriedigung und Konventionen geprägt war. Die Übertragung seiner Haltung und seines Namens auf ein gerontopsychiatrisches „Diogenes-Syndrom" gilt als problematisch und wird daher aufgegeben.

Elektra Die Tochter des Agamemnon muss Trauer tragen, seit ihr aus Troja heimgekehrter Vater von Mutter und Liebhaber gemeuchelt worden ist. Gemeinsam mit ihrem Bruder Orest gelingt die lange geplante Muttertötung am Hof von Mykene, eine spiegelbildliche Aktion zur Vatertötung der Ödipus-Sage in Theben. Durch den abweichenden Lauf des Schicksals ist Elektra allerdings nicht dafür vorgesehen, ihren Vater zu ehelichen. Ihre Gestalt hat vielfältig auf Dichter und nur einmal auf den ärztlichen Wortschöpfer C. G. Jung und seinen „Elektra-Komplex" gewirkt.

Eos Griechische Personifikation der Morgenröte. Tochter des Sonnengottes Helios und Schwester der Mondgöttin Selene, daneben Mutter der Winde und der Sterne. Frühmorgens taucht die „Safrangewandete" und „Rosenfingrige" aus dem Ozean auf, um dem himmlischen Rossegespann ihres Vaters strahlend voranzuziehen. Die Aufnahme des Wortes „Eosin" in die Fachsprachen von Chemie und Mikroskopie für eine Gruppe leuchtend roter Farbstoffe beruht auf dem kräftigen Rubor der Naturerscheinung. Römisches Pendant der Eos ist Aurora.

Eros Ursprünglich kosmische Potenz, die später als Sohn von Aphrodite und Ares zum jugendlichen Liebesgott individualisiert wird. Im Altgriechischen auch Wort für „Geschlechtsliebe" und „sinnliche Begierde". Vom 18. bis zum frühen 20. Jahrhundert im Bereich „sexueller Aberrationen" Ausgangspunkt für die Prägung heute veralteter Begriffe wie „Erotomanie" oder „Erotopathie". Neben „Erotik" kann höchstens noch die „erogene Zone" bestehen, die aller Wahrscheinlichkeit nach – wie sollte es anders sein – aus Frankreich stammt. Siehe auch **Amor**.

Giganten Unbestimmte Zahl erdgeborener Riesen aus der griechischen Frühzeit der Welt. Ihre „Geburtsstunde" schlägt, als der Himmelsgott Uranos auf Geheiß seiner unzufriedenen Gattin Gaia vom gemeinsamen Sohn, dem Titanen Kronos, entmannt wird. Die aus den abgetrennten Körperteilen zur Erde fallenden Blutstropfen stellen den Ausgangspunkt für die Entwicklung von Giganten und Erinnyen dar. Auf das homerische Substantiv *gígas* für Riese gehen der Ausruf „gigantisch!", die Einheit „Giga" sowie Fachformen wie „Gigantismus" und „Gigantoblast" zurück.

Helios Sonnengott der Griechen. Täglich fährt der strahlende Himmelsherrscher mit einem von edlen Pferden gezogenen Wagen vom Ostrand der Erde über die antike „Skyline" bis ins dunkle Land am westlichen Ende der Welt. Nachts kehrt er schlafend in einem goldenen Nachen an seinen Ausgangspunkt zurück. In der griechischen Sprache auch das Wort für „Sonne", von dem sich das in der Materie des Himmelskörpers entdeckte „Helium" und das Medizinwort „Heliotherapie" herleiten. Der römische Nachfolger zwischen Erde und All heißt Sol.

Hermaphroditos Zweigeschlechtliches Mischwesen der griechisch-römischen Mythologie, genealogisch und onomatologisch ein Nachkomme des Reisegottes Hermes und der schönen Aphrodite. Laut Ovid verschmäht der anmutige Jüngling die ihm innig zugetane Quellnymphe Salmakis, woraufhin die Verliebte mit göttlichem Beistand die Verschmelzung ihrer beiden Körper zu einem männlich-weiblichen Zwitter erwirkt. Seit der Antike steht der Name für phänotypische Intersexualität, seit 1800 für diverse medizinische Kategorien der Androgynie.

Hermes Vielgesichtiger und wendiger griechischer Gott des Geleits, auch verlässlicher Beschützer von Wanderern und Kaufleuten, Hirten und Dieben. Der flinke Sohn des Zeus und einer Nymphe bildet zusammen mit der anmutigen Aphrodite das Elternpaar des zweigeschlechtlichen Hermaphroditos. Weitere medizinische Begriffe leiten sich nicht direkt von seiner Erscheinung, sondern von der Figur eines spätantiken Namensvetters bzw. Fusionsproduktes und des römischen Nachfolgers ab. Siehe daher **Hermes Trismegistos** und **Mercurius**.

Hermes Trismegistos Wörtlich: Dreimalgrößter Hermes, griechischer Name für eine Verschmelzung des hellenischen Götterboten mit der ägyptischen Gottheit Thot. Dem angeblichen Verfasser und Verkünder spätantiker Offenbarungs- und Geheimlehren werden rätselhafte astrologische, theologische und philosophische Schriften zugeschrieben. Daher bedeutet „hermetisch" so viel wie „schwer verständlich" oder „unklar". Weil der wissenschaftliche Allrounder Glasröhren perfekt versiegeln konnte, meint dasselbe Wort auch „dicht verschlossen".

Hiob Zentralgestalt eines gleichnamigen Buches aus dem Alten Testament. Die standhafte und fromme Figur wurde zum Symbol für Möglichkeiten und Grenzen menschlichen Verhaltens bei Krankheit und Leid in der Auseinandersetzung mit Gott. Sein Leidensweg beginnt mit den viel zitierten „Hiobsbotschaften": Alle Kinder sind tot, Haus und Hof sind verloren. Weil dann die Haut des Gepeinigten bei seiner schweren Prüfung besonders betroffen ist, dient er als Index-Patient für eine „Hiob-Syndrom" genannte dermatologische Krankheit.

Hippokampos Name für das reale Seepferdchen und ein Fabelwesen. Dessen vordere Hälfte besteht aus einem Pferdekörper, der im hinteren Teil als Seeungeheuer, Fisch oder Delfin ausläuft. Die antike Kunst bildet die Phantasiegestalt als Reittier von Poseidon/Neptun ab. Auch italienische Baumeister und Goldschmiede stellen die Equipage der Meergottheit dar. Solche Renaissance-Arbeiten dürften die Prägung des anatomischen Fachwortes für den formähnlichen Gehirn-Hippocampus durch einen Bologneser Anatomen wesentlich beflügelt haben.

Horus Falkengestaltiger Welt- und Lichtgott Altägyptens. Mit seinen Flügeln umspannt er den Himmel, seine Augen sind Sonne und Mond. Ständig liegt er im Zwist mit dem Bruder Seth, der Kraft der Finsternis. Vorübergehend raubt ihm der Unhold sogar eines seiner Sehorgane, doch erhält er dieses prompt zurück. Das „Horusauge" galt daher am Nil als Schutzamulett und Glücksbringer. Mit dem einleitenden „Rp." auf unserem Rezeptblock („Recipe", „Empfange") hat das okuläre Emblem trotz zahlreicher gegenteiliger Behauptungen absolut nichts zu tun.

Hygieia Griechisches Hauptwort für Gesundheit. Gleichzeitig personifizierte Göttin jener Kunst, sich durch angemessene Lebensführung und Vorbeugung gesund zu erhalten. Eine der Töchter des Heilgottes Asklepios. Während diese hellenische Schutzpatronin die individuelle Fürsorge in den Vordergrund rückt, steht bei ihrer römischen Nachfolgerin Salus das öffentliche Wohl im Zentrum. Umgangs- wie fachsprachliche Bezeichnungen nach Art von „hygienisch", „Hygiene" oder „Hygieniker" stammen wohl vom Grundterminus her.

Hymen Ursprünglich griechische Bezeichnung des Hochzeitsliedes und seines Kehrverses, aus dem sich später die Vorstellung einer jugendlichen Gottheit von Hochzeit und Ehe entwickelt. Ein gleich geschriebenes und gesprochenes Wort bedeutet im Griechischen „Haut" oder „Membran". Vermutlich aus der letzten Bezeichnung entwickelten sich das anatomische „Hymen" und die gynäkologische „Hymenalatresie" sowie „Hymenopteren" und „Hymenolepsiasis" als biologische Bezeichnungen für Hautflügler und eine Wurmgattung mit häutiger Hülse.

Hypnos Bei den Griechen Begriff und personifizierter Gott des Schlafes, Vater des Traumgottes Morpheus. Die Römer sprachen die gleiche Macht als Somnus an. Als Sohn der Nacht haust er zusammen mit seinem Zwillingsbruder Thanatos, dem Tod, in der Unterwelt. Diese dunkle Grotte, wo kein Laut zu vernehmen ist und der Schlafmohn wächst, beschreibt der römische Dichter Ovid mit unnachahmlicher Wortgewalt. Moderne heilkundliche Verwendungen, etwa „Hypnotika", "Hypnose" oder "Hypnogramm", gehen auf das ungöttliche Nennwort zurück.

Ianus Zweiköpfige, besser gesagt: doppelgesichtige altrömische Gottheit ohne griechischen Vorläufer. Ursprünglich ein König im Lande Latium, symbolisierte die eindrucksvolle Gestalt später zeitliche (Anfang/Ende), örtliche (Eingang/Ausgang) und metaphorisch gemeinte Dualität (z. B. gut/schlecht). Erster und dritter Gesichtspunkt fanden ihren Niederschlag in den nachahmenden allgemeinsprachlichen Begriffen "Januar" und "Janusköpfigkeit". Den morphologischen Aspekt reproduzierte die Teratologie wortwörtlich im "Janizeps".

Iris Griechisches Wort für den Regenbogen, der Himmel und Erde verbindet. Auch Name der Götterbotin, die diese Naturerscheinung verkörpert. Nach Ovid zeigt der bunte Bogen den Weg der "sturmgeschwinden" Nachrichtenübermittlerin an, die gern der Zeusgattin Hera dient. Für Medizin und Naturwissenschaften ist die Vielfarbigkeit des Phänomens Anlass zur sprachlichen Nachahmung. So kommt die "Iris" als kolorierte Regenbogenhaut und schillernd blühende Schwertlilie genauso zu ihrem Recht wie das "irisierende" chemische Element "Iridium".

Kupido siehe **Amor**

Lesbos Griechische Insel vor der Westküste Kleinasiens. Weil auf diesem Eiland in der Ägäis die Dichterin Sappho junge Mädchen u. a. in die Kunst der Liebe unter Frauen eingeführt haben soll, kommt bereits im Altgriechischen das Verbum *lesbiázein* vor. Seit dem 19. Jahrhundert nutzten viele Sprachen den Ortsnamen in Fügungen wie "Amor lesbicus" oder "lesbische Liebe" zur Bezeichnung der weiblichen Homosexualtität. Schon vor geraumer Zeit hat das Toponym seinen Status als medizinischer Terminus technicus verloren.

Liliput Als Satire auf untergehenden Feudalismus und beginnenden Kapitalismus erzählt Jonathan Swift von abenteuerlichen Reisen des Wundarztes Lemuel Gulliver. Nach einem Schiffbruch strandet der Protagonist im utopischen Land "Liliput" und trifft auf Einwohner, die ursprünglich "Lilliputianer" heißen. Nach Berechnung dortiger Hofmathematiker enthält der Leib des Chirurgen genau 1728 "Lilliputer"-Körper, daher werden die literarischen Winzlinge zum Sinnbild für alles besonders Kleine. Die Psychopathologie beschreibt "Liliput-Halluzinationen".

Luna Mond(göttin) der Römer. Als Teil eines weitverzweigten Beziehungsgeflechts im belebten und unbelebten All beeinflusst sie nach antikem, mittelalterlichem und frühneuzeitlichem Denken alle möglichen Bereiche der Natur von Metallen über Seelen- und Körperteile des Menschen bis zu Wochentagen. In diesem Rahmen vererbt die stille Unsterbliche der Volksmedizin den "Lunatismus" oder die "Mondsüchtigkeit". Bis heute wird der sichelförmige bis runde Himmelskörper als Strukturanalogon für Anatomie und Klinik geschätzt. Siehe auch **Selene**.

Medusa Im griechischen Sagenschatz eine der drei grauenerregenden Gorgonen mit dem versteinernden „Medusenblick". Zahlreiche Schlangen auf ihrem Haupt machten dieses Caput zur idealen Floskel für „geschlängelte" Gebilde in Medizin und Biologie. Als da sind: die pathophlebologische Struktur am Abdomen bei Leberzirrhose, Quallen, Seelilien, Seerosen und zopfartig wachsende Bazillenkolonien. Ein Medusa-Komplex psychoanalytischer Provenienz wurde offenbar vom Blick der Namengeberin gestreift und erwies sich als wissenschaftliche Sackgasse.

Merkur Dem Hermes entsprechender römischer Götterbote und Beschützer jener Händler, die „merkantil" denken und „Kommerz" oder „Merchandising" betreiben. Der Entsprechungslehre von menschlicher Welt und göttlichem Kosmos verdankt der Tausendsassa sein Erscheinen in Astrologie, (Al-)Chemie und anderen Bereichen. Medizinbegriffe wie „Merkurialismus" und „Tremor mercurialis" sind unbedeutend und aussterbend. Als teilweise missverstandenes Medizinsymbol prangt der „Merkurstab" weltweit an den Sanitätsabteilungen US-amerikanischer Streitkräfte.

Minerva Zusammen mit Jupiter und Juno Teil jener Götterdreiheit, die bereits auf dem römischen Kapitol verehrt wird. In der Nachfolge der griechischen Athene ist die lateinische Heldenjungfrau zuständig für Handwerk, Weisheit und Künste. Das Patronat für die Gelehrsamkeit veranlasst bis heute zahlreiche Zeitschriften, die stattliche Dame ungefragt im Titel zu führen. Dagegen sollte das dem Waffenkleid zu verdankende Fortleben des Namens in einer orthopädischen Apparatur namens „Minervagips" nicht ihr persönlich angelastet werden.

Morpheus Seit hellenistischer Zeit ein Traumdämon, in dessen Armen wir nächtens ruhen. Poetisch bei Ovid einer der 1000 Söhne des Schlafgottes Somnus, wörtlich ein „Bildner" der menschlichen Gestalten, die rasch wechselnd im Traum erscheinen. Friedrich Wilhelm Sertürner, der Entdecker des „Morphiums", führte den besänftigenden Schmerzlöser etliche Jahre nach Darstellung des Alkaloids in die Fachsprache ein. Ob sich der „Morphinismus" der „Morphinisten" noch mit der mythologischen Funktion zur Deckung bringen lässt, bleibt offen.

Münchhausen Der berühmte Freiherr führte ein abenteuerlustiges und reisefreudiges Dasein, ehe er sich auf seinem westfälischen Landgut zur Ruhe setzte und das Geschichtenerzählen anfing. Bald wurde der charmante Causeur, der es mit der Wahrheit nicht allzu genau nahm, selbst zum Romanhelden. Der leibhaftige Lügenbaron ist rückblickend kaum vom halb fiktiven Flunkerer zu trennen – und die akademische Frage, ob „Munchausen's syndrome" ein echtes Anthroponym oder eine literarische Benennung darstellt, nicht zu beantworten.

Narkissos/Narcissus Hinreißend aussehender Jüngling der griechisch-römischen Mythologie. Der schöne Spröde verschmäht allerdings die Zuneigung anderer und muss sich zur Strafe in sein eigenes Spiegelbild verlieben. Seinen Qualen setzt erst das Ableben und die Verwandlung in die Todesblume „Narzisse" ein Ende. Dichter und Maler variieren diesen Sagenstoff über Jahrhunderte, vergleichsweise spät folgen die Umgangssprache mit „Narziss" sowie Psychologie und Psychopathologie mit den Bildungen „Narzisst", „Narzissmus" und „narzisstisch".

Nymphen Anmutig-feminine Naturgeister, die als „Zeustöchter" Göttern wie Menschen gleichermaßen nahe stehen. Mit der Gattungsbezeichnung werden seit der Antike wechselnde Strukturen am weiblichen Genitale bezeichnet, in der Neuzeit helfen die Mädchenfrauen auch bei der Charakterisierung einer angeblichen „Manie" im weiblichen Geschlechtsleben. Über die Lautverschiebung N → L findet das von den Nymphen abgeleitete griechische Lehnwort „lympha" als klares Wasser zunächst Eingang in die lateinische Sprache, später in die Gefäßlehre.

Ödipus Mythischer König von Theben, Sohn und Mörder des Laios, dann Gemahl seiner Mutter Iokaste. Sein wechselvoller Lebenslauf ist Projektionsfläche für immer neue Ideen, vom Altertum über die frühe Neuzeit bis zur jüngsten Moderne. Als „Ödipus-Komplex" erst 1910, in Vorstufen bereits mehr als ein Jahrzehnt zuvor, erschafft Sigmund Freud den berühmtesten Eponymus in Medizin, Psychologie und Kulturtheorie. Wohl deshalb verschwindet die antike Gestaltung seines tragischen Konfliktes völlig hinter der psychoanalytischen Umdeutung.

Onan Gestalt des Alten Testaments. Der „Potente", so die hebräische Bedeutung des Namens, entzieht sich den ihm lästigen Pflichten der Schwagerehe, indem er mit der Witwe seines Bruders den Coitus interruptus praktiziert und auf diese Weise absichtsvoll eine Zeugung verhindert. Diese Samenvergeudung bestraft Gott der Herr mit dem Tod. Die gelehrte Entlehnung des Namens in der frühen Aufklärung führt zu einer Wortneuschöpfung, deren Sinngehalt mit dem biblischen Akt des Ungehorsams wenig zu tun hat, sich aber dennoch glänzend verbreitet.

Pan Bocksgestaltiger und behaarter Wald- und Herdengott aus dem Gefolge des Dionysos. Der kleine Unhold spendet Fruchtbarkeit und beschützt die Hirten, kann aber bei allfälliger Gereiztheit auch den nach ihm benannten „panischen Schrecken" hervorrufen. Die gegenwärtige Psychiatrie individualisiert den Angstschock als „Panikattacke" bzw. „Paniksyndrom". Im Mythos zieht die zauberhafte Nymphe **Syrinx** der Werbung des geilen Bocksgeistes eine Verwandlung in Schilfrohr vor, was den Lüsternen zur Erfindung der „Panflöte" veranlasst.

Panakeia Alle Töchter des Heil-Heros Asklepios tragen sprechende Namen, zum Beispiel Gesundheitserhalterin, Heilerin oder Verarzterin. Die Alles-(mit Kräutern)-Kuriererin „Pan-akeia" gibt schon in der Antike die Vorlage für eine Pflanzenbezeichnung und ein vermeintliches Allheilmittel. Nachdem die Medizin jahrhundertelang vergeblich nach dieser Wunderdroge in Form der „Panazee" gesucht hat, verbringt das hochgebildete Sprachderivat der Allesheilenden sein auskömmliches Altenteil in der gehobenen Alltagssprache.

Pandora In der griechischen Mythologie die erste sterbliche Frau auf der Erde. Von den Göttern hat sie ein Behältnis mitbekommen, in das zahlreiche Schädlichkeiten eingeschlossen sind. Ohne über den gefährlichen Inhalt aufgeklärt zu sein, öffnet die Neugierige ihre „Büchse der Pandora" und setzt das Pathologische „lautlos" in die Welt. Hesiod drückt es so aus: „Zahllose Leiden entschwirrten unter die Menschen. Voll ist nämlich von Übeln die Erde und voll ist das Wasser, Krankheiten gehen bei Tag und Krankheiten gehen bei Nacht um."

Phobos Einer der Söhne und Begleiter des Kriegsgottes Ares. Bei den Griechen sowohl Begriff als auch vergöttlichte Personifizierung des Grauens. Die mithilfe des Wortstammes „phob-" (Furcht) und der Endung „-ie" (hier: Krankheit) gebildete Wortkomponente hat zu einer wahren Bezeichnungsflut für klinisch abgrenzbare Angstzustände geführt. „Ablutophobie" (Angst vorm Waschen), „Xyrophobie" (Aversion gegen Rasierer) und ähnliche markante Zusammensetzungen sind nur mithilfe eines geeigneten Wörterbuches oder eventuell des Internets aufzulösen.

Pickwicks Joe Im Roman „Die Pickwicker" schildert der meisterhafte Menschenbeobachter Charles Dickens einen fettleibigen und rotgesichtigen Bengel, der alle naselang einschläft und dabei heftig schnarcht. Die „street pathology" des britischen Romanciers nahmen Ärzte jenseits des Atlantiks gut 100 Jahre später zum Vorbild für das „Pickwick-Syndrom", das nicht nach der korpulenten Vorlage, sondern nach dem Buchtitel heißt. Die Priorität sowohl des adipösen Adoleszenten als auch der amerikanischen Autoren wird allerdings bestritten.

Priapos Vor allem in der bäuerlichen Sphäre des Altertums populärer Fruchtbarkeitsdämon kleinasiatisch-griechischer Herkunft. Seine Holzstatuen mit übergroßem, oft rot bemaltem Phallus konnten genauso als Glücksbringer wie als Vogelscheuche dienen. Diese ithyphallischen, d.h. mit aufgerichtetem Glied gearbeiteten Darstellungen prädestinierten den Wicht als Namenspatron für die Krankheit „Priapismus", für obszöne Gedichte wie die „Priapeen" und für „Priapswürmer", die sich durch ein außerordentliches rüsselförmiges Mundorgan auszeichnen.

Proteus Uralter griechischer Meergott, der u.a. über die Gabe der überraschenden körperlichen Veränderung verfügt. Sein Wandlungsvermögen nutzt er spontan und ausgiebig. Dieses Fähigkeit verhilft ihm auch zur Rolle des Ahnherrn etlicher fach- und umgangssprachlicher Begriffe. Daher heißt ein vielgestaltiger Charakter „Proteus", die in variablen Formen schwärmende Bakteriengattung „Proteus", der zu Metamorphosen neigende Grottenolm „Proteus", eine Krankheit mit rasch wechselnden Symptomen „Proteus-Syndrom", ein …

Glossar

Sacher-Masoch, Leopold Ritter von Österreichischer Schriftsteller, der sich vor allem mit Novellen und farbigen Schilderungen des polnisch-jüdischen Bauern- und Kleinbürgerlebens im Osten der k. u. k. Monarchie einen Namen machte. Daneben entstanden serienweise Romane, die vom Reiz des Leidens und einer durch Grausamkeit gesteigerten Leidenschaft erzählen. Darauf bezieht sich der heute allgemein bekannte Fachausdruck „Masochismus", der vom deutschen Psychiater Richard von Krafft-Ebing noch zu Lebzeiten des Schriftstellers (!) geprägt wurde.

De Sade, Donatien Alphonse François Der „göttliche Marquis" verdankt seiner Leidenschaft und seinem Literaturschaffen insgesamt 27 Jahre Haft in Gefängnissen und Anstalten für psychisch Kranke. Zunächst nur als Autor skandalumwitterter Roman wie „Justine" bekannt, spricht ihm die neuere Kulturtheorie größere literarisch-philosophische Bedeutung zu. Der von seinem Namen hergeleitete Ismus wird zwei Jahrzehnte nach seinem Tod erstmals als Wort gedruckt, gewinnt aber erst ab 1890 durch den Nervenarzt Richard von Krafft-Ebing (s. o.) weite Verbreitung.

Sappho Weithin berühmte griechische Dichterin, die um 600 v. Chr. auf der Insel **Lesbos** in der Ägäis lebte und dort Mädchen aus vornehmen Familien in Lyrik, Tanz und Musik unterwies. Ob ihre Beziehungen zu den Schülerinnen mehr als freundschaftlicher Art waren, ist umstritten. Antike Dichterkollegen schätzten vor allem die „sapphische Strophe". Erst im 19. Jahrhundert begann ein kurzes und längst beendetes fachsprachliches Gastspiel als Vorbild für die damals geächtete „Freundschaft unter Frauen", den so genannten „Sapphismus" oder „Amor lesbicus".

Saturnus Bodenständiger altrömischer Gott des Landbaus. Wie sein griechischer Vorläufer Kronos wird er von seinem Sohn gestürzt und vertrieben, dafür aber vom Doppelkopf **Ianus** freundlich in Latium aufgenommen. Gemeinsam schenken sie den Menschen das goldene, „saturnische" Zeitalter. Die erdverbundene Gottheit wird zum Stammvater etlicher antiker Eponyme und verleiht seinen Namen später in so verschiedenen Bereichen wie Astrologie und Raumfahrt. Medizinische Begriffe wie „Saturnismus" und „Saturday night palsy" bilden eine unbedeutende Seitenlinie.

Satyrn Männliche Fruchtbarkeitsdämonen aus dem Umkreis des Dionysos, die durch Pferdeohren, Hufe und Bockshörner eine Mensch-Tier-Mischgestalt darstellen. Aufgrund ihrer sprichwörtlichen Lüsternheit sind sie oft mit erigiertem Glied wiedergegeben. Der antike Krankheitsbegriff „Satyriasis" kann ein entstellendes Gesichtsleiden oder eine tödliche Allgemeinerkrankung mit dranghaftem Geschlechtstrieb bedeuten. Dieser Sinngehalt geht in abgemilderter Form in die frühe Psychiatrie ein, um im 20. Jahrhundert aus dem Sprachgebrauch zu verschwinden.

Glossar

Selene Im Griechischen das Wort für Mond und der Name der „glänzenden" Mondgöttin. Der erdnahe Trabant zählt in der antiken Astrologie zusammen mit der Sonne zu den Planeten. Diesem Himmelskörper bzw. der ihn verkörpernden stillen Göttin schrieb man nachhaltigen Einfluss auf Geburt, Krankheit und Gesundheit zu. Auch der Menstruationszyklus galt als Zeichen ihrer Einwirkung. Von Künstlern oft mit der Mondsichel oder einer Fackel dargestellt, lässt heute nur ein chemisches Element ihren direkten linguistischen Einfluss erkennen. Siehe auch **Luna**.

Sirenen Fabelwesen aus Weib und Vogel. Am, nicht im Meer lebend, locken sie Seeleute durch „hellstimmigen" Gesang an, um die Arglosen dann umzubringen. Daher stammt auch der Name des tönenden Alarmsignals bei Todesgefahr. Moralisierenden Mythendeutungen gelten die „Umstrickerinnen" als Verkörperung lebensgefährlicher Verführungskunst. Durch ein mittelalterliches Missverständnis, das Federn zu Schuppen umwandelt, werden die geflügelten Damen fälschlicherweise zu Wassernixen und finden als „Sirenen" Eingang in die Terminologie der Teratologie.

Sodom Zusammen mit Gomorrha im Alten Testament Symbol für einen Ort, an dem „himmelschreiende Sünden" geschehen. Gott der Herr vernichtet mit einem beispielhaften Strafgericht die biblischen Städte und schenkt dabei nur dem aufrechten Lot und seinen Töchtern das Leben. Mit Bezug auf das Erste Buch Mose kennt schon die Spätantike das „peccatum Sodomiticum" im Sinne männlicher Homoerotik. Durch eine Erweiterung des Sinngehalts auf Unzucht mit Tieren kommt in der Neuzeit die heutige, so allerdings nur in der deutschen Sprache übliche Hauptbedeutung zustande.

Syphilus Fiktiver Schweinehirt aus der Neuen Welt. Girolamo Fracastoro, ein italienischer Arztdichter, erfand die Figur für ein Lehrpoem, in dessen Titel 1530 der Krankheitsname „Syphilis" erschien. Als Strafe für frevlerisches Handeln wird der Sauhüter im Epos von einem Leiden befallen, das Zeichen der Lues aufweist. Ob sein Name dem zweiten Sohn der Niobe (Sipylos), einer genital akzentuierten Gottheit (Thyphalos) oder einer Krankheitsbezeichnung (siphlis) nachempfunden ist, darum wird seit mehr als 100 Jahren heftig gestritten.

Syrinx Aparte arkadische Nymphe, auch griechischer Begriff für „Röhre" oder „Flöte". Als das Wassermädchen vom zudringlichen **Pan** verfolgt wird, verwandeln ihre Schwestern sie in flüsterndes Schilfrohr. Der Lustbock fügt daraufhin Stengel unterschiedlicher Länge zur Panflöte zusammen, um sich weiterhin mit seiner Angebeteten unterhalten zu können. Röhrenförmige Auftreibungen in Rückenmark und Hirnstamm kennt man seit dem 19. Jahrhundert als „Syringomyelie" und „Syringobulbie", das flötenähnliche Stimmorgan der Vögel als „Syrinx".

Glossar

Terminus Vergöttlichung aller Grenzsteine des Imperium romanum. Der Sage nach war der ursprünglich unbedeutende Steinbrocken dem gierigen Saturn von seiner Frau in den Mund geschoben worden, als der Herrscher seinen Sohn Jupiter verschlingen wollte. Später lebte der wieder Ausgespuckte und zum Gott der Markierungen Erhobene zusammen mit dem römischen Götterchef friedlich in einer Wohngemeinschaft auf dem Kapitol. Entlehnungen ins Deutsche wie „Termin" oder „Terminus" nutzen mittellateinische Vorbilder.

Thanatos Begriff und dämonische Verkörperung des Todes, von der griechischen Mythologie als Sohn der Nacht und Bruder des Schlafes erschaffen. Der geflügelt dargestellte Sensenmann wurde im Volksglauben rasch durch **Charon** verdrängt. Auch neuere heilkundliche Bildungen wie „Thanatologie" und „Thanatophobie" sind eher nebensächlich. Einzig die schillernde, schon in antiken Texten nachweisbare Prägung „Euthanasie" verdient Aufmerksamkeit, obwohl sie mehr mit dem Grundwort und weniger mit der vergöttlichten Gestalt zu tun hat.

Titanen Riesenhafte und bärenstarke Söhne und Töchter des **Uranos** und der Gaia, die in der Zeit vor Zeus an der Herrschaft über die Welt beteiligt sind. Der spätere Götterchef besiegt die stahlharten Zwölf im „Kampf der Giganten" u. a. mit Hilfe der **Zyklopen**, sperrt sie in den Tartaros und sichert auf diese Weise seine Herrschaft. Nachwirkungen verzeichnen vor allem die Chemie mit dem unverwüstlichen Element „Titanium" sowie die Gemeinsprache mit „titanisch" und der unendlichen Schauergeschichte um den Ozeanriesen „Titanic".

Undine(n) Liebliche weibliche Wassergeister der germanischen Sagenwelt. Die jugendlichen Nixen reizen zwar zu romantischer Zuneigung, doch droht ungetreuen Männern beim Scheitern der Liebesbeziehung ein vorzeitiges Ableben. Über den Arzt Paracelsus, den deutschen Dichter Friedrich de la Motte Fouqué und den französischen Schriftsteller Jean Giraudoux wandert der Name einer einzelnen Fischfrau in Form von „Undines Fluch" in die Sprache der Heilkunde ein. Übereinstimmungen zwischen literarischem Urbild und medizinischem Abbild sind mäßig ausgeprägt.

Uranos Griechische Personifikation des Himmels und der astralen Götterwelt, gleichzeitig ältester Sohn und Mann der Erde Gaia sowie Vater der Titanen. Aus dem Blut, das bei seiner durch Kronos bewirkten Entmannung fließt, entstehen Erinnyen und Giganten. Seit Aristoteles werden das Himmelszelt und der Gaumen als Dach der Mundhöhle sprachlich miteinander in Beziehung gesetzt, was zu den vergessenen Bildungen „Uranitis", „Uranoschisis" und „Uranoplastik" führt. Als Planeten- und Elementenpatron genießt der Himmelsgott weiterhin hohe Wertschätzung.

Hl. Veit Der jugendliche Märtyrer der diokletianischen Verfolgung wird seit Übertragung seiner Reliquien nach Saint-Denis lebhaft verehrt. Das Patronat für Tanzwütige und Choreakranke verdankt er vermutlich dem Umstand, dass sein Fest just auf den Tag zur Zeit der Sommersonnenwende gelegt wurde, an dem zuvor heidnisches Brauchtum die Sonnengottheit durch kultische Tänze gefeiert hatte. Seither bewahrt der Heilige vor Bewegungsstörungen aller Art und kann bei „Chorea sancti Viti", „Chorea Germanorum" und später „Chorea Anglorum" helfen.

Venus Lateinischer Begriff für Anmut und Liebreiz, von den Römern zur Göttin der (geschlechtlichen) Liebe personifiziert und der Aphrodite gleichgesetzt. Die absolut schönste Frau aus dem „caput mundi" löst bei späteren Künstlern, Dichtern und anderen Sprachschöpfern eine Lawine mehr oder weniger plausibler Nachahmungen aus, von „Venusblumenkorb" bis „Venusspiegel" und dem französischen „vendredi". In der medizinischen Terminologie dominieren von alters her Anspielungen auf das weibliche Geschlecht und sexuell übertragbare Krankheiten.

Werther Tragischer und trauriger, durch Suizid endender Held in Goethes gleichnamigem Briefroman aus dem Jahr 1774. Ein deutlicher Anstieg von Nachahmungstaten im Gefolge der damaligen literarischen Selbsttötung ist umstritten, gleichwohl nahm der Schöpfer der Figur solche Imitationen infolge Suggestion als gesicherte Tatsache an. Darauf gründet sich der in den USA entstandene und heute in Soziologie, Psychiatrie und Journalistik geläufige Fachterminus „Werther effect" (bzw. „Werther-Effekt"), der den Namen des erfolglosen Empfindsamen benutzt.

Zyklopen Riesen mit nur einem, in der Mitte der Stirn gelegenen Auge. In der Mythologie sind sie die Helfer des Hephaistos, in der homerischen Odyssee ein ganzes Volk. Künstlerische Darstellungen der Ungeheuer und gleichnamige menschliche Fehlbildungen unterscheiden sich trotz des Leitsymptoms „Einäugigkeit" morphologisch in erheblicher Weise. Auch in anderen Bereichen des menschlichen Lebens, etwa in der Zoologie, zeitigen die legendären Recken mit der „Zyklopenbiene" und dem Wasserfloh „Cyclops" eine gewisse sprachliche Hinterlassenschaft.

Übersichtstabelle zu griechischen Götternamen und ihren römischen Äquivalenten

griechische Götter	römische Äquivalente
Aphrodite	Venus
Ares	Mars
Asklepios	Aesculapius
Athene	Minerva
Demeter	Ceres
Dionysos	Bacchus
Eos	Aurora
Eros	Amor/Kupido
Helios	Sol
Hephaistos	Vulkan
Hera	Juno
Hermes	Merkur
Hygieia	Salus
Hypnos	Somnus
Iris	Iris
Kronos	Saturn
Morpheus	Morpheus
Poseidon	Neptun
Priapos	Priapus
Selene	Luna
Thanatos	Mors/Letum
Zeus	Jupiter

Anhang
Benutzte Nachschlagewerke

Mythologie

Bibliographie zum Nachleben des antiken Mythos. http://www.oeaw.ac.at/kal/mythos/biblio.pdf (5. Februar 2004).
Der Kleine Pauly. Lexikon der Antike. 5 Bde. München: Deutscher Taschenbuch Verlag 1979.
Der Neue Pauly. Enzyklopädie der Antike. 16 Bde. Stuttgart, Weimar: Metzler 1996–2002.
Fink G. Who's who der antiken Mythologie. 7. Aufl. München: Deutscher Taschenbuch Verlag 1998.
Hunger H. Lexikon der griechischen und römischen Mythologie. Mit Hinweisen auf das Fortwirken antiker Stoffe und Motive in der bildenden Kunst, Literatur und Musik des Abendlandes bis zur Gegenwart. 8. Aufl. Wien: Hollinek 1988.
Lexikon der Alten Welt. Zürich, Stuttgart: Artemis 1965.
Reclams Lexikon der antiken Mythologie. Hrsg. v. Edward Tripp. 3. Aufl. Stuttgart: Reclam 1996.
Rose HJ. Griechische Mythologie. Ein Handbuch. 9. Aufl. München: Beck 1997.

Religionsgeschichte

Die Bibel – Altes und Neues Testament. Einheitsübersetzung. Freiburg i. Br.: Herder 1980.
Die Religion in Geschichte und Gegenwart. Hrsg. v. Kurt Galling. 6 Bde. 3. Aufl. Tübingen: Mohr 1957–1962.
Krauss H. Kleines Lexikon der Engel. München: Beck 2001.
Lexikon der christlichen Ikonographie. 8 Bde. Freiburg i. Br.: Herder 1994.
Lexikon des Mittelalters. 9 Bde. München, Zürich: Artemis 1980–1998.
Lexikon für Theologie und Kirche. 10 Bde. 2. Aufl. Freiburg i. Br.: Herder 1931.
Lexikon für Theologie und Kirche. 11 Bde. 3. Aufl. Freiburg i. Br.: Herder 1993–2001.
Theologische Realenzyklopädie. 17 Bde. Berlin, New York: de Gruyter 1993.
Wörterbuch des Christentums. Gütersloh: Mohn 1988.

Benutzte Nachschlagewerke

Literaturgeschichte

Frenzel E. Stoffe der Weltliteratur. 9. Aufl. Stuttgart: Kröner 1998.
Harenberg Lexikon der Weltliteratur. Autoren, Werke, Begriffe. 5 Bde. Dortmund: Harenberg Lexikon Verlag 1995.
Kindlers Neues Literatur Lexikon. 21 Bde. München: Kindler 1988.

Kunstgeschichte

Allgemeines Lexikon der bildenden Künstler von der Antike bis zur Gegenwart. Hrsg. v. Ulrich Thieme und Felix Becker. 37 Bde. Leipzig 1907–1908 (Nachdruck: München: Deutscher Taschenbuch Verlag 1992).
Krauss H, Uthemann E. Was Bilder erzählen. Die klassischen Geschichten aus Antike und Christentum in der abendländischen Malerei. München: Beck 1987.
Lexicon Iconographicum Mythologiae Classicae (LIMC). 8 Bde. München, Zürich: Artemis 1981–1997.

Sprachgeschichte und Terminologie

Deutsches Wörterbuch von Jacob und Wilhelm Grimm. 33 Bde. (Nachdruck: München: dtv 1991).
Duden – Etymologie. Herkunftswörterbuch der deutschen Sprache. Mannheim: Bibliographisches Institut 1963.
Etymologisches Wörterbuch des Deutschen. 2. Aufl. München: Deutscher Taschenbuch Verlag 1995.
Fluck H-R. Fachsprachen. 5. Aufl. Tübingen, Basel: Francke 1996.
Marcovecchio E. Dizionario etimologico storico dei termini medici. Firenze: Festina Lente 1993.

Medizin

Peters UH. Wörterbuch der Psychiatrie und medizinischen Psychologie. 3. Aufl. München, Wien, Baltimore: Urban & Schwarzenberg 1984.
Pschyrembel Klinisches Wörterbuch. 259. Auflage. Berlin, New York: de Gruyter 2002.
Roche Lexikon Medizin. 5. Aufl. München, Wien, Baltimore: Urban & Schwarzenberg 2003.
Terminologia Anatomica – International anatomical terminology. Stuttgart, New York: Thieme 1998.

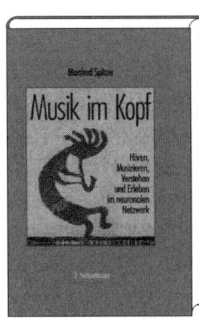

Manfred Spitzer
Musik im Kopf
Hören, Musizieren, Verstehen und Erleben im neuronalen Netzwerk

Die Erforschung unseres Gehirns, das für Wahrnehmen, Erleben, Handeln und Verstehen zuständig ist, hat in den vergangenen zehn Jahren einen beispiellosen Aufschwung genommen. Was für die Musik daraus folgt, ist Thema dieses Buches: Sie selber ist ein Konzert aus der Physik der schwingenden Körper und der Physiologie unseres Organismus.

„Ein sehr interessantes, ja aufregendes Buch." Jürgen Büscher, Fono Forum – Das Klassik Magazin, August 2002

4., korr. Nachdruck 2004 der 1. Auflage 2002.
480 Seiten, 146 Abbildungen, geb.
€ 34,95/CHF 55,90 · ISBN 3-7945-2174-9

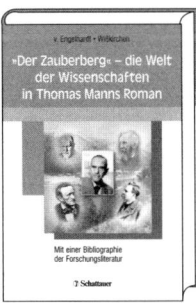

Dietrich v. Engelhardt/
Hans Wißkirchen (Hrsg.)
»Der Zauberberg« – die Welt der Wissenschaften in Thomas Manns Roman
Mit einer Bibliographie der Forschungsliteratur

Namhafte Historiker, Natur- und Geisteswissenschaftler beleuchten und kommentieren die Facetten der Wissenschaftskultur um die Jahrhundertwende, wie Thomas Mann sie rezipierte. Eine faszinierende Anthologie für alle Leser, die der „Zauberberg" als Meisterwerk der Weltliteratur begeistert hat.

„Das Buch zeigt in eindrücklicher und spannender Weise, wie sich Thomas Mann wissenschaftliche Erkenntnisse der ersten Jahre des 20. Jahrhunderts angeeignet hat und die Romanfiguren – also die Patienten der Davoser Sanatorien – diskutieren lässt."
Die Medizinische Welt, 5/2004

2003. 228 Seiten, 17 Abbildungen, geb.
€ 29,95/CHF 47,90 · ISBN 3-7945-2281-8

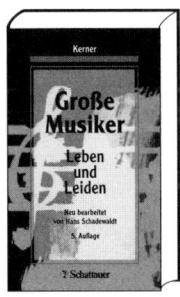

Dieter Kerner
Große Musiker
Leben und Leiden

Neu bearbeitet von Hans Schadewaldt

„Der Kerner" gehört seit Jahrzehnten zu den großen Klassikern der medizinhistorischen Weltliteratur.

Aus historischen Dokumenten hat der Autor die Krankengeschichten berühmter Komponisten rekonstruiert und die Verflechtungen mit ihrem Œuvre einfühlsam herausgearbeitet. Zahlreiche Abbildungen und Ausschnitte aus Partituren illustrieren diese medizinisch-literarische Fundgrube für den Arzt und Musikfreund.

Die 5. Auflage stellt einen besonderen Meilenstein in der Entwicklung dieses Buches dar. Professor Schadewaldt hat neue pathographische Erkenntnisse vor allem von Mozart und Beethoven in den Biographien ausgewertet und das Buch um neue, zum Teil überraschende medizinhistorische Erkenntnisse erweitert.

Das Werk ist ein literarischer Thesaurus für Ärzte, Musikliebhaber und Musiker sowie für alle Leserinnen und Leser, die an authentischen biographischen Zeugnissen aus dem Leben großer Komponisten und Musiker interessiert sind.

5. Aufl. 1998. 648 Seiten, 62 Abbildungen, geb.
€ 29,95/CHF 47,90 · ISBN 3-7945-1775-X

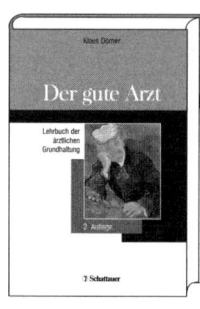

SCHRIFTENREIHE DER AKADEMIE
FÜR INTEGRIERTE MEDIZIN

Klaus Dörner
Der gute Arzt
Lehrbuch der ärztlichen Grundhaltung

Welcher Arzt will nicht ein „guter Arzt" sein? Denken und Handeln jedes Arztes sind darauf ausgerichtet und von dieser unausgesprochenen Grundhaltung geprägt. Das Bestreben, ein guter Arzt zu sein, braucht man also wohl nicht zu lehren, doch kann man lernen, ein besserer Arzt zu werden.

In der **2. Auflage** geht Dörner auf die Reaktion von Habermas auf den 11. September 2001 und auf die biotechnische Entwicklung der Medizin ein. Dem heute überwertigen Grundbedürfnis der Menschen nach Selbstbestimmung stellt er das ebenso vitale Grundbedürfnis komplementär gegenüber, Bedeutung für andere zu haben. Er nimmt kritisch Stellung zu den Diskussionen um die Gesundheitsreform, bei der er die Gefahren einer eher maximalen Vermarktwirtschaftlichung der Medizin mit der Folge einer geradezu kostentreibenden Gesundheitsvernichtungsmaschine sieht.

„Dieses Buch gibt zu denken – und zwar vornehmlich jenen, die in der täglichen Arbeit stehend durchaus bemerken, dass Nachdenklichkeit von schierem Nutzen wäre, dafür aber weder Zeit noch Gelegenheit finden." Deutsches Ärzteblatt

2., überarb. Aufl. 2003. 380 Seiten, geb.
€ 39,95/CHF 63,90 · ISBN 3-7945-2250-8

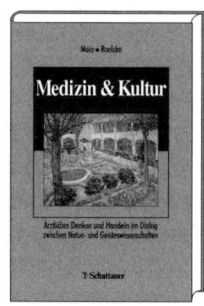

Giovanni Maio/Volker Roelcke (Hrsg.)
Medizin und Kultur
Ärztliches Denken und Handeln im Dialog zwischen Natur- und Geisteswissenschaften

Das Buch stellt Themen, Grundlinien und Perspektiven eines systematischen Dialogs zwischen Medizin und Kultur dar. Die Autoren sind Ärzte unterschiedlicher Disziplinen, Naturwissenschaftler, Medizinhistoriker und Medizinethiker sowie Literatur- und Musikwissenschaftler, die sich anhand ausgewählter Beispiele mit der Beziehung ihres Fachs zu ihren jeweiligen Nachbardisziplinen beschäftigen. Daher richtet sich das Buch auch an alle Ärztinnen und Ärzte, die sich mit dem kulturellen Kontext der Medizin auseinandersetzen, sowie an kulturhistorisch Interessierte mit einer anderen beruflichen Provenienz.

2001. 296 Seiten, 5 Abbildungen,
4 Tabellen, geb.
€ 40,95/CHF 65,50 · ISBN 3-7945-2129-3

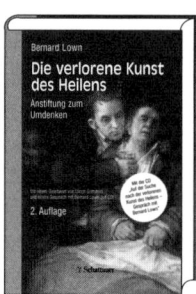

Mit einem Geleitwort von
Ulrich Gottstein
und einem Gespräch mit
Bernard Lown auf CD
Deutsche Übersetzung von
Helga Drews

Bernard Lown
Die verlorene Kunst des Heilens
Anstiftung zum Umdenken

Bernard Lown:
– Erfinder der elektrischen Defibrillation bei tödlichem Herzflimmern
– Friedensnobelpreisträger
– Gründer der „Internationalen Vereinigung der Ärzte gegen den Atomkrieg" (IPPNW)

Die 2., bebilderte Auflage des Buches ist eine kleine Sensation: Sie erscheint exklusiv in Deutschland, noch bevor das Buch in seinem Ursprungsland eine Neuauflage erlebte. Lown hat neue Kapitel über die Bedeutung von Placebos und über den Boom von alternativen Heilmethoden ergänzt, und er geht auf die Unheilbarkeit der seelischen Verwundungen von Überlebenden des Holocaust ein. „Wenn ich nur 5 Bücher mit auf eine einsame Insel nehmen dürfte, dieses wäre eines davon", schrieb ein Frankfurter Chirurg in einer Rezension über dieses Buch.

„... gehört zum Besten, was ... zum Thema Krankheit und Medizin zu lesen ist ..." F.A.Z.

2., erweiterte und illustrierte Auflage 2004.
327 Seiten, 20 Abbildungen, geb.; mit CD
€ 34,95/CHF 55,90 · ISBN 3-7945-2347-4
für IPPNW-Mitglieder: € 29,–/CHF 46,40